SUPPURATIONS DU COU

CONSÉCUTIVES

Aux Affections de l'Oreille moyenne

de la Mastoïde et du Rocher

PAR

LE DOCTEUR PAUL COLLINET

ANCIEN INTERNE EN MÉDECINE ET EN CHIRURGIE DES HOPITAUX DE PARIS

Médaille d'argent du Ministère de l'Intérieur (Épidémies, 1892)
Médaille de bronze de l'Assistance publique

PARIS

A. COCCOZ, LIBRAIRE-ÉDITEUR

14, rue de l'Ancienne-Comédie, 14

1897

Suppurations du Cou

CONSÉCUTIVES

AUX AFFECTIONS DE L'OREILLE MOYENNE

DE LA MASTOÏDE ET DU ROCHER

Du même auteur :

Arrachement du bras ; atrophie tardive du moignon de l'épaule et des muscles circonvoisins. — *Journal des Sciences médicales de Lille,* 1886, p. 18.

Entorse de l'articulation tibio-tarsienne par flexion forcée. — *J. des Sc. méd. de Lille,* 1886, p. 174.

Rétraction cicatricielle du pouce à la suite d'une brûlure. — *J. des Sc. méd. de Lille,* 1886, p. 204. — Autre obs. analogue, *Ibid.,* 1885, p. 730.

Dégénérescence du cœur, congestion pulmonaire, chez une scolio-cyphotique. Mort pendant la période puerpérale. — *J. des Sc. méd. de Lille,* 1887, p. 127.

Accouchement spontané dans un cas de rétrécissement de sept centimètres et demi. — *Bulletin de la Société anatomo-clinique de Lille,* 1887, p. 146. — *J. des Sc. méd.,* 1887, p. 33.

Hernie cruro-propéritonéale. — *Société anatomique,* Paris, 1890, p. 109.

Hémiplégie flasque complète avec intégrité du facial supérieur, déviation conjuguée de la tête et des yeux, sans lésion apparente de la zone psychomotrice. — *Société anatomique,* Paris, 1893, p. 66.

Recherches sur la luxation congénitale du nerf cubital. — *Société anatomique,* Paris, 1896, p. 358.

Observation d'exstrophie de la vessie. — *Annales des maladies des organes génito-urinaires,* 1897, n° 1, p. 21.

Etc.

Moulins. — Imprimerie Crépin-Leblond.

SUPPURATIONS DU COU

CONSÉCUTIVES

Aux Affections de l'Oreille moyenne

de la Mastoïde et du Rocher

PAR

LE DOCTEUR PAUL COLLINET

ANCIEN INTERNE EN MÉDECINE ET EN CHIRURGIE DES HOPITAUX DE PARIS

Médaille d'argent du Ministère de l'Intérieur (Epidémies, 1892)
Médaille de bronze de l'Assistance publique.

PARIS

A. COCCOZ, LIBRAIRE-ÉDITEUR

11, rue de l'Ancienne-Comédie, 11

—

1897

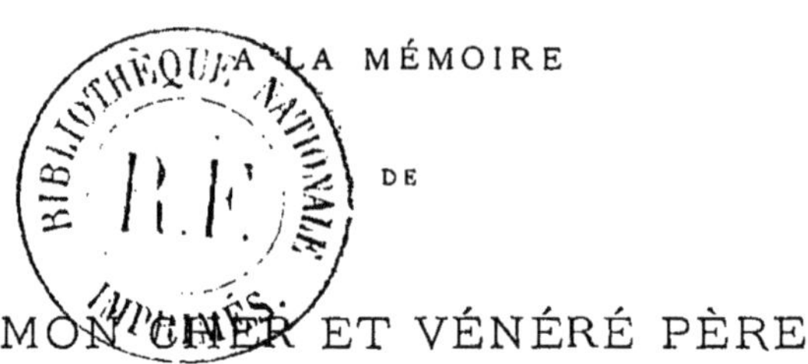

A LA MÉMOIRE

DE

MON CHER ET VÉNÉRÉ PÈRE

A MA MÈRE

A MES PARENTS

A MES MAITRES

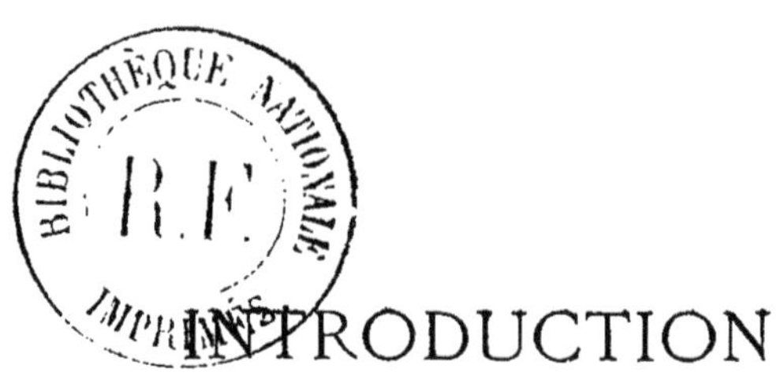

INTRODUCTION

Les complications des otites moyennes sont multiples et nombreuses ; celles qui se font du côté de l'encéphale ont attiré depuis longtemps l'attention des spécialistes et des chirurgiens, à cause de leur gravité ; telles sont la phlébite du sinus latéral, les abcès sous-dure-mériens et intra-encéphaliques, les méningites diverses, etc. Outre ces complications redoutables, les otites moyennes peuvent en occasionner d'autres moins graves en apparence, tantôt isolées, tantôt associées aux accidents du côté de la boîte crânienne. Nous voulons parler des suppurations qui se développent dans les parties molles du cou. Ces suppurations, bénignes à première vue, quand on les compare surtout aux suppurations encéphaliques, peuvent revêtir, dans certains cas, un caractère de gravité qui masque plus ou moins les phénomènes auriculaires, et peut, à lui seul, occasionner la mort des sujets.

Il nous semble que, dans les traités de chirurgie, on n'a pas fait une assez large place à ces suppurations d'origine otique. Tout au plus, en effet, trouvons-nous signalée dans ces ouvrages la possibilité de formation de phlegmons du cou consécutivement aux mastoïdites.

Il nous a été donné d'observer quelques cas de ces suppurations, moins rares qu'on ne pourrait le supposer tout d'abord. Nous en avons retrouvé un grand nombre dans la littérature médicale ;

plusieurs de nos maîtres nous ont communiqué des observations inédites ; c'est ce qui nous a décidé à faire une étude d'ensemble sur ce sujet beaucoup plus vaste en réalité qu'il ne le semble tout d'abord. Les limites de ce travail ne nous permettront peut-être pas de traiter la question aussi complètement qu'elle le mérite, mais nous espérons réussir à attirer l'attention des chirurgiens sur un sujet qui n'est guère sorti jusqu'à présent du domaine de la spécialité otologique.

Après un rapide historique de la question, nous verrons quelles sont les particularités anatomiques, capables de favoriser la propagation des suppurations de la caisse et des cavités mastoïdiennes dans la direction du cou ; nous essayerons de mettre en relief les principales causes et le mécanisme de cette propagation, les désordres que ces accidents inflammatoires peuvent créer dans les différents organes et tissus de la région, les symptômes par lesquels ces complications se manifestent à l'observation du clinicien et à l'aide desquels on pourra faire le diagnostic. Enfin, nous passerons rapidement en revue les moyens thérapeutiques capables de prévenir ces suppurations du cou, et de les arrêter dans leur marche quand elles auront pris naissance.

Avant de commencer ce travail qui marque le terme de nos études médicales, nous tenons à remercier les maîtres qui nous ont prodigué leurs leçons ou nous ont donné quelque marque de bienveillance, au cours de notre vie d'étudiant.

Nos remerciements doivent s'adresser d'abord à nos premiers maîtres de la Faculté libre de Lille, qui ont su nous rendre attrayantes, dès le début, les différentes branches de la science médicale.

Comme Externe des Hôpitaux de Paris, nous avons été, à l'Hospice des Enfants-Assistés, dans le service de MM. Guéniot et Kirmisson dont nous gardons le meilleur souvenir ; puis, à l'Hôpital Broussais, dans le service de M. le Docteur Chauffard, auquel nous sommes très reconnaissant des savantes leçons de clinique au lit du malade, qu'il n'a cessé de nous donner pendant toute une année.

Pendant notre Internat provisoire, nous sommes resté trop peu de temps, à notre gré, dans le service du regretté docteur Hanot, à la mémoire duquel nous tenons à rendre hommage.

Nous avons pu profiter, pendant quelques mois, de l'enseignement du Docteur Campenon, au cours de sa suppléance dans le service de clinique du Professeur Le Dentu, à Necker ; nous le remercions tout particulièrement, ainsi que les docteurs Balzer et Renault, que nous avons eus comme chefs à l'Hôpital de Lourcine.

Nous avons pu suivre, comme Interne provisoire, le service du Docteur Gaucher, à l'Hôtel-Dieu Annexe ; nous tenons à l'assurer de notre grande reconnaissance pour ses leçons très pratiques, dictées par un grand sens clinique joint à une sollicitude extrême pour les malades. Les mêmes sentiments nous sont dictés à l'égard du Docteur Bourcy, qui a été pour nous un chef très aimable.

Toujours dans le même Hôpital, nous avons été sous la direction du Docteur Roger, pendant un temps trop court à notre gré, mais suffisant pour voir que, chez lui, l'homme de laboratoire n'effaçait pas le clinicien ; nous lui adressons l'expression de notre gratitude pour les marques de sympathie qu'il nous a données.

Que M. Hippolyte Martin, notre premier chef dans l'Internat, veuille bien agréer nos remerciements pour la grande bonté dont il ne s'est jamais départi à notre égard, pendant notre séjour à l'Hôpital Hérold.

Nous devons au Docteur Variot des témoignages tout particuliers de reconnaissance, pour ses excellentes leçons et l'affectueuse sollicitude dont il nous a donné des preuves, pendant une partie de notre première année d'Internat.

Notre séjour à Saint-Louis, dans le service de M. le Docteur Marchand, nous a fait profiter de la grande expérience chirurgicale de ce maître auquel nous adressons nos sincéres remerciements.

M. le Docteur Schwartz, auprès duquel nous avons passé notre troisième année d'Internat, a toujours été rempli pour nous d'une extrême bienveillance. Nous avons pu apprécier sa grande science clinique autant que son érudition théorique. C'est lui qui nous a donné l'idée de ce travail, nous tenons à lui dire toute notre reconnaissance.

Nous sommes très touché des nombreuses marques de sollicitude que nous a si souvent prodiguées M. le Docteur Pozzi, pendant notre quatrième année d'Internat dans le service gynécologique de l'Hôpital Broca ; mais l'amabilité de l'homme ne nous fait pas oublier la science du maître et l'habileté de l'opérateur ; nous lui adressons l'expression de notre sincère gratitude, pour la haute valeur de l'enseignement théorique et pratique dont nous avons pu profiter auprès de lui. Nous serons toujours fier de nous dire son élève.

Pendant un temps trop court, nous avons été sous la direction de M. le Docteur Michaux, dont nous avons pu apprécier la grande compétence chirurgicale ; nous lui serons toujours profondément reconnaissant de nous avoir traité moins en élève qu'en ami.

M. le Docteur Castex, chargé du cours de clinique oto-rhino-laryngologique à la Faculté, a usé à notre égard des mêmes procédés. Depuis quatre ans, nous avons l'honneur d'être son chef de clinique ; c'est à lui que nous sommes redevable des connaissances spéciales qui nous ont aidé à faire ce travail ; nous tenons à lui donner ici l'assurance de notre respectueuse et affectueuse gratitude.

Nous devons aussi des remerciements à MM. Broca, Brun, Potherat et Luc, qui ont bien voulu nous communiquer des observations inédites sur le sujet qui fait l'objet de cette étude. M.

Luc, avec une extrême bienveillance, a mis sa bibliothèque à notre disposition ; nous n'oublierons pas le service qu'il nous a rendu.

Que M. le professeur Tillaux veuille bien agréer l'expression de notre respectueuse reconnaissance, pour le grand honneur qu'il nous a fait, en acceptant la présidence de cette thèse.

HISTORIQUE

Nous n'avons pas trouvé dans les anciens auteurs de cas nets de phlegmons du cou à la suite des maladies de l'oreille. Ces complications devaient être cependant plus fréquentes qu'à notre époque. Toute l'attention des observateurs semble avoir été détournée au profit des complications cérébrales.

Bruce, dans les *Archives de Médecine* de 1841, cite une observation de Bright dans laquelle il est question d'un abcès rétropharyngien développé en même temps que de la phlébite des sinus et une otite moyenne aiguë, chez un syphilitique. Le même auteur signale un abcès péri-veineux et intra-veineux dans la jugulaire, consécutif à une vieille otorrhée.

D'après Schwartze, Kuh (1) a mentionné pour la première fois, en 1847, une forme spéciale de mastoïdite, dans laquelle le pus se ferait jour au voisinage de la pointe de l'apophyse.

Toynbee signale en 1860, dans son *Traité des Maladies de l'Oreille*, la possibilité pour le pus provenant de la caisse de fuser dans la direction du pharynx et du cou. Il cite plusieurs observations de cette complication des otites.

En 1866, Brouardel dans son travail présenté à la Société anatomique, « sur les lésions du rocher et de l'apophyse mastoïde

____

(1) KUH, *Klinische Beitrage;* Breslau, 1847 (cité par Lichtwitz, arch. cl. de Bordeaux, 1896).

et des accidents qui en sont la conséquence », revient sur le même sujet et donne plusieurs observations, entre autres celles de Tassel, de Vidal, de Meuriot, de Virchow.

Jolly, dans les *Archives de Médecine* de 1866, cite une observation de Broca où l'on trouva, à la suite d'une carie de la caisse, un foyer purulent entre l'apophyse styloïde et le col du condyle.

En feuilletant les *Archive für Ohrenheilkunde,* nous avons trouvé de nombreuses observations sur le sujet qui nous intéresse ; signalons celles de Schwartze, de Moos, de Bœke, de de Rossi. De même, dans les *Annales des Maladies de l'Oreille,* celles de Orne Green.

En 1868, Hinton, dans les *Medic. chirurg. Transactions,* rapporte une observation très intéressante de phlegmon du sterno-mastoïdien, survenu malgré une trépanation probablement insuffisante de l'apophyse mastoïde.

En 1881, Bezold publia, dans le *Deutsch medicinische Wochenschrift,* un mémoire très intéressant « sur une nouvelle voie de propagation des suppurations des cavités de l'oreille moyenne, dans le voisinage, et de la thérapeutique à y appliquer ». Ce travail, reposant sur des recherches anatomiques très sérieuses et sur l'expérimentation, montre comment le pus peut sortir des cellules mastoïdiennes au niveau de la face interne de l'apophyse ou de la fossette du digastrique et peut fuser en différentes directions dans les parties molles du cou. On donna ultérieurement le nom de « Mastoïdite de Bezold » aux cas se rapportant à la description clinique faite par cet auteur. Un assez grand nombre d'observations furent publiées sur ce sujet ; nous ne pouvons les énumérer toutes.

Nous donnons plus loin un court résumé de celles que nous avons rencontrées. Signalons cependant les noms de Knapp, Moos, Jacoby, Politzer, Kiesselbach, Gorham Bacon, Burckhardt-Merian, Hartmann, Kirchner, Guye, Thiry, C. Lewis, Roosa, Wagenhauser, de Rossi, Gradenigo, Green, etc.

En 1888, Cholewa fit, dans le *Deutsch medic. Wochenschrift*, une étude « sur la sortie du pus par des points inaccoutumés dans les inflammations de l'apophyse mastoïde ». Nous reparlerons de ce travail à propos de la pathogénie.

En France, Duplay a signalé plusieurs fois des abcès du cou consécutifs aux mastoïdites.

Grandhomme, dans sa thèse, en 1889, parle de cette complication sans y insister beaucoup. En 1893, Pauzat rapporte plusieurs observations sous le titre d'ostéomyélite du temporal, où il est question de suppurations du cou, consécutives à cette affection. Chaput signale la gravité des phlegmons du cou provenant des lésions du rocher. Broca et Lubet-Barbon, dans leur travail sur les suppurations de l'apophyse mastoïde, attirent l'attention sur ce sujet et donnent une observation personnelle d'abcès latéro-pharyngien probablement consécutif à un abcès mastoïdien. Thomas, Peugniez, Natier ont publié des observations analogues.

En 1896, Luc, à propos d'un cas personnel, fait, dans les *Archives internationales de Laryngologie,* une étude complète de la mastoïdite de Bezold tant au point de vue pathogénique qu'au point de vue clinique et thérapeutique.

La même année, Tissot publie une observation très intéressante de cette affection, dans le *Dauphiné médical ;* Lichtwitz, Mendel en présentent chacun un cas à la Société de Laryngologie.

Une communication de Hamon du Fougeray au Congrès français de chirurgie de 1896 sur les abcès du cou consécutifs aux inflammations de l'oreille moyenne, donne une classification de ces abcès fondée sur leur pathogénie.

A. Broca, dans un travail fort intéressant publié dans les *Archives internationales de Laryngologie,* insiste sur la difficulté du diagnostic de la mastoïdite de Bezold, qu'il croit rare et donne à ce propos des observations inédites.

Tout récemment, de Quervain a fait une revue générale dans

la *Semaine médicale,* sur les abcès du cou consécutifs à l'otite moyenne. Laissant de côté la pathogénie de ces abcès, l'auteur essaye une classification clinique fondée sur le siège et l'étendue des fusées purulentes ; il donne trois observations nouvelles que nous résumerons plus loin.

ETIOLOGIE

Les causes des abcès du cou d'origine otique sont naturellement toutes les affections inflammatoires portant sur l'oreille et ses
dépendances.

Les affections de l'oreille externe peuvent être passées sous
silence ; en effet, nous n'avons pas trouvé d'exemple net de suppuration du cou pouvant être attribuée exclusivement à une origine
de ce genre.Les lymphatiques du conduit se rendent aux ganglions
préauriculaire,mastoïdiens et parotidiens. Ces derniers, à la rigueur,
pourraient suppurer dans une affection isolée du conduit. Dans ces
cas, l'abcès est superficiel et n'a pas tendance à gagner la profondeur.
Gervais, dans sa thèse (Paris 1879), et Favreau (thèse, Paris 1895),
ont étudié ces lymphangites provenant du conduit. Nous y renvoyons le lecteur. Les affections pouvant porter sur le conduit
osseux ou cartilagineux et occasionner un abcès parotidien par
propagation directe, coïncident le plus souvent avec une otite
moyenne et lui sont ordinairement consécutives. Ces dernières, dans
leurs diverses variétés, sont de beaucoup les causes les plus fréquentes des suppurations du cou. Elles peuvent occasionner par
elle-mêmes ces complications ; souvent, cependant, c'est par l'intermédiaire des cellules mastoïdiennes que l'affection se propage.
L'otite moyenne aiguë ou chronique, l'otite périostique, les mastoïdites tiennent le premier rang dans la production des abcès qui

nous occupent. Il est difficile de faire la part de chacune de ces affections dans des proportions exactes ; disons d'abord que la mastoïdite, sans être l'intermédiaire obligé entre l'otite moyenne et l'abcès du cou, remplit ce rôle, la plupart du temps, comme nous le verrons en étudiant la pathogénie. Il existe des cas cependant, dans lesquels des suppurations du cou ont été trouvées, sans la moindre lésion du côté des cellules mastoïdiennes ; mais ils sont rares.

Nous avons retrouvé, soit dans la littérature médicale, soit dans nos notes personnelles, deux cent soixante-et-une observations d'abcès du cou, d'origine otique. Nous aurions pu, par des recherches plus prolongées, augmenter encore ce chiffre ; mais il nous a paru suffisant pour établir quelques données statistiques.

Dans cent quarante-cinq cas, il y avait otite moyenne aiguë ou subaiguë, c'est-à-dire otite de date récente ayant débuté avec un cortège bruyant de douleurs, parfois fièvre, etc. Assez rarement la complication du côté du cou est apparue peu de jours après le début de l'otite. Le plus souvent, l'affection auriculaire était passée à la phase subaiguë, quinze jours à trois ou quatre semaines après son installation, quand les accidents de suppuration du cou se sont montrés. Dans quatre-vingt-six cas, au contraire, nous avons trouvé comme cause une otorrhée ancienne datant parfois de plusieurs années. Dans la plupart de ces cas chroniques, l'affection auriculaire avait été réveillée de sa torpeur par une cause quelconque et avait présenté une phase plus ou moins aiguë, peu de temps avant l'apparition de la complication. Dans vingt cas, les renseignements sur la nature de l'otite n'étaient pas donnés.

D'après ces chiffres, nous voyons que l'otite moyenne aiguë l'emporte de beaucoup sur l'otite chronique, comme agent producteur de suppurations dans le voisinage.

Signalons, à côté de ces affections inflammatoires de l'oreille moyenne, l'ostéite, la périostite, l'ostéomyélite aiguë ou chronique, la tuberculose des diverses parties de l'os temporal. Nous n'avons pas à discuter ici l'existence isolée de ces diverses affections. Nous ne pouvons refuser à l'os temporal le droit d'être atteint par une infection quelconque, en l'absence de toute participation de l'oreille moyenne ; mais, nous sommes convaincus que ces affections sont rares, en dehors de toute inflammation des cavités auriculaires et particulièrement de la caisse du tympan ; c'est aussi l'opinion de MM. Broca et Lubet-Barbon (1). Le cholestéatome est aussi une cause assez souvent notée dans l'affection qui nous occupe.

Les agents microbiens trouvés dans les otites jouent, sans aucun doute, un rôle important dans les complications suppuratives du côté du cou. Malheureusement, la plupart des observations sont de date trop ancienne, l'examen bactériologique du pus n'a pas été pratiqué un nombre suffisant de fois, pour permettre de tirer des conclusions fermes à ce sujet.

Dans un cas personnel, le staphylocoque doré semblait être l'agent de l'affection suppurative en voie de développement, mais nous n'oserions affirmer qu'il fût le seul à incriminer.

Les travaux de Zaufal, de Netter, de Scheibe, de Lévy, de Schrader, de Gradenigo, de Maggiora, de Martha, Chatellier, Helme, Lermoyez nous ont montré l'existence, dans le pus des otites, d'espèces microbiennes nombreuses et variées, parmi lesquelles on retrouve le plus souvent, les agents ordinaires de la suppuration, isolés ou associés.

Dans la production des complications qui nous occupent, nous ne pensons pas qu'il faille tant incriminer l'espèce que la virulence de l'agent infectieux en cause. MM. Veillon et Zuber (2) ont isolé, dans certaines otites et mastoïdites à pus fétide et gangréneux, plusieurs espèces microbiennes anaérobies. Peut-être ces micro-organismes jouent-ils, dans la production des complications des

(1) Voir BROCA et LUBET-BARBON : *Les Suppurations de l'Apophyse mastoïde et leur Traitement*, p. 77.

(2) VEILLON et ZUBER : Société de Biologie, séance du 6 Mars 1897.

otites, un rôle beaucoup plus important qu'on ne l'a cru jusqu'à présent ? Ce sujet est encore à élucider.

A côté de la question de virulence, la question du terrain, de la résistance de l'organisme est extrêmement importante. Dans les observations longuement prises, où l'on a tenu compte de tous les détails pouvant influencer la production de la maladie, nous avons très souvent retrouvé une cause d'affaiblissement antérieur, mettant l'organisme dans un état de moindre résistance. Chez les enfants surtout, nous constatons souvent qu'une fièvre éruptive comme la rougeole, la scarlatine, plus rarement la variole, a évolué quelque temps avant le développement de l'abcès du cou et a occasionné, tout d'abord, la localisation otique des agents infectieux. Chez les adultes, l'affection auriculaire apparaît parfois au cours d'une bonne santé. Maintes fois cependant, nous trouvons dans les antécédents une fièvre thyphoïde ou une grippe à allure plus ou moins sévère.

Personne n'ignore la fréquence des suppurations auriculaires chez les tuberculeux, soit que ces organismes affaiblis deviennent un bon terrain de culture pour les agents vulgaires de la suppuration, soit que le bacille tuberculeux lui-même se développe dans les cavités de l'oreille. D'après Monscourt (1) qui s'appuie sur les statistiques de Nathan, Habermann, Moos, Milligan, 30 pour 100 des otites moyennes seraient tuberculeuses.

Dans un assez grand nombre des observations que nous avons parcourues, il s'agissait de sujets ayant présenté des manifestations tuberculeuses, ou succombant, dans la suite, aux progrès d'une phtisie déjà fort avancée.

L'alcoolisme a été noté plusieurs fois, ce qui vient à l'appui de l'opinion de Noquet (2), à savoir, que l'alcoolisme donne une

---

(1) Monscourt : *l'Otite moyenne tuberculeuse;* th., Paris 1896 et *Gaz. des Hôpitaux,* 22 Mai 1897.

(2) Noquet : Congrès international d'otologie, Bruxelles 1888.

gravité exceptionnelle à l'otite purulente chronique de l'adulte. Dans quelques cas, les sujets étaient atteints d'albuminurie. Assez souvent le diabète a été trouvé en cause, comme dans les observations de Luc (1), de Plateau (2).

Plus rarement la syphilis est à incriminer.

Presque toutes les fois que les suppurations du cou ont pris une allure grave et extensive, on a pu trouver dans les antécédents une cause de déchéance de l'organisme. Dans les cas où cette cause n'existait pas, on peut, sans aucun doute, mettre la gravité des accidents sur la virulence spéciale des agents microbiens ayant provoqué l'infection.

L'âge a-t-il une grande importance comme cause prédisposante aux abcès du cou d'origine otique ? Nous ne le pensons pas.

Sur les deux cent soixante-un cas dont nous parlions tout à l'heure, quarante-quatre ont été observés chez des enfants au-dessous de quinze ans et la plupart au-dessous de dix ans ; cent cinquante-sept se sont manifestés chez des sujets jeunes ou adultes, de quinze à cinquante ans, et trente-six, chez des sujets de plus de cinquante ans. Si l'on remarque, dans cette division un peu artificielle, que l'âge adulte occupe un laps de temps beaucoup plus grand que les deux autres, l'équilibre s'établit presque entre les différents âges, avec une légère prédominance cependant en faveur des adultes. Les abcès d'origine ganglionnaire semblent un peu plus fréquents chez les enfants. Nous reviendrons sur ce sujet en étudiant les diverses variétés de suppuration du cou, prises isolément.

Pour Bezold, les enfants ne fourniraient que la neuvième partie des abcès du cou d'origine otique ; 27,7 pour 100 des cas auraient été observés chez des sujets âgés de plus de cinquante-sept ans (3). La plus grande partie de ces abcès ont leur point de départ dans

(1) Luc : *Archives intern. de Laryngologie* 1896, p. 7.
(2) Plateau : Société médicale de l'Elysée, 13 avril 1885, p. 66.
(3) Bezold : *Manuel des Maladies de l'Oreille*, de Schwartze, 1893. T. II.

les cellules mastoïdiennes qui se développent d'autant plus que le sujet est plus âgé.

Il nous a paru sans intérêt d'établir la fréquence de ces suppurations, par rapport au sexe ; cependant le sexe masculin est plus souvent atteint ; nous le trouvons signalé environ dans les trois quarts des observations.

La fréquence des suppurations du cou d'origine otique, par rapport aux suppurations de la même région d'autre origine, est bien difficile à établir. Sur cinq cent trente cas d'abcès du cou recueillis par lui, Poulsen (1) signale les suppurations provenant de l'oreille, sans en indiquer le nombre.

Il est aussi fort difficile d'établir la proportion de cette complication, par rapport au nombre des otites moyennes et des mastoïdites observées. Sur cinq cent quarante-six cas d'otites moyennes, observées à la clinique du docteur Castex, de 1893 à 1897, nous n'avons trouvé que deux cas de suppuration nette du cou, chez deux malades qui avaient refusé la trépanation mastoïdienne, proposée avant le développement de la complication. Sur deux cents opérations de mastoïdites aiguës, M. Broca (2) n'a trouvé que deux abcès cervicaux, l'un semblant provenir d'une suppuration ganglionnaire et l'autre, d'une ostéite du rocher. Schwartze a publié dans les *Archive für Ohrenheilkunde*, de 1873 à 1882, une centaine de cas de trépanation mastoïdienne, parmi lesquels nous avons trouvé huit ou neuf abcès du cou. Lucœ et Jacobson (3) ont donné une statistique de cent cas de trépanation de l'apophyse mastoïde, où on ne trouve pas signalé un seul cas de suppuration du cou. En revanche, sur neuf opérations du même genre, Jack (4) a observé trois fois des

(1) POULSEN : *Sur les Abcès du cou ; Deutsche Zeitschr. für Chir.*, 1893, XXXVII. p. 55.

(2) BROCA : Congrès français de chirurgie, 1896 ; procès-verbaux de la séance du 21 oct., p. 378.

(3) LUCŒ et JACOBSON : *Cent cas de Trépanation de l'Apophyse mastoïde ; Berlin. Klin. Wochenschrift*, 1886, p. 625.

(4) JACK : *Trans. of the amer. ot. soc.*, 1894 et *Arch. f. Ohrenh.*, 1894, vol. 40, p. 37.

abcès profonds de la région qui nous intéresse. Les deux cent soixante-un cas, que nous avons pu retrouver dans la littérature, proviennent certainement de l'examen de plusieurs milliers d'observations d'otite moyenne ou de mastoïdite, et les observations publiées ont été choisies sur un nombre beaucoup plus considérable de cas vulgaires.

Bien des chirurgiens nous ont dit avoir observé des suppurations de ce genre, mais les considèrent comme rares. C'est l'opinion de MM. Duplay, Péan, Le Dentu, Tillaux, Schwartz.

Sans vouloir exagérer la fréquence des abcès du cou, d'origine otique, le nombre considérable d'observations que nous avons retrouvées, nous permet de dire que ces suppurations sont un peu plus fréquentes qu'on ne pourrait se l'imaginer. Dans bien des cas de phlegmon du cou, l'origine otique peut passer inaperçue et, dans d'autres cas, les complications graves qui coïncident avec ces phlegmons (méningite, thrombose des sinus et de la jugulaire, abcès encéphaliques, hémorragie des gros vaisseaux), prennent tellement d'importance qu'ils attirent toute l'attention, et la lésion du cou est laissée de côté. Nous nous sommes convaincu de ce fait à la lecture d'un grand nombre d'observations où les suppurations qui nous occupent étaient signalées d'une façon beaucoup trop restreinte à notre avis.

PATHOGÉNIE

ANATOMIE PATHOLOGIQUE

Etant donnée une inflammation de la caisse et des cellules mastoïdiennes, par quel mécanisme pourra-t-elle se propager dans le voisinage, de façon à produire une suppuration de la région du cou ? Là, comme en tout autre point de l'organisme, trois voies sont possibles pour la propagation de l'agent infectieux : *La voie lymphatique, la voie sanguine (veineuse), la continuité et la contiguité des tissus.* M. Hamon du Fougeray a bien mis en relief cette classification pathogénique, dans sa communication au dernier Congrès de chirurgie (1). M. Broca (2) l'adopte aussi ; elle nous paraît claire et précise.

Abcès par Voie lymphatique.

Nous ne sommes pas encore bien fixés sur la circulation lymphatique de la caisse et encore moins sur celle des cellules mastoïdiennes. Kessel a décrit des canalicules et des lacunes lympathiques dans l'épaisseur de la muqueuse de la caisse et du tympan. Krause, Nassiloff ont décrit des amas de tissu réticulé sur la paroi externe de la caisse, au-dessus de la membrane tympanique. Rauber (3) a trouvé, dans les osselets, des gaines lympha-

(1) HAMON DU FOUGERAY : Congrès français de chirurgie, 1896, p. 364.
(2) BROCA : *Archives internationales de Laryngologie*, nov. 1896, p. 371.
(3) RAUBER : *Les Vaisseaux lymphatiques des osselets,* — Arch. *für Ohrenheilk.* 1880, p. 81.

tiques analogues à celles du tissu osseux en général. Où se rendent les vaisseaux efférents provenant des cavités de l'oreille moyenne ? Ils suivent probablement le même trajet que les vaisseaux sanguins, et aboutissent aux ganglions cervicaux profonds supérieurs, au voisinage de la veine jugulaire et de la carotide interne.

Le trajet des vaisseaux efférents est encore hypothétique, mais leur terminaison dans les ganglions cervicaux profonds nous paraît hors de doute. Plusieurs fois, dans des cas d'otite moyenne aiguë, avec ou sans mastoïdite, nous avons observé de l'engorgement de ces ganglions qu'on ne pouvait expliquer par aucune autre cause ; nous n'en donnerons que l'exemple suivant :

Observation I *(Personnelle)*

Adénite des ganglions cervicaux profonds consécutive à une otite moyenne.

Mme M..., 34 ans, se présente, le 21 janvier 1897, à la clinique du docteur Castex, pour une otite moyenne aiguë purulente droite datant de quinze jours. Rien d'intéressant dans les antécécents. Surdité assez prononcée du côté atteint. Le conduit est plein de pus ; après l'avoir détergé, on peut voir facilement une perforation du tympan au niveau du cadran postéro-inférieur. La région mastoïdienne ne présente rien d'anormal, pas de douleur à la pression ou à la percussion à ce niveau.

On remarque, au-dessous du bord antérieur du sterno-cleido-mastoïdien, dans le quart supérieur du muscle, deux tuméfactions arrondies de la grosseur d'une noisette, très douloureuses à la pression. Rien sur le cuir chevelu, ni dans la bouche, le nez ou le nasopharynx pouvant expliquer l'adénite qui, du reste, ne siège pas sur les ganglions sous-maxillaires. On prescrit des lavages boriqués de l'oreille et des instillations de glycérine phéniquée à 1/10.

23 janvier. — La malade souffre beaucoup et avoue qu'elle n'a pas fait exactement le traitement prescrit. Les ganglions cervicaux sont plus tuméfiés et très douloureux.

La paroi du conduit est tuméfiée surtout en arrière ; la lumière du conduit est très étroite, mais permet néanmoins d'apercevoir une perforation suffisante du tympan. La pression au devant du tragus est douloureuse, de même que les mouvements de la mâchoire. Rien à la mastoïde.

Lavages au sublimé 1/2000 ; glycérine phéniquée en instillations. Pansement humide chaud de sublimé très étendu, recouvrant toute la région. Bains d'oreille à l'eau phéniquée.

26 janvier. — Grande amélioration.

30 janvier. — Les douleurs et l'engorgement ganglionnaire ont en grande partie disparu. L'écoulement d'oreille est moins abondant.

6 février. — Guérison.

Il serait facile de multiplier les exemples de cette sorte. Nous avons vu, dans le service du Docteur Broca, un cas analogue dans lequel il y a eu suppuration ganglionnaire ; nous y reviendrons plus loin ainsi que sur ceux trouvés dans la littérature médicale, et ils sont assez nombreux. Dans ces cas, la formation d'adéno-phlegmon du cou d'origine auriculaire nous paraît absolument évidente. La pathogénie ne diffère en rien de celle de tous les adéno-phlegmons. L'agent microbien, développé dans l'oreille moyenne, est transporté dans les ganglions, soit par l'intermédiaire d'une lymphangite, soit par les globules blancs, ou isolément et il colonise dans le tissu réticulé ganglionnaire ; nous n'insistons pas.

Suivant la virulence du microbe, suivant sa nature, suivant l'état de l'organisme où il se développe, les phénomènes d'inflammation ganglionnaire seront aigus ou chroniques. Tantôt la réaction des tissus sera vive et se manifestera bruyamment, tantôt, au contraire, elle sera torpide.

Dans le premier cas, la lésion se caractérise anatomiquement par une induration et un gonflement des ganglions intéressés, induration à laquelle peut faire suite, plus ou moins rapidement, une suppuration d'abord intra-ganglionnaire puis périphérique, précédée par une infiltration du tissu cellulaire-ambiant. L'adéno-phlegmon ainsi constitué peut siéger dans la loge parotidienne, où il n'est ordinairement pas profond, et peut se faire jour à l'extérieur. Dans ce cas, il y a alors ordinairement coïncidence de lymphangite du conduit.

Le plus souvent, si l'adénite siège sur les ganglions cervicaux, elle atteint deux ou trois ganglions. Une fois l'adéno-phlegmon profond constitué, le pus peut s'infiltrer dans le tissu cellulaire du cou, le long des vaisseaux ou au voisinage du pharynx, il ne diffère en rien, sous ce rapport, des abcès résultant d'une propagation directe ou d'un adéno-phlegmon d'autre origine.

Dans le second cas, dont le type nous est fourni par les suppurations de nature tuberculeuse, la marche est lente et chronique.

On trouve, au centre de la glande, une masse caséuse plus ou moins ramollie, pouvant devenir franchement purulente. Il y a là un véritable abcès froid ganglionnaire, qui peut se réchauffer sous l'influence d'une infection secondaire, gagner la périphérie et avoir tendance à venir s'ouvrir spontanément à la peau, d'où formation de fistules, de cicatrices adhérentes. Nous sommes convaincu que, dans un grand nombre de cas, les suppurations chroniques des ganglions du cou peuvent reconnaître une cause auriculaire. Le bacille tuberculeux doit-il être toujours incriminé alors ? Nous ne le pensons pas ; néanmoins, il doit être souvent en jeu. Cette question des adénites chroniques est encore à l'étude. Nous n'avons pas compétence pour la trancher.

On peut donc, dans ces suppurations ganglionnaires du cou, d'origine auriculaire, distinguer une *forme aiguë* et une *forme chronique*. Cette distinction vraie, au point de vue clinique et anatomique, l'est aussi au point de vue pathogénique.

Abcès par Voie veineuse.

A côté de la circulation lymphatique, la circulation veineuse offre une route large et facile aux agents microbiens pathogènes ou à leurs produits toxiques, pour diffuser dans le voisinage de leur point de départ, ou pour se répandre dans tout l'organisme. On a décrit des cas d'infection générale et de pyémie d'origine otique, qui ne peuvent guère s'expliquer que par un passage des microbes dans le sang veineux, ou résorption de produits septiques par les veines, avec ou sans formation de thrombose, dans l'intérieur du canal veineux.

Les veines de l'oreille moyenne et de la région mastoïdienne aboutissent toutes, plus ou moins directement, à la jugulaire interne. Les unes vont directement dans le golfe de la jugulaire, elles sont ordinairement très petites ; les autres se jettent dans les veines stylo-mastoïdiennes ou occipitales. D'autres canaux veineux aboutissent au sinus latéral. Enfin ce sinus, par l'intermédiaire de la ou des veines mastoïdiennes, communique largement avec la circulation veineuse extra-crânienne et, en particulier, avec la veine occipitale. Cette dernière aboutit ordinairement à la jugulaire interne, et très rarement à la jugulaire externe.

La veine mastoïdienne s'anastomose plus ou moins fréquemment avec les veines occipitales profondes, et Walther (1) la signale comme formant une des origines de la veine jugulaire postérieure. Il existe donc là, sur les parties latérales de la nuque, un réseau veineux assez riche, recevant une grande partie des veines de la région mastoïdienne, et communiquant largement avec le sinus latéral.

Les petits canaux veineux des cellules mastoïdiennes ou de l'oreille moyenne, en contact avec les suppurations de ces cavités, participent plus ou moins vite à l'inflammation de tous les tissus qui les entourent; il se forme probablement de la périphlébite, puis de l'endophlébite qui peut se propager, soit du côté du sinus et de la veine jugulaire interne, soit du côté des veines occipitales. Ce n'est pas là assurément le mécanisme habituel d'infection du sinus latéral. La plupart du temps, l'ostéite qui accompagne les suppurations de la caisse ou des cellules mastoïdiennes, se propage du côté de la cavité crânienne et crée des destructions, des perforations qui mettent le sinus en contact immédiat avec le foyer purulent.

(1) WALTHER : Thèse de Paris, 1885.

Dans d'autres cas, c'est un cholestéatome qui, lentement, sournoisement, s'est développé, a perforé la face interne de la mastoïde, au niveau du sillon sigmoïde et a mis ainsi à nu le sinus, qui baigne parfois longtemps dans le pus, avant d'être pris lui-même de thrombo-phlébite.

Parfois, la mastoïde n'est pour rien dans le développement de la phlébite du sinus ; la perforation peut se faire au niveau de la voûte de la caisse, et donner ainsi naissance à une infection de l'étage moyen du crâne et du sinus pétreux supérieur, qui la transmet au sinus latéral et, par son intermédiaire, à la veine jugulaire interne.

Nous n'insisterons pas sur les lésions de l'oreille ou du rocher pouvant produire la phlébite des sinus et de la jugulaire, mais sur la façon dont cette inflammation peut se propager au cou.

Lorsque les produits septiques se sont introduits dans la jugulaire, il se forme ordinairement un thrombus résultant de l'altération de la tunique interne. Ce thrombus (1) peut limiter, pour un temps du moins, l'extension des lésions, du côté de la circulation générale ; mais la paroi veineuse dans la région atteinte s'altère assez rapidement, et, à l'endophlébite par propagation, s'ajoute une périphlébite. Le tissu cellulaire de la gaine des vaisseaux est envahi le premier, ainsi que les ganglions du voisinage, et suivant la virulence de l'agent pathogène et la résistance de l'organisme, un phlegmon périveineux se développe plus ou moins vite. Il existe des exemples très nets de ce mécanisme tout particulier de formation de suppuration du cou.

On trouve alors la jugulaire interne prise sur une plus ou moins grande étendue, et contenant un thrombus qui descend, le plus souvent, jusqu'à l'embouchure du tronc veineux thyro-linguo-facial. La paroi veineuse est plus ou moins épaissie et infiltrée ; il en est de même de la gaine aponévrotique, du tissu cellulaire et des gan-

(1) Voir Thèse de VIDAL, Paris 1889 ; Thèse de VAQUEZ, Paris 1890 ; VAQUEZ : *Cliniques méd. de la Charité*, 1894 ; SCHWARTZ : *Traité de Chirurgie Le Dentu*, T IV.

glions voisins. Plus tard, le thrombus subit la dégénérescence purulente ; les parois veineuses s'infiltrent de pus ; il se forme un véritable phlegmon périveineux.

A l'ouverture de foyers de ce genre, on trouve du pus plus ou moins sanieux, au milieu duquel baigne la paroi veineuse altérée. Dans un cas signalé par Makins, l'altération des tissus avait atteint un tel degré, qu'après l'ouverture du foyer purulent, on ne pouvait retrouver trace de la jugulaire interne.

Dans certains cas, le pus a une odeur fétide, et la poche contient des gaz. Parfois, on ne trouve pas de pus, à proprement parler, autour de la jugulaire, mais une véritable destruction gangréneuse du tissu cellulaire.

Les organes voisins sont plus ou moins altérés ; l'infiltration purulente peut gagner les muscles et fuser au loin. Les nerfs qui entourent directement la veine peuvent être atteints de névrite ou comprimés dans le trou déchiré postérieur.

On a observé des phénomènes paralytiques dans la sphère du glosso-pharyngien, du pneumo-gastrique, du spinal et même de l'hypoglosse, résultant d'une altération des cordons nerveux.

Les veines de la région latérale de la nuque peuvent, elles aussi, être atteintes de phlébite et de périphlébite, soit qu'elles s'infectent dans les cavités mastoïdiennes, soit que l'inflammation les gagne secondairement, après le développement d'une endophlébite du sinus latéral. Elles peuvent occasionner ainsi des suppurations de la nuque, très distinctes des suppurations périjugulaires. Orne Green en a cité plusieurs observations. On trouve, dans ces cas, une infiltration diffuse du tissu cellulaire et des muscles, en arrière de l'apophyse mastoïde. La veine mastoïdienne et les veines avec lesquelles elle s'anastomose, contiennent des caillots et, plus tard, du pus. Ce pus peut rester cantonné à la veine, mais on le trouve aussi parfois infiltrant les tissus de voisinage. Nous nous demandons si, par ce processus, il ne peut pas se former une

.phlébite des veines rachidiennes qui s'anastomosent avec la veine mastoïdienne, comme nous l'avons dit plus haut.

On peut donc distinguer deux classes de suppuration du cou, d'origine veineuse : l'une comprend la *périphlébite des veines mastoïdiennes et occipitales*, l'autre, la *périphlébite jugulaire*. Cette dernière doit être soigneusement différenciée, au point de vue pathogénique, de la périphlébite occasionnée par fusée directe du pus dans la gaine des vaisseaux, à la suite d'une ostéite de la face inférieure du rocher, ou par extension d'un foyer purulent provenant des cellules mastoïdiennes. (Voir obs. CLI et suivantes.)

Un autre mécanisme de suppuration du cou par infection de la voie sanguine, consiste dans la production d'*abcès métastatiques*. Ces abcès peuvent se développer au niveau du cou, comme dans tout autre point de l'organisme. On les a signalés particulièrement au niveau de l'articulation sterno-claviculaire, à la suite de phlébite du sinus d'origine otique ; nous en avons trouvé plusieurs observations ; nous nous contentons de signaler cette variété d'abcès, très rare dans la région qui nous occupe.

Abcès par Propagation directe.

Le pus et les agents infectieux, contenus dans les cavités de l'oreille moyenne et dans les cellules mastoïdiennes, peuvent, dans certains cas, gagner les tissus voisins et fuser, plus ou moins loin, dans les directions les plus diverses. Parfois, ils se portent du côté de la cavité crânienne et occasionnent des complications méningées ou encéphaliques qui, depuis longtemps, ont frappé les cliniciens par leur extrême gravité. Beaucoup plus souvent, ils se dirigent vers la face externe de l'apophyse mastoïde, et viennent former une collection sous-périostée, en arrière du pavillon de l'oreille, au-dessus de la ligne d'insertion du sterno-cleido-mastoïdien. Le périoste très adhérent à l'os, au niveau de l'insertion musculaire, ne se laisse pas décoller, de sorte que, si la collection augmente de volume, elle ne peut se développer qu'en haut et en arrière ; en avant, elle est ordinairement arrêtée par les insertions du muscle temporal. Elle peut atteindre ainsi des proportions considérables et gagner le sommet de la tête et la région occipitale.

Cette variété d'abcès mastoïdien, extrêmement commune, ne nous intéresse qu'à un point de vue, c'est lorsqu'elle est abandonnée à elle-même. Le périoste et l'aponévrose épicrânienne finissent par se laisser détruire en un point, et l'abcès envahit alors le tissu cellulaire sous-cutané. Dans ces conditions, il peut très bien fuser du côté du cou et former un vaste phlegmon superficiel. Ces cas sont rares actuellement, car un traitement chirurgical approprié vient ordinairement les empêcher de se produire. Parfois aussi, les insertions du sterno-mastoïdien peuvent se laisser envahir par le processus inflammatoire et, une fois cette barrière franchie, un phlegmon de la gaine du muscle peut très bien se développer.

Si l'ouverture spontanée de la mastoïde, au-dessus de l'insertion du sterno-mastoïdien, est un fait fréquent, il n'est pas absolument constant. Cette ouverture peut se faire plus bas, à la face interne de l'apophyse mastoïde. Cette évolution spéciale des suppurations mastoïdiennes, est sous la dépendance de *conditions anatomiques* particulières, que nous allons rapidement passer en revue.

CAUSES ANATOMIQUES. — L'os temporal se développe par trois centres d'ossification, bien distincts les uns des autres : ils forment respectivement la portion écailleuse, la portion pétro-mastoïdienne et l'os tympanal. La réunion de ces diverses parties est à peu près complète à la naissance ; cependant, au niveau des points de soudure de ces différentes pièces, et surtout au niveau de la suture pétro et mastoïdeo-squammeuse, il peut persister des fissures, créant une voie de communication facile entre les cavités de l'oreille moyenne et la surface de l'os. Hyrtl attribue ces fissures à un arrêt du travail d'ossification ; c'est l'explication la plus vraisemblable qu'on en

puisse donner. Kirchner (1) a examiné à ce sujet trois cents crânes
d'adulte ; il n'a trouvé la scissure mastoïdéo-squammeuse complètement fermée, que soixante-dix-sept fois pour cent. Bezold (2) a trouvé
cette fissure persistante quatre fois sur deux cents crânes ; cent vingt-
deux fois, elle était traversée par des orifices vasculaires. Kiesselbach a
pratiqué de nombreux examens pour étudier la fermeture de cette
scissure, de la première à la vingtième année, et a trouvé, assez souvent
des cas de persistance d'orifices plus ou moins marqués, à ce niveau
(3). Moos a fait faire des recherches à ce sujet, à l'Institut anatomique
de Heidelberg : sur deux cent trente-neuf crânes, on a trouvé
cinquante-quatre fois des fissures, des pseudo-fissures ou des orifices
vasculaires assez larges (4). Ces retards dans l'ossification peuvent
expliquer l'apparition rapide de phénomènes inflammatoires, à la
face externe de la région mastoïdienne, au cours d'une mastoïdite.
Si les orifices anormaux siègent au voisinage de la pointe, on
comprend que le pus fusera facilement à ce niveau, pour se répandre
dans le tissu cellulaire du cou. Mais, ce n'est pas dans ces dispositions
anormales, dans la persistance de ces fissures, qu'il faut chercher la
cause principale des suppurations qui nous occupent, c'est plutôt
dans la structure de la mastoïde, dans le plus ou moins grand
développement de ses cellules et dans ses rapports avec les organes
voisins.

Chez le nouveau-né, l'apophyse mastoïde n'existe pas ; pour
Sappey, elle ne commence guère à se développer que vers l'âge de
deux ou trois ans, et augmente alors progressivement de volume.

Dès la naissance, l'antre pétreux existe et communique avec la
caisse, par un conduit assez large représentant l'*aditus ad antrum*.
Dans le cours de la première année, il se fait une résorption partielle

<hr>

(1) Kirchner : *Sur la Persistance de la fissure mastoïdéo-squammeuse ; Arch. f.
Ohr.*, xix, p. 190.

(2) Bezold : *Ouverture de la Mastoïde ; Arch. f. Ohr.*, 1877, p. 51 (T. xiii.)

(3) Kiesselbach : *Recherches sur l'Anat. norm. et path. du Temporal ; Arch. f·
Ohr.*, xv, p. 238.

(4) Moos : *Zeitschrift. f. Ohr.*, 1893, p. 314.

du tissu spongieux,et quelques cellules apparaissent dans la base du rocher et dans la portion inférieure de l'écaille. Plus tard, vers deux ou trois ans, à mesure que l'apophyse se développe,il apparaît, dans son tissu spongieux,quelques cellules aériennes : ces dernières communiquent avec l'antre, vers l'âge de quatre ou cinq ans, puis augmentent plus ou moins de volume, suivant les individus.

Chez l'adulte, l'ensemble des cellules pétro-mastoïdiennes formerait, pour Ricard (1), une sorte de fer à cheval, à concavité inférieure, contournant par en haut le conduit auditif osseux. Broca et Lubet-Barbon (2) comparent la disposition des cellules mastoïdiennes autour de l'antre, à celle des rayons d'une roue autour du moyeu. Les unes sont, en avant, tout au voisinage de la portion postéro-supérieure du conduit ; les autres, en bas, dans l'épaisseur de l'apophyse mastoïde ; les autres, en arrière, dans la direction de l'occiput ; d'autres enfin, en haut, communiquant avec les cellules de la portion écailleuse. Toutes ces cavités communiquent plus ou moins librement entre elles et avec la caisse du tympan ; cependant, cette communication peut être interrompue, soit par des excroissances fongueuses, soit par des masses osseuses de nouvelle formation, soit par suite d'une hyperplasie des parois des cellules, ou d'une sclérose du tissu diploïque de la mastoïde (Duplay) (3).

Zuckerkandl (4) a fait des recherches sur deux cent cinquante temporaux, et a essayé de ramener l'extrême variabilité des cellules mastoïdiennes à trois types principaux : le type pneumatique, le type diploïque et scléreux, le type pneumatique et diploïque.

Dans le premier, il y a des cellules nombreuses et dilatées, ce qui se rencontrerait dans 36,8 pour 100 des cas. Dans le second,

---

(1) RICARD : *De l'Apophyse mastoïde et de sa trépanation ; Gazette des Hôpitaux*, 1889, 23 février.

(2) BROCA et LUBET-BARBON : *Les Suppurations de l'Apoph. mast.;* Paris,1895,p.10.

(3) DUPLAY : *Archives gén. de Médecine*, 1888, p. 586, et *Union médicale*, 1892, p. 145.

(4) ZUCKERKANDL : *Arch. f. Ohrenh.*, 1888, 2e vol., p. 215 (sur l'anat. de l'apoph. mastoïde).

plus rare puisqu'il n'existe que vingt fois sur cent, on ne trouve pas de cellules aériennes proprement dites, dans la partie inférieure de la mastoïde, mais seulement une substance spongieuse, analogue au diploé, et un épaississement plus ou moins considérable de la corticale de l'os (sclérose). Enfin, dans le troisième type, qui est le plus fréquent, (43,2 pour 100), on rencontre une association des deux types précédents, avec prédominance plus ou moins grande de l'un ou de l'autre. Cette classification, faite pour s'appliquer à tous 'e : cas, ne nous intéresse qu'au point de vue de la fréquence du type pneumatique, qui est loin d'être rare, comme on peut en juger. Ce type pneumatique est surtout fréquent chez le vieillard. Il se fait, à mesure qu'on avance en âge, un travail de résorption au niveau des cellules mastoïdiennes, comme dans tout le reste du système osseux ; Ricard figure l'apophyse mastoïde d'un vieillard de soixante-quinze ans, dont les cellules étaient extrêmement volumineuses, surtout au voisinage de la pointe. L'apophyse était tellement creusée de cavités, qu'il eût été possible de l'écraser entre les doigts.

Cette tendance à la raréfaction du tissu osseux, à mesure que l'on avance en âge, explique comment les suppurations du cou, par propagation directe d'une mastoïdite, sont plus fréquentes dans l'âge adulte que dans l'enfance. Cette disposition spéciale des cellules mastoïdiennes à type pneumatique, est extrêmement variable suivant les individus, et, chez le même individu, elle peut être extrêmement différente d'un côté à l'autre. Nous avons en ce moment, sous les yeux, un crâne dont l'apophyse mastoïde droite est deux fois plus grosse que la gauche ; elle est boursouflée, distendue comme si on l'avait insufflée. Le fait seul, d'avoir reposé sur un plan résistant, a usé la pointe et produit une perforation. La mastoïde gauche, au contraire, est dure, scléreuse et a une corticale très épaisse. Il est certain que, chez cet individu, une mastoïdite droite se serait propagée beaucoup plus facilement au cou qu'une mastoïdite gauche.

Une autre disposition extrêmement importante, pour le sujet

qui nous occupe, est la différence d'épaisseur de la corticale, à la face externe et à la face interne de l'apophyse mastoïde. Dans certains cas, en effet, la corticale externe a une épaisseur de plusieurs millimètres et elle est formée de tissu dur, compact, éburné, sur lequel le ciseau mord très difficilement. Les atteintes antérieures de mastoïdite plus ou moins chronique, ne sont pas étrangères à cette éburnation de l'os. La corticale interne, au contraire, est souvent mince, presque transparente, de l'épaisseur à peine d'une feuille de papier. Dans des apophyses de ce genre, il n'est pas douteux que le pus aura beaucoup plus de tendance à se faire jour par la face interne, que par la face externe ; une infection, même légère, des cellules, pourra facilement provoquer une périostite de la face interne (Bonain) (1). Bezold (2) a examiné à ce point de vue quatre cents temporaux ; vingt-deux fois, il a trouvé la face interne ou l'incisure mastoïdienne d'une minceur telle, qu'il était facile de la perforer avec le doigt. L'incisure elle-même était percée d'une série d'orifices vasculaires plus ou moins grands, conduisant dans l'intérieur de l'apophyse. Quatre fois, sur ces quatre cents os, on pouvait observer, sur la face interne de l'apophyse ou sur l'incisure, dé grosses ouvertures survenues par une déhiscence de la paroi des cellules pneumatiques. Six fois, cette partie de l'os était brisée par le fait de la minceur de la paroi. Une fois enfin, Bezold a trouvé, sur la face interne de l'apophyse, un orifice arrondi autour duquel l'os était très poreux et perforé de trous vasculaires, anormalement développés ; on pouvait conclure qu'un processus purulent avait détruit la paroi en ce point ; un orifice analogue siégeait aussi sur la face externe.

Cholewa a fait des recherches sur le même sujet. Sur cent-cinquante cas, il a trouvé quinze fois des cellules grosses comme une noisette, occupant la pointe de l'apophyse mastoïde. Cette disposition existerait donc pour lui dans dix pour cent des cas.

(1) Bonain : Communication à la Soc. franç. de Laryng. 1897.
(2) Bezold : *Loc. cit.*

A côté de ces conditions anatomiques spéciales, favorisant l'ouverture de la mastoïde, il est des *conditions pathologiques* qui viennent s'ajouter et déterminer une issue du pus au dehors. Telle est, par exemple, l'obstruction de l'*aditus ad antrum*, qui empêche le déversement du pus mastoïdien dans la caisse et transforme ainsi la mastoïde en cavité close. La formation de bourgeons charnus exubérants, dans le conduit auditif externe, peut jouer aussi le même rôle. Dans d'autres cas, ce n'est pas la rétention du pus qui est cause de la perforation de la mastoïde, mais simplement la progression du centre à la périphérie de l'infection mastoïdienne, la diffusion de l'ostéite. Il est des cas où on ne trouve pas de pus, à proprement parler, dans les cellules mastoïdiennes, mais simplement des granulations, des fongosités au milieu desquelles se trouvent des petits sequestres. Enfin, la virulence de l'agent microbien en cause joue là, comme partout, un rôle prépondérant. Il peut occasionner une ostéite diffuse rapide, presque suraiguë ; on a trouvé des cas où la totalité de la mastoïde et même du rocher étaient nécrosés, privés de vitalité ; la propagation au cou, dans ces cas, se fait surtout par les vaisseaux, ou par les points faibles de la mastoïde, qui se laissent détruire les premiers.

A côté de ces cas à infection virulente, il en est d'autres à infection atténuée ; la lésion intra-mastoïdienne peut être très légère et se réparer sur place, en même temps qu'une périostite de la face interne de l'apophyse se développe et évolue pour son propre compte. Sans nier la périostite primitive, nous pensons que, souvent, elle reconnaît pour cause une infection légère des cellules, guérissant spontanément. Dans certains cas, on a pu obtenir la guérison d'abcès formés ainsi, par une simple incision et un curetage superficiel de l'os. Ces périostites, du reste, n'arrivent pas toujours jusqu'à la purulence.

En résumé, les cellules mastoïdiennes peuvent prendre une grande extention au voisinage de la pointe de l'apophyse et, dans le cas de suppuration de ces cavités anormalement développées, le pus peut se faire jour, rarement à la face externe, au-dessous de l'insertion du muscle sterno-cleido-mastoïdien, plus souvent au niveau de la pointe et surtout de la face interne de l'apophyse, au niveau de la fossette digastrique ou au-dessous de cette fossette.

L'étude rapide de la *configuration extérieure* et des *rapports* de l'apophyse mastoïde, va nous éclairer sur le chemin que peut prendre le pus dans ces différents cas.

Chez l'adulte, elle forme une saillie conoïde, à sommet inférieur, de dimension variable suivant les individus, située immédiatement en arrière du conduit auditif externe et de la gouttière tympanale. Elle présente un bord antérieur vertical qui se soude à l'anneau tympanique, dans sa partie moyenne, et est libre dans sa partie inférieure ; un bord postérieur épais, rugueux, large, qui présente un peu en arrière une surface légèrement excavée (incisure mastoïdienne des Allemands), contribuant à former, avec la partie correspondante de l'occipital, une sorte de gouttière peu profonde, regardant en arrière et en dehors. A la partie supérieure de cette dépression, se voit le trou mastoïdien. Souvent, les insertions du ventre postérieur du digastrique se prolongent à ce niveau.

La face externe est partagée obliquement de haut en bas et d'arrière en avant, par une crête assez saillante, se continuant avec la ligne courbe occipitale supérieure et arrivant jusqu'à la pointe de l'apophyse. Au-dessus et en avant de cette crête, se trouve une surface plane, assez lisse, qui correspond surtout à la portion écailleuse de la mastoïde. C'est sur cette surface que se fait, dans la plupart des cas, la trépanation spontanée consécutive à la mastoïdite.

Tout le long de la crête, le sterno-cleido-mastoïdien prend ses insertions, qui se continuent sur la ligne occipitale en arrière et se prolongent en avant, jusqu'au niveau de la pointe, qu'elles englobent partiellement, surtout à sa partie antérieure.

Le splénius s'insère, au-dessous du sterno-mastoïdien, sur toute la longueur de la crête et entrecroise ses fibres tendineuses avec célles du muscle précédent ; il prend aussi quelques insertions à la partie de la face externe de l'apophyse, située au-dessous et en arrière de la crête.

Le petit complexus vient s'insérer au bord postérieur de l'apophyse, surtout dans la partie supérieure. Ordinairement, ses insertions ne descendent pas au niveau du tiers inférieur de ce bord.

Il reste, au-dessous et en arrière des insertions du sterno-mastoïdien et du splénius, au-dessous de celles du petit complexus, une portion de la face externe et de la pointe de l'apophyse, qui est libre de toute insertion musculaire. Cette portion est parfois assez étendue chez les sujets qui présentent une apophyse volumineuse, à cellules pneumatiques.

La face externe de l'apophyse est donc recouverte au-dessous de la crête par le sterno-mastoïdien, le splénius et l'aponévrose superficielle du cou qui partage en partie les insertions du sterno-mastoïdien, et se continue avec l'aponévrose épicrânienne.

Le feuillet profond que cette aponévrose fournit au sterno-mastoïdien, nous a paru toujours extrêmement mince et difficile à séparer du muscle. Une collection purulente mastoïdienne s'ouvrant au niveau des insertions musculaires, ce qui est très rare, ou plutôt au-dessous, aura donc tendance à fuser vers la face profonde du muscle, en restant limitée ou non à la gaine aponévrotique. Il est des cas où les insertions musculaires participent à l'inflammation de l'os et du périoste ; on a signalé des myosites de cette origine, au niveau du sterno-mastoïdien ; nous n'avons pas trouvé de cas de suppuration consécutive à cette myosite ; il est possible qu'il en existe ; dans ces cas, l'abcès, au lieu d'être sous-musculaire, sera intra-musculaire et, comme la lésion initiale est osseuse, on ne devra pas la négliger dans le traitement.

La face interne de la mastoïde correspond en partie à la cavité crânienne, en partie au cou. C'est cette portion inférieure seule qui nous intéresse ; elle est peu étendue et présente une dépression assez considérable, en forme de gouttière qui regarde en bas et en dedans ; c'est la rainure ou fossette digastrique, qui donne insertion au ventre postérieur du muscle digastrique. Ce muscle ne s'insère pas exclusivement au niveau de cette fossette. Chez tous les sujets que nous avons disséqués, nous avons vu l'insertion du muscle se prolonger plus en arrière, dans la large gouttière que nous avons signalée plus haut, au niveau de l'incisure mastoïdienne. Entre le bord externe de la fossette digastrique et la pointe de la mastoïde, il existe, chez les sujets dont l'apophyse est très saillante, une petite surface libre de toute insertion musculaire.

L'artère occipitale, née de la carotide externe, longe le bord inférieur du ventre postérieur du digastrique, puis se place en dedans de la fossette digastrique où elle se creuse une gouttière, en se dirigeant en arrière et en dehors, sous le splénius et le trapèze. Elle affecte avec les insertions du digastrique un rapport assez intime ; on comprend très bien que les suppurations développées à ce niveau, puissent fuser le long de la gaine de l'artère (Bezold), jusque dans la gaine des gros vaisseaux.

L'aponévrose moyenne du cou se sépare de l'aponévrose superficielle sur le bord antérieur du sterno-cleido-mastoïdien ; elle se porte en dedans pour aller former la gaine des gros vaisseaux : elle bride, par son insertion externe, et renforce la gaine du sterno-mastoïdien ; elle peut empêcher de se propager, en avant, les collections de la gaine du muscle ou sous-musculaires ; en effet, le feuillet profond de la gaine du sterno est trop faible pour pouvoir jouer aucun rôle à cet égard. Dans sa partie supérieure, l'aponévrose moyenne se continue avec le feuillet qui limite la loge parotidienne, en arrière, et sépare cette loge du bord antérieur de l'apophyse mastoïde.

Plus profondément, elle fournit une gaine assez résistante au muscle digastrique ; cette gaine vient s'insérer à la face interne de l'apophyse mastoïde. Son insertion est particulièrement nette, au niveau du bord externe de la fossette digastrique. Toute la portion de la mastoïde, comprise entre l'insertion de ce feuillet aponévrotique et l'insertion des muscles sterno-mastoïdien, splénius, petit complexus, est donc suspendue, pour ainsi dire, au-dessus du tissu cellulaire compris entre les muscles et l'aponévrose moyenne du cou. Cette surface osseuse peut être extrêmement étroite, nulle même, chez certains individus, assez développée chez d'autres, surtout chez ceux dont les cellules mastoïdiennes de la pointe sont très volumineuses. On comprend qu'une collection purulente d'origine osseuse, s'ouvrant en ce point, fusera avec la plus grande facilité sous le muscle, dans les parties inférieures du cou. Elle sera séparée de la surface cutanée, dès son origine, par le sterno-mastoïdien, par le splénius et le petit complexus. Si la collection purulente s'ouvre au niveau de la fossette digastrique, ce qui n'est pas très rare, elle sera bridée tout d'abord par la gaine du muscle, qu'elle pourra suivre sur une étendue plus ou moins grande, avant de rompre cet obstacle et de se répandre dans le tissu cellulaire profond du cou.

La marche du pus, dans ces cas, a été bien décrite par Bezold qui a fait des expériences à ce sujet. Bezold (1) a perforé l'apophyse mastoïde de façon que le canal ainsi creusé vînt aboutir au niveau de l'incisure. Une canule fut introduite jusqu'en ce point et une injection de gélatine colorée, coagulable, fut poussée avec une force modérée et graduellement augmentée. L'expérimentateur vit se produire sous ses yeux la succession des phénomènes qu'il avait déjà observés sur le vivant. Les insertions musculaires qui se font sur l'apophyse furent soulevées ; il se forma une tuméfaction en avant et au-dessus de l'apophyse, au niveau de la fosse rétro-maxillaire, puis jusqu'au voisinage du menton. La masse d'injection s'infiltra ensuite dans la nuque, où il se forma une tumeur diffuse

(1) BEZOLD : *Deutsch medicin. Wochensch.*, 1891, p. 381. — Voir aussi VOOD : *Obs. clin. sur la suppur. du cou* (migration du pus dans les différentes loges) ; *Brooklyn med. J.*, août 1896.

s'étendant en arrière jusqu'à la ligne médiane, en bas jusqu'au tiers supérieur du cou. L'expérience recommencée du côté opposé donna le même résultat. A la dissection de la masse d'injection coagulée, on trouva un dépôt abondant de gélatine, autour du ventre postérieur du digastrique, puis, en avant, sous la parotide jusqu'aux gros vaisseaux qui étaient recouverts dans leur partie supérieure. L'aponévrose du cou empêcha la masse d'injection d'arriver sous les téguments et la força de rester sous les muscles, sous la glande, le long du digas-trique et en dehors des vaisseaux. Dans la gaine des gros vaisseaux, on trouva un peu de matière à injection, probablement venue par l'intermédiaire de la gaine de l'artère occipitale.

L'injection s'était répandue en arrière, le long du trajet de la même artère. Il y avait, entre les muscles de la nuque, trois couches successivement infiltrées : la plus superficielle était entre le trapèze et le splénius ; la seconde, entre le splénius et le grand complexus ; la troisième, entre le complexus et les muscles courts du cou. Cette couche profonde et la plus vaste, s'éten-dait depuis l'insertion des muscles courts de la nuque jusqu'à la deuxième vertèbre dorsale. Elle était limitée, en dedans, par le ligament médian de la nuque et, en dehors, par les apo-physes transverses des vertèbres cervicales et dorsales ; les inser-tions musculaires arrêtaient l'injection dans le sens latéral. Pour Bezold, l'insertion de l'aponévrose moyenne du cou au niveau des apophyses transverses, empêcherait la propagation des fusées puru-lentes, derrière le pharynx et dans le médiastin. Le muscle digas-trique perfore cette aponévrose et peut conduire le pus, en avant, dans la loge antérieure du cou, mais pas dans la loge rétropha-ryngienne.

On ne peut assimiler complètement la marche du pus à celle d'une masse d'injection ; les tissus vivants ne restent pas sans réagir au voisinage d'un foyer purulent, surtout à formation rapide. Il se produit une dilatation vasculaire, avec formation d'un exsudat, qui coïncide avec l'envahissement des tissus par les germes pathogènes ;

il est rare que le pus, collecté dans l'apophyse ou sous le périoste, soit comme injecté dans les tissus par la rupture d'une poche d'abcès, sous l'influence d'une pression exagérée. Bien que l'inflammation puisse changer la résistance des différents tissus à la marche du pus, et modifier ainsi cette marche, le pus a, néanmoins, tendance à fuser dans le tissu cellulaire, et, sans avoir une précision absolue, les expériences de Bezold, d'accord en cela avec la clinique, nous montrent très bien dans quel sens se fera de préférence l'extension du foyer purulent.

La fréquence de la perforation, au niveau de la face interne de l'apophyse ou au niveau de la fossette digastrique, est assez grande ; nous en avons trouvé dans la littérature soixante-cinq cas constatés anatomiquement, au dire des auteurs (1), et

(1) Ces cas sont ceux de POLITZER, de BURKART-MÉRIAN, de HARTMANN (4 cas), cités par LUC dans les *Archives internat. de laryngologie et d'otol.*, 1896 (Janvier) et ceux de BŒKE, *Arch. f. Ohr.*, 1873, p. 285 ; — JACOBY, ib., 1880, p. 286 ; — BEZOLD, *Deutsch med. W.*, 1881, p. 381 ; — KUHN, *Arch. f. Ohr.*, 1885, p. 97 ; — GREEN, *Bost. med. and sh. J.*, 1886, p. 341 (2 observ.) ; — KRETSCHMANN, *Arch. f. Ohr.*, 1886, p. 228 ; — BOULLANGIER, Thèse, Bordeaux, 1887 ; — CHOLEWA, *D. med. Woch.*, 1888, p. 1006 (2 obs.) ; — WAGENHAUSER, *Arch. f. Ohr.*, 1888, p. 25 ; — HESSLER, ib., 1889, p. 6 ; — MOOS, *Zeit. f. Ohr.*, v. xx, 1re livr. (4 obs.) ; — THIRY, ib., 1890, p. 77 ; — LUDWIG, *Arch. f. Ohr.*, 1889-90, vol. 29, p. 293 ; — KIRCHNER, *Monatschs. f. Ohr.*, 1893, p. 71 et *Virchow Arch.* 1891 ; — KIESSELBACH, *Z. f. Ohr.*, 1891, p. 114 ; — GUYE, ib., 1892, p. 41 et aussi *Ann. des mal. de l'or.*, 1891, p. 406 (2 obs.) ; — PANSE, *Arch. f. Ohr.*, 1891-92, T. 33, p. 49 ; — KREPUSKA, *M. f. Ohr.*, 1892, p. 153 ; — MOLL, *Revue intern. de laryng.*, 1892, p. 99 ; — RANDALL, *Therap. Gaz.*, 16 mai, 1892 (2 obs.) ; — MOOS, *Z. f. Ohr.*, 1893, p. 314 ; — TAYLOR, *Times and Reg. Phila.*, 1893, 508 ; — BLAKE, *Arch. f. Ohr.*, T. 35, p. 98 (3 cas) ; — VULPIUS, *Arch. of Ot.*, 1893, p. 390 ; — KNAPP, *Z. f. Ohr.*, 1893, p. 161 ; — ib., 1894, vol. 25, p. 75 ; — BRIEGER, ib., 1895, T. 27, p. 313 et *Ann. des mal. de l'or.* 1896, p. 38 ; — STOUT, *Phil. polycl.*, 9 févr. 1895, et *Z. f. Ohr.*, 1895, T. 27, p. 162 ; — GRÜNERT et MEIER, *Arch. f. Ohr.*, 1895, T. 38, p. 244 (2 cas) ; — ib., p. 231. — BUYS, 6e réun. des Otol. belges, 1895 ; *Rev. int. de lar*, 1896, p. 228 ; — KNAPP, *Z. f. Ohr.*, 1895, T. 27, p. 294 ; — ib. p. 290 ; — GRADENIGO, *Arch. ital. di Otol.*, 1895, p. 484 ; — KNAPP, *Z. f. Ohr.*, 1896, T. 28, p. 201 ; — HOLT, 2e congrès des Otol., rh. et lar. amér., avril 1896 ; — DENCH, ib.; — LUC, *Arch. intern. de lar., d'ot.*, 1896, p. 4 ; — ib. p. 445 ; — LICHTWITZ, *Arch. clin. de Bordeaux*, 1896, p. 324 ; — TISSOT, *Dauphiné médical*, 1896, p. 101 ; — BURNETT, *Z. f. Ohr.*, 1896, T. 27, p. 335 ; — JANSEN, *Arch. f. Ohr.*, 1891, vol. 31, p. 165 (4 cas) : BROCA : *Arch. intern. de laryng.*, 1896, p. 573 ; — DE QUERVAIN, *Sem. méd.*, 1897, p. 136.

nous sommes persuadé d'en avoir oublié, sans compter ceux qui sont simplement signalés et non publiés. Pour notre part, nous en donnons quatre cas inédits : deux dûs à M. Brun (obs. CLXXXVII et CXXIV), un dû à M. Luc (obs. CLVII), et un personnel (obs. XCI). Nous avons trouvé, en outre, une quarantaine d'observations où la lésion n'était pas spécifiée d'une façon nette, mais où on peut considérer comme très probable une altération de l'os, au point qu'a signalé Bezold.

Le pus ne provient pas toujours d'une lésion de la face interne de la mastoïde ou de la fossette digastrique ; l'altération peut siéger en un autre point.

Les cellules mastoïdiennes prennent parfois un développement considérable, et peuvent s'étendre jusque dans les os voisins du temporal. Ces dispositions anormales sont extrêmement rares ; néanmoins, nous devons les signaler, car elles peuvent expliquer la formation d'abcès profonds du cou, en des points assez éloignés, pour qu'on puisse négliger de chercher l'origine de ces abcès dans les cavités auriculaires.

On a signalé un prolongement des cellules mastoïdiennes dans la portion de *l'écaille de l'occipital*, qui est en arrière de l'apophyse mastoïde. H. Richard a même relaté une observation de suppuration de ces cellules, suivie d'abcès de la nuque.

Plus rare est la communicattion des cellules mastoïdiennes avec la portion inférieure de l'occipital.

Hyrtl, cité par Merkel (1), a examiné six cents crânes à ce sujet et a trouvé, trois fois, un prolongement des cellules dans le *condyle occipital*, ou plutôt dans l'apophyse jugulaire de cet os. Krepuska (2) a eu l'occasion de constater cette communication sur le vivant.

Nous citons ici deux observations de ce genre qui ont surtout un intérêt anatomique :

(1) MERKEL : *Handbuch des topogr. Anat.*, p. 561.
(2) KREPUSKA : *Monatschr. für Ohrenh.*, 1892, p. 153.

Observation II *(Résumée)*

Abcès de l'apophyse mastoïde. Perforation spontanée en un point inaccoutumé. — Huntington Richard, *Med. record,* 11 déc. 1886, et *Ann. des mal. de l'or.,* 1887, p, 156.

Otite moyenne suppurée à la suite d'une angine. Paracentèses successives du tympan. Incision de Wilde, puis incision d'un abcès mastoïdien. Plus tard, nouvel abcès à cinq ou six centimètres en arrière du méat, au niveau de l'occipital. Quand on comprimait la poche, le pus refluait dans la caisse et s'écoulait par le conduit auditif externe. La cavité de la collection purulente se continuait à travers le tissu osseux du temporal jusqu'aux cellules mastoïdiennes. Incision. Drainage. Lavages. Guérison.

Pour l'auteur, il y avait prolongation des cellules aériennes jusque dans l'occipital.

Observation III

Reinhard et Ludewig : *Arch. f. Ohrenh.,* 1889, T. 27, p. 283.

J. K., 25 ans, tuberculeux. Otite moyenne aiguë gauche. Paracentèse du tympan. Incision de Wilde. Subitement, apparaissent des phénomènes méningitiques avec paralysie faciale gauche. Ouverture incomplète de la mastoïde malgré laquelle les accidents persistent. Un mois après, infiltration de la nuque et du cou. Paracentèse. Trépanation de l'antre plein de fongosité, ainsi que les cellules. Curetage. Mort le cinquième jour. Durée de la maladie : trois mois.

Autopsie. L'apophyse mastoïde est excavée jusqu'à la pointe ; les cellules se prolongent jusque dans l'occiput. Méningite purulente. Cavernes pulmonaires.

Grüber (1) a observé, chez un homme mort de tuberculose, une cavité de deux centimètres de large sur un centimètre et demi de haut, avoisinant la cavité de la caisse, le golfe de la jugulaire, le sinus latéral et deux vaisseaux veineux importants. Cette cavité communiquait par plusieurs orifices avec les cellules mastoïdiennes.

(1) Grüber : *Monatsch., für Ohrenh.,* 1895, p. 453.

On voit, sur la figure donnée par l'auteur, qu'elle était séparée de la face inférieure du rocher par une mince lamelle osseuse, d'où la possibilité d'accidents graves, si une pareille cavité s'était enflammée.

Des cellules aériennes communiquant avec les cellules mastoïdiennes peuvent se développer dans la *portion écailleuse du temporal* ou dans l'*apophyse zygomatique* elle-même. En cas de suppuration et d'ouverture à l'extérieur, il peut survenir des abcès des parties molles en avant de l'oreille, de la joue, de la fosse temporale, abcès qui pourraient, à la rigueur, fuser dans les parties profondes et atteindre le cou. Ils ont été signalés par Schwartze (1), Bezold (2) ; mais nous n'avons trouvé aucun exemple d'abcès du cou provenant de cette origine ; nous nous contentons de l'indiquer.

Si c'est par l'intermédiaire des cellules mastoïdiennes, que le pus se propage ordinairement de l'oreille moyenne au cou, il n'en existe pas moins d'autres voies qui, à l'occasion, peuvent servir à la migration du pus, vers les parties profondes de la région qui nous intéresse.

La *scissure de Glaser,* formée par la jonction de l'os tympanal avec la face inférieure de la portion écailleuse du temporal, est très rarement fermée par du tissu osseux chez le nouveau-né. Un défaut d'ossification, à ce niveau, peut laisser perméable une large voie entre la caisse tympanique et le sommet de la fosse rétro-maxillaire, sans qu'il y ait même altération de l'os ; une inflammation de l'oreille moyenne peut ainsi se propager, soit à la loge parotidienne, soit à l'articulation temporo-maxillaire, soit à la partie latérale du pharynx, soit sous la muqueuse buccale. Grüber (3) prétend avoir observé des abcès de la bouche qui pouvaient être attribués à cette origine. Le passage de petits vaisseaux, (particulièrement artère et

(1) SCHWARTZE : Otite moyenne purulente chronique, abcès fistuleux au devant de l'oreille, *Arch. f. Ohrenh.*, T. XIX, p. 229.

(2) BEZOLD : Dans *Manuel* de Schwartze, T. II, p. 321.

(3) GRÜBER : sur la pathogénie de l'inflamm. de la région parot. et lat. de la bouche ; *Allg. Wiener med. Zeit.*, 1884, nᵒ 4, 5, 6, et *Arch. f. Ohrenh.*, 1885, p. 98.

veines tympaniques et probablement aussi lymphatiques), à travers la scissure de Glaser, favorise encore cette propagation.

Des *vices de développement de l'os tympanal* peuvent être cause de communications plus ou moins directes, entre le sommet de la loge parotidienne et le conduit auditif, et créer ainsi des voies de propagation de l'inflammation primitive ou secondaire du conduit, vers l'espace rétro-maxillaire et inversement. Le cercle tympanal se manifeste par un point osseux, vers le quatrième mois et demi de la vie fœtale ; il a, à la naissance, la forme d'un anneau interrompu à la partie supérieure. Le tympan est serti dans cet anneau, dont la lèvre externe, en se développant, donne naissance au conduit auditif osseux. Cette lèvre externe se développe par deux points, l'un antérieur, l'autre postérieur ; à mesure qu'ils s'accroissent, ces points se rapprochent par leur extrémité externe et finissent par se rencontrer, en circonscrivant un large trou qui répond à la paroi antéro-inférieure du conduit. Ce trou, toujours situé en dehors du tympan, se comble vers l'âge de trois ou quatre ans (Sappey). Il peut persister cependant jusqu'à neuf ou dix ans et même chez l'adulte (Sappey (1), Grüber), où on le rencontrerait dans la proportion de dix-neuf fois sur cent. Poirier (2), sur cent crânes, ne l'a trouvé que deux fois. D'après Mayet (3), cet orifice est circonscrit par un cadre osseux appartenant en majeure partie au point d'ossification antérieur du tympanal.

Lorsqu'une périostite du conduit survient, soit primitivement ou à la suite d'un furoncle, soit à la suite d'une affection de l'oreille moyenne (otite périostique), ou des cellules mastoïdiennes voisines de la paroi postérieure du conduit (cellules limitrophes), elle peut trouver, dans l'orifice anormal que nous venons de décrire, un

(1) SAPPEY : *Traité d'Anatomie.*
(2) POIRIER : *Traité d'Anatomie* (ostéologie).
(3) MAYET: *Quelques Considérations sur le développement du conduit auditif externe ;* Société anatomique, 1894, p. 952.

chemin tout tracé pour gagner la loge parotidienne. Szenes (1) signale deux cas de parotidite, consécutifs à une otite moyenne, et qui peuvent s'être produits par ce mécanisme. On est même étonné, étant donnée la fréquence de ces affections, de ne pas observer plus souvent cette complication. Cela tient, sans doute, à ce que la périostite se développe surtout sur la paroi postéro-supérieure du conduit, au niveau de la partie formée par l'écaille du temporal, et que l'orifice anormal, dont nous avons parlé, est formé aux dépens de l'os tympanal et siège sur la paroi antéro-inférieure du conduit. Sans vouloir faire jouer un rôle trop grand, dans les localisations inflammatoires du temporal, aux différentes pièces primitivement distinctes qui ont contribué à former cet os, il semble que, dans certains cas, le processus pathologique s'arrête aux limites de ces diverses parties et éprouve de la difficulté à passer de l'une à l'autre (2).

Nous n'insistons pas sur *l'ouverture des cellules mastoïdiennes à la face postérieure du conduit auditif.* Ce n'est qu'indirectement, et par un mécanisme déjà décrit, que cette marche du pus peut provoquer une suppuration du cou, soit par périostite propagée jusqu'à un orifice tympanal persistant, ou jusqu'à la face externe de l'apophyse mastoïde, soit par infection des lymphatiques de la peau du conduit. Cette ouverture est fréquente et la plupart des auteurs en relatent des exemples. Les trousseaux fibreux qui unissent le conduit cartilagineux et le conduit osseux, sont assez résistants pour empêcher la propagation du pus, à ce niveau ; elle est néanmoins possible, de même qu'à travers les incisures du conduit cartilagineux.

Le rapport intime qui existe entre le plancher de la caisse et le *canal carotidien,* est connu de tous. Souvent, les cavités ne sont séparées que par une mince lamelle osseuse, perforée d'orifices vasculaires. Il n'y a donc rien d'étonnant à ce qu'une suppuration de

(1) Szenes : *Archive für Ohrenh.,* 1888, p. 157.

(2) Voir Lubet-Barbon : *Des Localisations inflammatoires du Temporal,* etc. ; A chives intern. de Laryngol., d'Otol., 1896, p. 25.

l'oreille moyenne prenne ce chemin, pour gagner les parties profondes du cou. En voici quelques exemples :

OBSERVATION IV

T_{OYNBEE} : *Med. ch. Transactions*, t. XLIII, 1860, et *Arch. gén. de méd.*,
1866, p. 20.

46 ans. Otorrhée datant de trois mois. Hémorragie pendant huit jours à diverses reprises. Phthisie. Carie de la caisse du tympan et des cellules mastoïdiennes. Paroi du canal carotidien, détruite sur une certaine étendue ; canal communique librement avec la caisse.

Au cou, abcès communiquant avec une perforation du conduit auditif.

OBSERVATION V

Phthisie. Carie du rocher. Perforation de la carotide interne. Ligature de la carotide primitive. Mort par tuberculose. — B_{ROCA} : *Arch. gén. de méd.*, 1866, p. 24.

Surdité et otorrhée depuis deux mois. Mort de tuberculose un mois après la ligature de la carotide. A l'autopsie, on trouve, outre la perforation de la carotide interne ayant provoqué les hémorragies observées pendant la vie, une carie du conduit auditif et de la caisse, un foyer purulent entre l'apophyse styloïde et le col du condyle. L'artère maxillaire interne et la stylo-mastoïdienne sont comprises dans l'épaisseur des parois de cet abcès.

OBSERVATION VI

Carie du rocher. Paralysie faciale. Perforation de la carotide interne, hémorragie. Mort. — B_{OINET} : *Arch. gén. de méd.*, 1837.

Homme de 42 ans. Otorrhée gauche datant de sept ans, paralysie faciale, abcès mastoïdien. Signes de tuberculose pulmonaire. Hémorragie mortelle par le nez, la bouche et l'oreille.

Autopsie : Base du rocher presque complètement détruite ; apophyse styloïde détachée du reste de l'os. Ouverture de la trompe et canal carotidien disparus. Rien dans la mastoïde.

Vaste foyer putride à la face inférieure du rocher.

Ulcération de la carotide. Thrombose du sinus (1).

Le voisinage du *golfe de la jugulaire* et de la caisse tympanique, pour être un peu moins direct, expose cependant à des complications du même genre. Toynbee, Trœltsch, Zückerkandl ont décrit des déhiscences congénitales ou acquises (stase dans la jugulaire), établissant un rapport direct entre la paroi veineuse et la muqueuse de la caisse. Otto Kœrner (2), sur quatre cent quarante-neuf crânes, a trouvé trente fois des déhiscences du plancher, et vingt-trois fois, des trous plus petits au niveau de la surface jugulaire ; ces orifices anormaux seraient plus fréquents du côté droit.

On a trouvé des cas de suppurations du cou, s'expliquant très bien par une transmission directe de l'infection par cette voie.

Bürkner en a cité une observation que nous résumons :

Observation VII

Otite moyenne suppurée chronique bilatérale. Phlébite du golfe de la jugulaire gauche. Mort. — Bürkner : *Arch. f. Ohr.,* 1883, p. 246.

Homme, 20 ans. Double suppuration de l'oreille, suite de scarlatine. Poussée aiguë. A gauche : conduit rétréci, plein de débris caséeux. Perforation du tympan. Pavillon dur. Apophyse mastoïde pas œdémateuse. Au-dessous d'elle, sur une étendue de trois travers de doigt, induration très sensible à la pression. Expectation. Frissons, fièvre, vertiges, vomissements. Rougeur et tuméfaction de la mastoïde gauche. Signes de thrombose de la jugulaire. Pyémie, mort. A l'autopsie : ouverture au niveau du plancher de la caisse. Thrombose de la jugulaire et du sinus.

Dans le cas suivant, la propagation au cou n'a pas eu lieu,

(1) Voir encore Ball et Miot : *Gaz. des Hôpitaux,* 1880, p. 531. (Perforation du plancher de la caisse au niveau du canal carotidien.)

(2) Otto Kœrner : *Arch. f. Ohr.,* vol xxx, et *Ann. des Mal. de l'Or.,* 1891, p. 664.

malgré une perforation probable du plancher de la caisse ; cette cavité était vraisemblablement assez drainée par une large perforation du tympan.

OBSERVATION VIII

Un cas rare de catarrhe aigu purulent de l'oreille moyenne. Ouverture osseuse dans la fosse jugulaire. — KATZ : *Berl. Klin. Wochenschr.,* 1879, n° 16, et *Arch. f. Ohr.,* 1880, p. 204.

Fille de 9 ans. Catarrhe purulent de l'oreille moyenne droite, datant de huit jours. Large perforation du tympan. La pression sur la jugulaire droite fait écouler du pus avec abondance par la perforation. L'écoulement cesse avec la pression. Ce phénomène a été observé plusieurs fois et pendant plusieurs jours de suite. Pour l'expliquer on ne peut songer à une carie du plancher, à cause de la date récente du début. L'auteur croit à une déhiscence du plancher de la caisse, mettant le bulbe de la jugulaire en contact avec la muqueuse. Guérison en trois semaines (1).

Le *canal de Fallope* affecte des rapports assez intimes avec les cellules mastoïdiennes et surtout avec la caisse. Il pourrait servir à conduire une suppuration intra-osseuse jusqu'à la partie supérieure du cou. Nous n'avons pas d'exemples irréfutables de ce mode de transmission. Il est très difficile d'en faire la preuve, au milieu de dégâts considérables que peut causer la suppuration en ces points ; néanmoins, ce mécanisme est très admissible.

La périostite peut se propager aux parois osseuses de la *trompe d'Eustache,* comme aussi dans le *canal du muscle du marteau,* et, dans certains cas, la suppuration se portera sur les parois latérales du pharynx et jusque dans l'épaisseur du voile du palais, en suivant les tissus périsalpyngiens et les muscles péristaphylins. Knapp en a cité un exemple assez probant. (V. obs. ccxv).

Enfin, dans certains cas rares, il est vrai, mais possibles, il se

____

(1) Voir encore : WILLIAMS : Erosion de la veine jug. à la base du crâne à la suite d'une otite moyenne. *Arch. of ophth. and otol. N.-Y.,* 1878, p. 73

se développe une *ostéite,* une *ostéomyélite du rocher,* indépendamment de toute lésion auriculaire ; et même une lésion, primitivement osseuse, peut s'ouvrir dans l'oreille moyenne et faire croire à une otite primitive. Il peut se former, dans ces cas, un foyer purulent en un point quelconque de la face inférieure du rocher, foyer purulent qui aura plus ou moins de tendance à diffuser dans le cou, suivant la virulence des microorganismes qui l'auront produit, et la réceptivité de l'individu.

Pour être complet, nous signalerons aussi quelques abcès d'origine auriculaire, à marche fort bizarre.

Lorsqu'une suppuration de l'oreille tend à s'ouvrir du côté du crâne, il apparaît souvent, au point où se fait la perforation, un *abcès sous-dural* qui peut rester longtemps entre la dure-mère et l'os. Dans d'autres cas, cet abcès se forme sans perforation osseuse apparente ; il y a une véritable périostite interne coïncidant avec une lésion intra-mastoïdienne plus ou moins accentuée (1). L'abcès ainsi constitué peut décoller la dure-mère, et aller s'ouvrir dans un point éloigné de son lieu d'origine ; c'est ainsi qu'on en a vu cheminer en dehors du sinus latéral, et ressortir du crâne, au niveau de l'écaille de l'occipital ou au niveau de l'orifice mastoïdien, où ils donnent lieu à un phlegmon de la nuque.

Meuriot (2) cite un cas d'abcès de cette sorte, qui s'est ouvert à travers l'écaille temporale et a fusé, de la fosse temporale jusque dans la fosse ptérygomaxillaire, pour s'ouvrir dans le pharynx. De Rossi a observé une fusée purulente sous-dure-mérienne, jusqu'au niveau du trou déchiré postérieur.

Nous avons, pour les besoins de la description, séparé nettement, au point de vue pathogénique, les abcès d'origine lymphatique, les abcès d'origine veineuse et ceux par propagation directe. Cette distinction, vraie au fond, ne l'est pas toujours en pratique.

(1) BONAIN : Soc. franc. de laryng., d'otol., 1897.
(2) MEURIOT : Société anatomique, 1866, p. 226 (v. obs. CC).

Les trois modes de propagation entrent parfois en jeu simultanément, à des degrés divers ; la lymphangite et l'adéno-phlegmon peuvent très bien coïncider avec une phlébite ou une fusée purulente directe. Il est de règle de trouver des ganglions lymphatiques engorgés, le long d'une jugulaire enflammée. Cette combinaison des différents processus morbides est nécessaire pour expliquer certains faits bizarres, comme celui du Docteur Plateau, que nous relatons plus loin, où une otite moyenne d'un côté avait produit une suppuration du cou, du côté opposé. Un liquide de lavage, injecté dans l'abcès du cou, à droite, ressortait par l'oreille gauche.

Pour nous résumer, nous donnons, sous forme de tableau, les différents modes de propagation énumérés ci-dessus :

Voie lymphatique :

Adéno-phlegmon aigu.
Adénite chronique. Abcès froid ganglionnaire.

Voie veineuse :

Suppuration périjugulaire ou intrajugulaire.
Suppuration au pourtour de la veine mastoïdienne et de ses anastomoses.
Abcès métastatique.

Propagation directe :

Lésion de la face externe de l'apophyse, au-dessus des insertions musculaires (abcès superficiel).
Lésion de la face externe, au niveau et au-dessous des insertions musculaires (abcès de la gaine du sterno ou sous-sterno-mastoïdien).
Perforation de la pointe de l'apophyse (abcès profond).
Perforation de la face interne de la pointe.
Perforation à la fossette digastrique.
Perforation au niveau de la suture occipito-mastoïdienne.
Prolongation des cellules dans l'occipital et altération de l'os à ce niveau.
Propagation à travers la scissure de Glaser.
Propagation par une ouverture anormale de l'os tympanal ou les incisures du conduit.
Perforation au niveau du canal carotidien.
Perforation au niveau du golfe de la jugulaire.

Perforation du plancher de la caisse.

Ouverture dans le canal de Fallope.

Ostéïte du rocher en divers points.

Abcès sous-dure-mérien, avec perforation de l'écaille de l'occipital.

Abcès sous-dure-mérien, avec perforation de l'écaille du temporal.

Abcès sous-dure-mérien, avec propagation à travers le trou mastoïdien ou la suture occipito-mastoïdienne.

Abcès sous-dure-mérien, avec propagation à travers le trou déchiré postérieur.

SYMPTÔMES — OBSERVATIONS

La classification des différents mécanismes de formation des abcès du cou d'origine auriculaire, intéressante au point de vue pathogénique, l'est beaucoup moins au point de vue clinique ; nous la conserverons néanmoins dans ses grandes lignes, car, si beaucoup de symptômes sont les mêmes pour la plupart des variétés, ces variétés sont dissemblables à certains points de vue ; leur diagnostic différentiel est possible parfois, et le traitement n'est pas absolument le même dans tous les cas.

Nous étudierons donc, successivement : les abcès d'origine lymphatique ou adéno-phlegmons, les abcès d'origine veineuse ou par périphlébite et les abcès par propagation directe.

ABCÈS D'ORIGINE LYMPHATIQUE

Ces abcès peuvent se partager en deux grandes classses au point de vue clinique : les abcès aigus et les abcès chroniques.

Adéno-phlegmons ou Abcès aigus.

Il n'est pas très rare, au cours des otites moyennes aiguës et des mastoïdites, d'observer des engorgements ganglionnaires au niveau de la loge parotidienne ou, plus bas, à la face profonde du muscle sterno-cleido-mastoïdien, dans le tiers supérieur de ce muscle. Cependant, ces adénites sont beaucoup moins fréquentes que l'adénite des ganglions mastoïdiens ou des ganglions situés en avant du tragus, au cours des otites externes. Nous ne nous arrêterons pas à ces dernières, qui peuvent arriver parfois à suppuration, et forment un abcès superficiel, situé dans les régions susnommées. Une simple incision suffit ordinairement à les guérir, si une antisepsie soigneuse du conduit auditif n'a pas pu les prévenir. Ces adénites superficielles peuvent, dans certains cas, être occasionnées par une otite moyenne ou une mastoïdite, quand l'écoulement purulent, provenant de ces cavités, a infecté la peau du conduit auditif ou occasionné un furoncle à ce niveau. Mais, à côté de ces adénites, on peut observer assez souvent des adénites plus profondes, moins faciles à percevoir et qui, généralement, se terminent par résolution.

Elles se caractérisent par un gonflement ordinairement léger, au niveau de la région parotidienne, ou un peu plus bas, sous le muscle sterno-mastoïdien. La peau est quelquefois un peu rouge à ce niveau ; dans d'autres cas, elle n'est pas changée de couleur. Le malade souffre surtout au niveau de l'oreille, et a quelques douleurs dans les mouvements de la mâchoire inférieure. A la palpation, on peut sentir un ou plusieurs noyaux indurés, de la grosseur d'un pois à celui d'une noisette. Parfois, l'infiltration du tissu cellulaire empêche la perception nette de ces indurations. Ordinairement, cette adénite se termine par résolution, surtout si l'inflammation auriculaire rétrocède. Il est rare qu'elle passe à la suppuration.

Cette complication cependant peut survenir. Dans ce cas, la douleur augmente, les mouvements de la mâchoire deviennent plus pénibles, ainsi que les mouvements latéraux de la tête. Si l'on a affaire à une adénite parotidienne, le gonflement de la région sous-auriculaire est très net, la peau est ordinairement rouge. Le tissu sous-cutané est infiltré, la palpation devient très douloureuse ; la fluctuation n'apparaît qu'au bout de quelques jours. L'état général peut n'être pas influencé. Dans le cas cité ci-après, il y a eu simplement un peu d'élévation de température le premier jour. Il est vrai qu'il y avait coïncidence de mastoïdite.

OBSERVATION IX

Otite externe et phlegmon mastoïdien dans un cas de dysenterie aiguë. — MATHIAS et GASSER : *Arch. de médec. milit.*, 1895, t. 25, p. 481.

Soldat qui, dans la convalescence d'une dysenterie, est pris de gonflement d'apparence phlegmoneuse, au niveau de l'oreille droite, de la région périauriculaire et parotidienne. Incision au bout de deux jours, au-dessous du lobule et descendant à quelques centimètres sur le cou ; pas de pus. Le lendemain, écoulement purulent peu abondant par l'oreille droite. Un jour plus tard, incision au niveau de la mastoïde donne issue à du pus. Drain entre les deux incisions. Au bout de quatre jours, on incise une petite collection superficielle au niveau de la parotide. Guérison en une semaine. Le pus contenait du *bacterium coli commune*.

La lésion a évolué sans fièvre ; à peine un peu d'élévation de température le premier jour. Etat général est toujours resté bon.

Les abcès ganglionnaires de la loge sous-maxillaire ne nous semblent pas pouvoir être rapportés à une cause auriculaire ou mastoïdienne. Hessler (1) en signale un cas survenu chez un homme de cinquante-deux ans, quelques jours après une trépanation mastoïdienne ; l'observation ne nous paraît pas suffisamment nette, à ce point de vue, pour mériter d'être relatée.

La suppuration des ganglions cervicaux profonds, situés le long des gros vaisseaux du cou, est un peu moins rare.

Il y a d'abord un gonflement douloureux de la partie supérieure du sterno-mastoïdien.Le muscle est soulevé par une tumeur indurée, douloureuse à la pression, formée par un ou plusieurs ganglions Les mouvements de la mâchoire sont douloureux. Radzich (2) signale le torticolis dans un cas observé par lui ; il l'attribue à la péria-

(1) HESSLER ; *Arch. für Ohrenh.*, 1885, p. 41.
(2) RADZICH ; *St-Petersb. med. Woch.*, 1889, n° 14.

dénite, qui était déjà très développée, trois jours après l'apparition
d'une otite moyenne aiguë suppurée, sans participation de la
mastoïde. Ce symptôme a été observé dans la plupart des cas, avec
ou sans conïcidence de mastoïdite. Peu à peu, le gonflement
augmente de volume, la peau devient rouge et œdémateuse ; on
observe, en un mot, tous les symptômes de l'adéno-phlegmon du
cou. La fluctuation n'apparaît qu'assez longtemps après le début,
soit en avant, soit en arrière du sterno-cleido-mastoïdien. L'état
général est ordinairement atteint. La fièvre peut dépasser 40° dans
certains cas. Dans d'autres, elle est relativement modérée, comme
chez la petite malade que nous avons vu opérer par M. le Docteur
Broca.

OBSERVATION X (Inédite).

Due à l'obligeance de M. le Docteur Broca, chirurgien des Hôpitaux.
*Otite moyenne aiguë droite, suite de rougeole. Mastoïdite. Abcès
ganglionnaire du cou. Incision. Trépanation. Guérison.*

Leb. Hélène, 6 ans, sans antécédents héréditaires intéressants, a
été élevée au sein, par une nourrice, jusqu'à l'âge de quatorze mois.
Un petit frère de 5 ans a été opéré pour une mastoïdite, il y a huit
jours. Petite sœur de deux mois, bien portante.

L'enfant a eu la rougeole, il y a un mois et demi. A ce moment,
elle a eu un double écoulement d'oreille soigné par des lavages à l'eau
boriquée. D'après le père, les oreilles ne coulaient plus depuis quinze
jours, quand est survenue de la douleur dans l'oreille droite, avec de la
gêne dans les mouvements de la tête. Cet état dure depuis quelques
jours ; l'avant-veille, l'enfant a eu un peu de fièvre : 38° 4.

9 mars 1897. — On observe une tuméfaction douloureuse en arrière
de l'angle de la mâchoire, sous le bord antérieur du sterno-mastoïdien.
La peau de la région mastoïdienne est rouge, douloureuse à la pression,
très légèrement infiltrée. Un peu d'écoulement purulent par le conduit.

Opération le jour même. Incision sur la tuméfaction, le long du bord
antérieur du sterno-mastoïdien qui est récliné en arrière. On arrive au
centre d'un volumineux ganglion situé sous le muscle, assez profondément en arrière et en haut. On trouve un peu de pus. Le ganglion peut
être énucléé avec le doigt. Deuxième incision rétro-auriculaire dans un

tissu lardacé et épaissi ; on arrive sur la corticale de la mastoïde, où on trouve un petit pertuis qui conduit sur une poche purulente, grosse comme une tête d'épingle. Ce pertuis, étant situé à environ un centimètre et demi ou deux centimètres derrière l'épine de Henle, la trépanation est faite en avant de lui. On arrive sur un peu de pus concret, et l'on voit que l'on est porté au niveau du sinus situé presque derrière le conduit. Il n'a pas été vu d'antre, à proprement parler. Pansement à la gaze iodoformée dans les deux plaies.

Le soir, la température est montée à 38° 2 et, le lendemain, elle s'est maintenue à 39° 4 le matin, et à 39° 2 le soir. Au bout de quarante-huit heures, elle était redescendue à 37° 3. Il n'y a pas eu d'autre incident. Suites normales.

OBSERVATION XI (Résumée).

Otite moyenne purulente aiguë gauche. Adéno-phlegmon du cou. Guéri-
  son. — HAMON DU FOUGERAY : Congrès français de Chirurgie, 21
  oct. 1896, p. 371.

Homme, 43 ans, bien portant habituellement, contracte, le 18 août 1895, une otite moyenne suppurée gauche, à la suite d'une angine. Perforation du tympan. A l'œil gauche, congestion des vaisseaux de la papille. Fièvre. Température oscille entre 39° 2 et 38. Ecoulement séro-purulent, abondant au début.

24 août. — Amélioration de tous les symptômes.

7 septembre. — A la suite d'un refroidissement, retour des douleurs de tête, rougeur et empâtement de la région rétro-auriculaire inférieure, s'étendant à la partie latérale et supérieure du cou. Le soir, 40°.

Les jours suivants, l'inflammation gagne de plus en plus la région cervicale. Torticolis. Du 16 au 24 septembre, diminution de la fièvre. Ecoulement devient franchement purulent et moins abondant.

24 septembre. — Temp. 39°, le matin ; 40° le soir. La région latérale du cou est chaude et empâtée ; pas de fluctuation. Le malade peut à peine ouvrir la bouche ; déglutition difficile. Rétrécissement de la pupille gauche.

30 septembre. — Fluctuation profonde vers le tiers inférieur du bord postérieur du sterno-mastoïdien, dont le corps est projeté en avant. Large incision de la peau à ce niveau, ouverture des tissus sous-jacents à la sonde cannelée. Issue d'une grande quantité de pus. Le foyer purulent est situé en arrière du sterno-mastoïdien et s'étend jusqu'à la gaîne du faisceau vasculo-nerveux. La sonde pénètre en bas et en dedans jusqu'à douze centimètres. Drainage. Pansement phéniqué. Amélioration et guérison rapide. Cessation de l'écoulement d'oreille. A la fin d'octobre, guérison complète, ouïe presque normale. Dans le pus de l'oreille, on a trouvé, à différentes reprises, du staphylocoque blanc et doré et du streptocoque.

Le pus du phlegmon du cou ne contenait que du streptocoque.

A aucun moment on n'a constaté de mastoïdite.

OBSERVATION XII *(Résumée)*.

HESSLER : *Arch. f. Ohr.*, 1889, t. 27, p. 276.

Petite fille, 9 ans. Otite moyenne aiguë, suite de scarlatine et diphtérie. 25 février 1886, écoulement de l'oreille gauche. Délire. Hallucinations.

27 février. — Paralysie du facial gauche ; vomissement.

7 mars. — Une grande quantité de pus verdâtre sort du conduit auditif gauche. Amélioration.

22 mars. — Engorgement ganglionnaire à gauche.

25 mars. — Incision donne issue à du pus.

14 avril. — Otorrhée persiste surtout à gauche où elle est fétide. Infiltration et gonflement sur la région mastoïdienne de ce côté, surtout en arrière et en bas. La pression en ce point fait écouler du pus par le conduit.

Trépanation. Abcès sous-périosté s'est fait jour dans le conduit. On enlève un petit séquestre. Curetage de la cavité. Os altéré avec pus et fongosités jusque dans la pointe de l'apophyse. L'antre n'est pas ouvert. Une sonde est introduite dans l'incision ancienne de l'abcès ganglionnaire, pour voir s'il est en relation avec l'apophyse mastoïde. On trouve que le trajet conduit, en dedans, sur une apophyse de vertèbre cervicale non cariée. Curetage du trajet et contre-ouverture en bas. Guérison en juillet.

OBSERVATION XIII *(Résumée)*.

CHRISTINNECK : *Compte rendu statistique de la Clinique des Maladies de l'Oreille de Halle*, 1880-1881 ; *Archive f. Ohr.*, 1882, p. 295.

J. H..., 4 ans, a eu, il y a un an, une suppuration de l'oreille droite,

au cours de laquelle les ganglions du même côté du cou ont suppuré.
Depuis plusieurs mois, écoulement fétide de l'oreille gauche. On observe
à droite une perforation ronde et sèche du tympan. Deux cicatrices au
cou de ce côté (1).

Christinneck (2), sur quatorze cas d'ouverture de la mastoïde
pour suppuration, en signale deux qui s'accompagnaient d'inflammation aiguë des ganglions lymphatiques du cou, du côté droit.
Dans deux autres cas, il y eut un abcès de la grosseur d'une noix,
du côté gauche, à la suite de la suppuration des ganglions. Tous
les deux ont guéri par ouverture et curetage.

Chauvel (3) dit avoir observé parfois, au cours des inflammations aiguës de l'oreille, des adénites de voisinage se terminant par
la résolution. Trois fois cependant, ces adénites arrivèrent à la
purulence et il dut les ouvrir. Dans les trois cas, la collection
siégeait un peu en arrière de l'angle de la mâchoire, au niveau de
l'os hyoïde, derrière et sous le sterno-mastoïdien, dont les fibres
durent être dissociées à la sonde cannelée pour arriver au foyer.
La guérison a suivi assez rapidement ces interventions.

Dans tous ces cas, il semble bien que le point de départ de
l'infection ganglionnaire a été dans l'oreille moyenne ou dans la
mastoïde infectée. Nous avons trouvé, dans la littérature médicale,
un certain nombre d'autres observations, où la suppuration du cou
paraît de nature ganglionnaire et d'origine auriculaire ; mais,
comme elles ne sont pas absolument démonstratives, nous en donnons simplement un court résumé, plutôt à titre de renseignement
bibliographique.

(1) Voir encore une observation de HESSLER *(Arch. für Ohrenh.*, 1889, T. XXVII,
p. 270.) Il y eut simplement engorgement ganglionnaire, l'incision ne donna pas
de pus.

EDWARD *(Arch. of otol.* 1881, p. 42), signale un cas de mastoïdite sur un
enfant de quinze ans ; au cours de la maladie, il observa de la suppuration des
ganglions du cou avec des phénomènes de pyémie; la guérison survint.

(2) CHRISTINNECK : *Compte rendu statistique de la clinique des maladies d'oreille
de Halle*, du 15 oct. 1881 au 15 oct. 1882. — *Arch. f. Ohrenh.*, 1884, T. XX, p. 24.

(3) CHAUVEL : *Archives de Médecine et de Ph. milit.*, 1892, p. 182.

Dans les deux premières, il semble y avoir eu suppuration des ganglions de la loge sous-maxillaire ; mais, comme cette suppuration a été consécutive à une intervention opératoire, on ne peut pas affirmer que le point de départ de l'infection était dans l'oreille.

OBSERVATION XIV

JACÓBY : *Arch. f. Ohr.*, 1884, t. 21, p. 64.

Fr. H. 7 ans. Depuis quatre semaines, fièvre, douleur dans l'oreille droite et la région mastoïdienne. Gonflement de la région. Perforation du tympan ; fièvre 38° 4.

10 octobre. — Trépanation.

2 novembre. — Curetage de la partie inférieure du conduit qui est cariée. Gonflement des ganglions sous-maxillaires et infiltration du tissu sous-cutané qui s'étend à deux pouces au-dessous et en arrière de l'apophyse mastoïde.

28 novembre. — Incision d'un abcès sous-maxillaire laisse écouler une assez grande quantité de pus.

16 décembre. — Il existe encore une ouverture fistuleuse qui conduit, en haut et en dedans, à la face interne du maxillaire inférieur, dans un gros abcès. La sonde n'arrive pas sur une partie dénudée à l'apophyse mastoïde. Lavage. Drainage. Guérison au bout de six mois.

OBSERVATION XV

HESSLER : *Arch. f. Ohr.*, 1885, p. 15.

58 ans, professeur. Otite moyenne gauche ; paracentèse du tympan. Suppuration abondante la nuit d'après. Mastoïdite améliorée au bout de huit jours, récidive un mois après. Trépanation de l'ap. mastoïde ; pus dans l'antre. Guérison. Deux furoncles surviennent au fond du conduit auditif, on les ouvre et on les cautérise au nitrate d'argent dans le courant d'octobre.

22 novembre. — Abcès ganglionnaire survient à la partie inférieure de la plaie opératoire. Incision ouvre un trajet fistuleux de deux centimètres qui va dans la direction du maxillaire inférieur. On ne sent aucun point osseux par l'exploration à la sonde. Guérison (1).

(1) Voir encore une autre observation de HESSLER *(Arch. f. Ohr.* 1885, p. 31). Abcès lymphatique du cou, au cours d'une mastoïdite compliquée d'érysipèle,

Observation XVI

Phlegmon du cou avec paralysie incomplète du bras, suite d'otite moyenne. — Chr. Lewys : *British med. Journal,* 1888, p. 476.

Enfant de 13 ans, strumeuse. Angine. Douleurs d'oreille. Fièvre. Céphalalgie, vomissements, délire. Vingt-cinq jours après le début, rougeur au sommet de la mastoïde, disparition des phénomènes cérébraux. Ecoulement muco-purulent par le conduit droit. Gonflement du cou dur comme du bois, allant de la nuque au sterno-mastoïdien et de la clavicule à l'oreille. Pas de frisson. Pas de fluctuation. Incision à quelques pouces au-dessus de la clavicule ; il sort une masse caséeuse, du pus et une grande quantité de sang. Tamponnement. Les symptômes persistant les jours suivants, contre-ouverture. Difficulté des mouvements du bras. Troubles trophiques ; trois doigts perdent leur ongle.

Guérison après une longue convalescence.

Dans les observations suivantes, il y a eu simplement adénite sans suppuration.

Observation XVII

Hessler : *Arch. f. Ohr.* 1891, p. 34

Enfant de 4 mois. Otorrhée fétide. Tuméfaction très prononcée des ganglions du cou. Trépanation. Pas de pus dans l'antre, curetage de la caisse. Amélioration. Un mois et demi après, mort, probablement de méningite tuberculeuse.

Observation XVIII

Hessler : *Arch. f. Ohr.,* 1885.

Fille, 5 ans et demi. Otite moyenne aiguë purulente. Empyème de de l'antre mastoïdien. Gonflement des ganglions du cou. Trépanation, guérison.

Il serait facile de multiplier davantage ces observations, mais cela n'a aucun intérêt. L'existence des adéno-phlegmons d'origine otique nous semble maintenant hors de toute contestation. Dans quelles conditions se développent-ils plus facilement? Quelles espèces microbiennes leur donnent particulièrement naissance? Voilà des questions auxquelles il est difficile de répondre actuellement. En dehors de la prédisposition des individus jeunes, nous ne savons que peu de chose sur ce sujet et de nombreuses recherches sont encore nécessaires.

A côté de ces adéno-phlegmons localisés en dehors des gros vaisseaux du cou, il en existe d'autres se développant immédiatement sur les parois latérale et postérieure du pharynx. Ils affectent une forme clinique tellement spéciale, que nous les décrirons un peu plus loin dans un chapitre particulier.

Adénites chroniques.

Les suppurations chroniques de l'oreille peuvent s'accompagner de tuméfaction des ganglions du cou, tuméfaction ordinairement indolore, plus ou moins volumineuse, formant une sorte de chapelet sous le sterno-mastoïdien. La relation qui existe alors entre la lésion de l'oreille et l'engorgement ganglionnaire est très difficile à établir. En effet, une lésion minime, capable d'entretenir l'adénite chronique, peut très bien se cacher dans la bouche, le nez, le pharynx et échapper à un examen. Cependant, en l'absence de toute lésion apparente des cavités de la face et en présence d'une suppuration chronique de l'oreille moyenne, on sera autorisé, à rapporter à cette dernière, la cause de l'inflammation observée sur les ganglions du cou. Dans ces cas, il faut encore faire la part des sujets prédisposés de par leur état général, qui ont de l'adénite chronique du cou comme des autres régions du corps, en dehors de toute lésion appréciable de l'oreille, des téguments de la tête ou des cavités de la face. Pour M. Broca (1), il est difficile de déterminer dans ces adénopathies quel est le rôle de la tuberculose : il pourrait se

(1) BROCA : Abcès du cou consécutifs aux otites moy. supp. — *Arch. intern. de laryng.*, 1896, p. 580.

développer, d'après lui, à la suite de lésions non tuberculeuses de l'oreille, des adénites torpides comparables à celles qu'on observe à la suite d'une carie dentaire par exemple. Il cite à l'appui de son opinion l'histoire d'une fillette de vingt-cinq mois atteinte d'une fistule rétro-auriculaire, d'où il retira plusieurs séquestres, et porteuse d'un paquet ganglionnaire sterno-mastoïdien supérieur, indolent. L'abcès rétro-auriculaire avait débuté à l'âge de six semaines, sans maladie aiguë préalable, avait été suivi d'otorrhée six semaines plus tard, puis avait disparu pour reparaître à l'âge de dix-huit mois, s'ouvrir et rester fistuleux. L'oreille fut opérée le 29 juillet 1893 et fut guérie vers le milieu d'octobre. Le paquet ganglionnaire s'échauffa un peu par la suite, suppura et fut opéré le 27 décembre. On trouva plusieurs foyers de pus bien lié et, après curetage et attouchement au chlorure de zinc, l'enfant guérit rapidement sans qu'on eût fait d'extirpation ganglionnaire. L'aspect des lésions, la rapidité de la cure, sa persistance constatée depuis à plusieurs reprises, l'état général excellent de l'enfant, portent M. Broca à faire des réserves au point de vue de la tuberculose.

Les cas suivants, sans être démonstratifs, ne nous semblent pas de nature tuberculeuse.

OBSERVATION XIX

SCHWARTZE : *Arch. f. Ohr.*, 1883, p. 220.

Jeune homme, 14 ans. Otorrhée ancienne à gauche. Mastoïde saine en apparence. Polypes du conduit. Ganglions du cou gros et durs. Ouverture de l'antre. Guérison.

OBSERVATION XX

BEZOLD : *Arch. f. Ohr.*, 1885, p. 303.

Enfant de 9 mois. Suppuration chronique des oreilles. Ganglions tuméfiés à droite, qui diminuent de volume après l'ouverture et le drainage de la mastoïde enflammée. A gauche, ganglions augmentant de volume. Mort par catarrhe intestinal. Suppuration étendue et séquestres dans les deux oreilles moyennes, surtout à gauche. Rien au cerveau.

OBSERVATION XXI

SCHWARTZE : *Arch. f. Ohr.*, 1882, p. 279.

Jeune homme, 16 ans. Otorrhée ancienne à droite. Mastoïdite. Otorrhée gauche. Ganglions très volumineux des deux côtés du cou. Trépanation. Mort de méningite purulente au bout de quatre semaines.

On ne saurait donc affirmer que toutes les adénites chroniques, même en cas de vieille otorrhée, sont de nature tuberculeuse, mais il est un fait certain, c'est qu'en dehors de toute autre cause facilement appréciable, la tuberculose est souvent en jeu, et ces adénites subaiguës ou torpides sont très fréquentes chez les tuberculeux.

Barnick (1), dans des recherches sur la tuberculose de l'oreille, cite quatre observations de tuberculose auriculaire s'accompagnant d'infiltration des ganglions du cou qui sont dégénérés et caséifiés. Il y avait en même temps coïncidence de tuberculose générale.

Notre ami, le Docteur Van Bockstaele, nous a raconté l'histoire d'une jeune fille de dix-neuf ans, atteinte dans son enfance d'otorrhée chronique à gauche, qui a fini par guérir et dont le tympan porte encore une cicatrice visible. Depuis le début de l'affection auriculaire, il existe à gauche un chapelet de ganglions volumineux s'étendant sur toute la hauteur du cou, et s'enfonçant dans la cage thoracique. Le sommet gauche a offert récemment des signes de congestion tuberculeuse. Le côté droit est absolument sain. Il n'y a rien dans la bouche, le nez, la face ou les yeux qui explique l'existence de cette adénopathie. Deux fois ces ganglions se sont enflammés sans cause apparente ; ils ont même suppuré à leur centre ; on en a retiré à deux reprises quelques gouttes de pus avec une seringue de Pravaz et on a injecté dans leur épaisseur de

(1) BARNICK : *Recherches cliniques et anatomo-pathologiques sur la tuberculose de l'oreille interne et de l'oreille moyenne ; Arch. f. Ohrenh.*, 1896, T. 40, p. 81.

l'iodoforme en suspension dans un mucilage stérilisé. L'état général est excellent. Il semble assez logique, dans ce cas, de rapporter la lésion ganglionnaire à l'affection auriculaire en même temps que laquelle elle a débuté. Une fois l'oreille guérie, l'adénopathie a continué à évoluer pour son propre compte. La lésion pulmonaire semble postérieure à l'infection ganglionnaire, mais nous ne saurions être trop affirmatif dans ce cas, en somme discutable. Le suivant nous semble un peu plus démonstratif.

OBSERVATION XXII (Inédite).

Due à l'obligeance de M. le Docteur Van Bockstaele (de Grammont).

X., jeune ouvrier cigarier de 26 ans, souffre depuis longtemps d'une otorrhée chronique droite. Le tympan de ce côté présente une large perforation. Tuméfaction ganglionnaire du cou à droite. Récemment, la région mastoïdienne est devenue rouge, s'est tuméfiée légèrement. La pression y est douloureuse. La douleur de l'oreille malade n'est pas très accusée ; l'écoulement est un peu plus abondant. Peu de réaction sur l'état général, malgré des lésions tuberculeuses aux deux sommets, et surtout à droite.

Au dessous de la mastoïde, on remarque une tuméfaction ganglionnaire atteignant le volume d'un œuf de dinde. Ces ganglions sont douloureux à la pression.

Application de pansements humides chauds sur la région mastoïdienne dont l'inflammation rétrocède peu à peu. Au bout d'un certains temps, on croit percevoir de la fluctuation au niveau d'un des ganglions tuméfiés ; on retire, par une ponction aspiratrice, une petite quantité de pus que l'on remplace par un mucilage stérilisé tenant en suspension de l'iodoforme. La guérison est survenue sans laisser de cicatrice.

Assurément, pour être affirmatif dans ce cas, il nous manque des examens bactériologiques et des inoculations aux animaux. On pourrait croire à une lésion tuberculeuse ancienne, réchauffée par une infection secondaire peu virulente. La marche subaiguë des accidents, leur guérison par un moyen simple, qui réussit assez souvent dans les abcès froids tuberculeux, nous font pencher pour le diagnostic de tuberculose.

En tous cas, il ne nous semble pas douteux, que des inflammations subaiguës ou chroniques de l'oreille moyenne puissent donner lieu à des adénopathies torpides, qui peuvent évoluer pour leur propre compte ou persister longtemps sans grande modification. Elles peuvent aussi, à un moment donné, se réchauffer et revêtir les formes de l'adéno-phlegmon aigu dont nous avons parlé précédemment ; à la longue, elles peuvent produire un abcès froid d'origine ganglionnaire qui, s'il n'est pas traité, peut venir s'ouvrir à la peau ou fuser plus ou moins loin comme tous les abcès froids. En présence d'une adénopathie chronique du cou, on devra donc songer à la possibilité d'un point de départ auriculaire et examiner soigneusement les oreilles du malade pour pouvoir les traiter au besoin.

ABCÈS D'ORIGINE VEINEUSE

Au point de vue de leur siège, ces suppurations peuvent se développer en deux endroits bien distincts : les unes autour de la veine jugulaire interne, et ce sont les plus fréquentes, les autres autour de la veine mastoïdienne et des veines voisines.

Abcès par Phlébite jugulaire.

Nous avons dit, à la Pathogénie, comment une endo-phlébite pouvait se transformer en périphlébite et comment l'infection de la veine se transmettait aux tissus voisins.

Ce qui frappe, à la lecture des observations, dans les cas d'abcès du cou par thrombo-phlébite jugulaire, c'est la gravité des accidents généraux.

Au cours d'une vieille otorrhée, plus rarement à la suite d'une otite aiguë, généralement accompagnées de mastoïdite, le malade est pris de céphalalgie ; cette céphalée peut précéder beaucoup les autres accidents. (v. obs. xxiv, xxv) La fièvre survient, accompagnée de frisson ; la température s'élève rapidement à 40°. Les nausées et les vomissements ne sont pas rares. On a noté, dès le début, de la névrite optique et de la raideur de la nuque. Nous ne pouvons faire ici la description de la thrombo-phlébite des sinus (1) ; nous renvoyons pour cela le lecteur aux traités de pathologie.

A l'examen du malade au début, outre les signes d'une affection auriculaire dont l'écoulement peut avoir diminué récemment, on observera parfois un peu d'apathie, de torpeur cérébrale ; dans d'autres cas, du délire et de l'excitation, et un signe extrêmement important pour le diagnostic, de la douleur à la pression le long du sterno-mastoïdien, sur le trajet de la veine jugulaire interne. Cette douleur, qui apparaît avant toute trace d'œdème ou de gonflement du cou, peut être assez forte, dans certains cas, pour engager le malade à incliner légèrement la tête du côté où il souffre. On pourra observer en même temps de la congestion des veines rétiniennes. Quand la thrombo-phlébite est constituée, les signes généraux graves persistent ; ordinairement, la marche de la fièvre est irrégulière, mais la température a tendance à rester élevée ; on note souvent de grandes oscillations.

La palpation du cou, du côté malade, devient plus douloureuse ; dans bien des cas, on peut sentir un cordon induré en arrière de l'angle de la mâchoire, cordon induré qui suit le trajet des gros vaisseaux, s'enfonce profondément sous le sterno-mastoïdien, et qui n'est autre que la veine jugulaire thrombosée. Beaucoup d'auteurs signalent la cessation brusque de ce cordon à la hauteur où la veine reçoit le tronc thyro-linguo-facial. On perçoit en même temps quelques ganglions lymphatiques tuméfiés le long du trajet de la veine.

On peut observer aussi de la douleur et un léger œdème à la région postérieure de la mastoïde, parfois de l'œdème temporal

(1) Voir Broca et Maubrac ; *Traité de Chirurgie cérébrale*, p. 289.

(Moos), une moindre distension de la jugulaire externe du côté malade (Ghérardt) ou, au contraire, de la distension et de la thrombose de cette veine. On a noté de l'exorbitisme, des douleurs névralgiformes dans la région oculaire du côté malade, de l'œdème de la papille, de l'œdème des paupières ou de la peau du front, des troubles moteurs oculaires, si la periphlébite suit son cours ou si la durée de la maladie lui donne le temps d'évoluer. Le gonflement du côté du cou s'accentue. Il y a une tuméfaction sur le trajet du sterno-mastoïdien ; tous les tissus sont infiltrés plus ou moins, la douleur à la pression devient très vive, et il est, dès lors, impossible de sentir, au milieu des tissus indurés, le cordon dur formé par la veine thrombosée. Dans ces conditions, il peut se produire des troubles nerveux dans la sphère des nerfs voisins de la veine, notamment le pneumo-gastrique, le glosso-pharyngien, le spinal, le grand sympathique, soit que ces nerfs soient comprimés dans le trou déchiré postérieur, soit qu'il se développe de la névrite. L'hypoglosse, dans certains cas, a été intéressé. On a observé de l'aphonie, de la raucité vocale, de la dyspnée sans lésion, du ralentissement du pouls, de la dysphagie, de la paralysie linguale partielle, des contractions du sterno-mastoïdien, de la mydriase ou du myosis.

Il a pu se faire des petites embolies pulmonaires et des abcès métastatiques qui se développent en différents points du corps, notamment dans les articulations : genou, épaule, coude, articulation sterno-claviculaire, dans les muscles, etc.

Très souvent, le malade sera emporté par une complication quelconque, bien avant que la lésion périphlébitique ait pu produire un abcès et que la fluctuation soit apparue.

Dans d'autres cas, la thrombose de la jugulaire forme une barrière qui protège l'organisme contre la migration rapide des éléments septiques et la guérison spontanée peut survenir ; hâtons-nous de dire qu'elle est extrêmement rare.

Mais, si la barrière formée par le thrombus n'est pas suffisante pour protéger contre la terminaison fatale, elle peut, dans certains cas, retarder assez la mort pour donner le temps à un phlegmon périveineux de se développer. La tuméfaction du cou augmente de plus en plus, la peau s'infiltre et prend une coloration rouge. La palpation et parfois le moindre attouchement dans cette région sont extrêmement douloureux ; il est impossible, dans ces conditions, de sentir la fluctuation. La tête est inclinée du côté malade et immobilisée dans cette position.

Nous n'avons pas trouvé de cas ou l'abcès périveineux se soit ouvert à l'extérieur spontanément ; la mort est toujours survenue avant, ou bien une intervention chirurgicale a donné issue au pus. Dans quelques cas, l'abcès a tendance à se porter du côté du pharynx, ce dont on peut s'assurer par le palper de la paroi latérale ou postérieure de cette région. On la trouvera très sensible, dure, parfois saillante, et on observera, en même temps, des troubles de la déglutition qu'il ne faudra pas mettre sur le compte d'une compression nerveuse. (Voir obs. ccvi et suiv.)

Dans les observations qui suivent, l'origine veineuse de la suppuration ne nous semble pas douteuse.

OBSERVATION XXIII

BRUCE : *Arch. gén. de médecine,* 1841, T. 11, 3ᵉ série, p. 81.

Marin de 27 ans. Ecoulement purulent ancien de l'oreille droite, qui avait cessé depuis huit jours. Phénomènes généraux graves, abcès mastoïdien ouvert spontanément. Coma, mort après une quinzaine de jours de maladie.

Pus dans les sinus. En faisant une incision au cou, derrière l'angle de la mâchoire à droite, on donna issue à une quantité considérable de matière purulente qui s'écoulait par la veine jugulaire interne.

OBSERVATION XXIV

Tubercule du rocher. Phlébite d'une partie des sinus de la base du crâne. — TASSEL : Société anatomique, 1854, p. 276.

B₁, garçon marchand de vin, 37 ans. Otorrhée chronique droite avec surdité depuis l'âge de cinq ans. Douleurs de tête depuis deux mois. Fièvre depuis huit jours, survenant par accès et accompagnée de frissons. 23 septembre : douleurs au niveau du cou très exagérées par la pression. Torticolis. Pas de rougeur, ni d'empâtement. Quelques jours plus tard (4 octobre), rougeur de la peau du cou en arrière du sterno-mastoïdien. Léger empâtement à ce niveau, frissons.

Gonflement augmente les jours suivants, s'étend au cou, en arrière jusqu'à l'angle postérieur de l'omoplate, au cuir chevelu, à la face.

Exophthalmie, surtout à droite. Mort le 16 octobre.

Autopsie : En enlevant le sterno-mastoïdien, on trouve, à la partie supérieure, une collection purulente occupant la gaîne des vaisseaux. Veine jugulaire oblitérée à sa partie moyenne, saine dans sa partie inférieure. Dans la partie supérieure, les parois de la veine sont détruites et ne peuvent se distinguer du foyer purulent qui remonte vers le golfe de la jugulaire.

Méningite purulente de la base. Pus dans les sinus du côté droit et les sinus impairs. Perforation du rocher au voisinage du golfe de la jugulaire. Articulation occipito-atloïdienne droite pleine de pus. En avant de la colonne vertébrale, sous les muscles droit antérieur et long du cou jusqu'au corps de la troisième vertèbre cervicale, il y a du pus qui semble avoir eu pour point de départ l'articulation malade.

Cavité anfractueuse formée aux dépens des cellules mastoïdiennes et de l'oreille moyenne, et remplie de matière caséeuse.

Observation XXV

GIBERT : Soc. anatomique, 1858, p. 453.

Jeune homme de 23 ans, tailleur. Ecoulement de l'oreille gauche datant de plusieurs années. Depuis deux mois, violents maux de tête.

Il y a huit jours, frisson violent et fièvre. Le lendemain, vive douleur à l'angle de la mâchoire ; tuméfaction considérable et très douloureuse de cette région.

Etat actuel : pommettes rouges ; pouls, 120 ; fièvre, langue sèche et blanche ; sur le côté gauche du cou, à la hauteur de l'angle de la mâchoire, tuméfaction considérable qui commence à la région parotidienne et s'étend jusqu'au niveau du corps thyroïde, le long du bord antérieur du sterno-mastoïdien ; la moindre pression y détermine de très vives douleurs. Intelligence un peu obtuse. Douleurs de cou très pénibles. Frissons. Etat général grave, prostration extrême des forces. Le lendemain, même état ; faciès terreux. Délire. Mort le surlendemain.

Autopsie : Cerveau sain. Pie-mère et arachnoïdes normales. Dans le sinus latéral gauche, gros caillot sans pus au centre.

Dans la veine jugulaire, depuis le bulbe jusqu'à l'embouchure de la veine thyroïdienne, bouillie noirâtre, d'une odeur un peu fétide. La face interne de la veine est noire, ses parois sont friables et se laissent facilement déchirer. Tout autour de la veine, l'inflammation du tissu cellulaire réunit les uns aux autres l'artère, la veine, le pneumogastrique. Artère saine. Ganglions sous-maxillaires et sous-sternoïdiens tuméfiés, rouges, non purulents. La jugulaire reprend ses caractères normaux au moment où elle rejoint la sous-clavière. Pas d'abcès métastatique dans aucun viscère.

OBSERVATION XXVI

VIRCHOW : *Arch. für pathol. Anatom.,* T. VIII, p. 375, cité par Brouardel, Soc. anat., 1866, p. 263.

22 ans. Otorrhée depuis un an, accidents depuis trois semaines. Coma. Perforation du rocher en avant et en arrière. Sinus oblitéré par des caillots. Pus dans la jugulaire et autour d'elle.

OBSERVATION XXVII

TOYNBEE : *Les Maladies de l'Oreille,* etc., Londres, 1860.

3 ans et demi. Otorrhée depuis deux ans, carie du conduit auditif externe et de la paroi du sinus latéral. Pus dans le sinus latéral et la veine jugulaire. Abcès dans le cou. Accidents aigus, trois semaines. Douleurs dans l'oreille et dans la tête. Convulsions. Prostration.

OBSERVATION XXVIII

TOYNBEE : *Les Maladies de l'Oreille,* etc., Londres, 1860.

20 ans. Otorrhée depuis sept ans. Accidents aigus pendant dix jours. Frissons. Céphalalgie. Douleur dans l'oreille droite. Abcès derrière l'oreille, irritation cérébrale. Paroi du sinus latéral cariée. Abcès dans le lobe gauche du cerveau. Pus dans le sinus latéral. Abcès secondaire dans le cou et le poumon.

Observation XXIX

De Rossi : *Ga%. méd. it. lomb.*, oct. 1870, et *Arch. f. Ohr.*, 1873, p. 231.

Otorrhée droite durant depuis trois ans. Céphalalgie. Douleurs intermittentes et crampes dans la nuque. Gonflement douloureux de la partie droite du cou. Paralysie de la moitié droite de la langue. Durée de la maladie, trois semaines.

Autopsie : Sinus transverse et partie supérieure de la veine jugulaire remplis d'un magmas fétide et liquide. Pas de carie du rocher.

Observation XXX

Schwartze : *Arch. f. Ohr.*, 1873, p. 221.

Fille 18 ans. Otorrhée ancienne, suite de scarlatine. Poussée aiguë. Douleur d'oreille et, dès le lendemain, 42°. Mastoïde sensible. Parésie faciale gauche. Le cinquième jour, région de la jugulaire gauche douloureuse à la pression. Douleur à la déglutition ; luette œdémateuse, déviée à gauche. Frissons. Température 41°. Le neuvième jour, persistance des mêmes signes ; apparition d'un gonflement œdémateux de toute la partie gauche du cou. Vive douleur à la pression.

Mort le quinzième jour.

Thrombus dans le sinus latéral. Contenu du golfe de la jugulaire plus liquide. Cervelet infiltré de pus. Pus dans la caisse et la mastoïde. Pas d'autopsie du cou.

Observation XXXI

Hartmann : *Carie du rocher. Phlébite du sinus latéral suivie d'infarctus gangréneux des poumons, sans méningo-encéphalite concomitante.* — Soc. An., 1884, p. 614.

Fille de 14 ans entrée à Trousseau, le 12 août 1884. Ecoulement purulent de l'oreille gauche. Torticolis datant de quinze jours. Fièvre, 40°4. Sterno-mastoïdien gauche douloureux, contracturé ; on sent au-dessous de lui, à la partie supérieure, de petits ganglions. Rien du côté de l'apophyse mastoïde. Signes généraux graves. Mort le 25 août. Infarctus pulmonaires nombreux.

Autopsie : A la partie supérieure du cou, sous le sterno-mastoïdien, on trouve, entourant la veine jugulaire interne, un foyer purulent. Sinus latéral a un contenu purulent ; oreille moyenne pleine de pus grisâtre.

OBSERVATION XXXII

DESPLATS : *Otite suppurée ancienne. Phlébite. Infection purulente. —
J. des Sc. méd. de Lille,* 1886, p. 705.

Homme 23 ans. Otite suppurée très ancienne. A la suite de privat'ons, signes généraux graves, 40°. Dix-sept jours après début de l'affection aiguë, apparition de gonflement du cou du côté de l'oreille malade. Cataplasmes, pommade mercurielle. Gonflement diminue au bout de quelques jours. Signes graves persistent ; mort vingt-trois jours après le début.

Autopsie : Abcès métastatiques dans les poumons. Phlébite suppurée de la jugulaire et des sinus. Inflammation gangréneuse du tissu cellulaire-périvasculaire autour de la jugulaire.

OBSERVATION XXXIII

Ostéomyélite du rocher avec phlébite du sinus latéral. —
JAYMES : Th., Paris, 1887-88, p. 53.

Jeune fille 14 ans. Ecoulement d'oreille gauche, torticolis. Sterno-cleido-mastoïdien douloureux contracturé avec de petits ganglions à la partie supérieure.

Frissons, fièvre, céphalalgie, torticolis persistant, grandes oscillations de température pendant quinze jours. Mort.

Autopsie : Emphysème au bord antérieur de l'apophyse et à la partie supérieure du cou sous le sterno-mastoïdien.

Foyer purulent entoure la veine jugulaire qui contient un liquide sanieux. Sinus plein de pus. Pus dans la caisse.

OBSERVATION XXXIV

MAKINS : *Lancet,* 1891, juin, p. 1259.

Fille âgée de 11 ans. Signes d'otite purulente moyenne droite. Gonflement de la région rétro et sous-auriculaire. Ecoulement de pus à droite quand on presse sur la tuméfaction. De chaque côté de la nuque, ganglions·douloureux et enflammés.

Incision large derrière l'oreille droite évacue beaucoup de pus. Trépanation de la mastoïde. Issue de substance blanchâtre comparable à du blanc d'œuf. Dure-mère à nu, tapissée de granulations ; impossibilité de distinguer le sinus. Incision au cou ; écartement d'un ganglion et ouverture d'un abcès profond. La dissection dans la ligne des vaisseaux fait trouver le pneumo-gastrique et la carotide ; mais pas trace de jugulaire. Une sonde est passée jusqu'à la base du crâne. La suppuration avait probablement détruit la veine. Drainage. Incision à gauche sur le gonflement, évacuation de sérosité sanguinolente. Guérison.

Observation XXXV

Herczel : *Wien. medic. Woch.*, 1893, n° 46. — *Arch. f. Ohr.*, T. 37, p. 296.

Jeune fille de 15 ans, souffre, depuis trois à quatre ans, de douleurs d'oreille et de suppuration. *Janvier 92* : ouverture spontanée d'un abcès derrière l'oreille droite. Trois mois après, opération du même côté. A la fin de décembre 92, frisson, fièvre (41°). Céphalée à droite. Anesthésie. Gonflement derrière l'oreille.

Janvier 93 : Au-devant du sterno-mastoïdien, infiltration irrégulière d'une étendue de trois travers de doigt jusqu'au tiers supérieur du cou. Jugulaire semble saine au-dessous.

2 Janvier : Trépanation de la mastoïde. Evacuation de pus, séquestres, fongosités. Sinus thrombosé est ouvert, contenu rouge brun. Tamponnement à la gaze iodoformée.

Au milieu de janvier : Fièvre. Cordon de deux à trois doigts d'étendue au niveau de la partie moyenne de la jugulaire ; incision et évacuation d'un abcès. La jugulaire pleine de masses putrides est ouverte jusqu'au point où apparaît un thrombus organisé. Ligature de la jugulaire au niveau de son bulbe. Pansement ouvert.

4 mars : Plaie du cou et de la mastoïde guérie. L'oreille suppure encore.

Observation XXXVI

Savariaud : *Otite chronique. Abcès du cerveau. Phlébite du sinus. Résection de la jugulaire interne et opération de Stacke. Trépanation du sinus latéral.* — Soc. Anat., 1895, p. 550.

Côté gauche du cou légèrement augmenté de volume. Palpation

supêrficielle sur le bord antérieur du sterno-mastoïdien détermine une vive douleur, réveillée également par la pression sur la paroi gauche du pharynx. Rien à la mastoïde, sauf de la douleur à la pression de la pointe. Ganglions petits et nombreux tout le long du cou. On sent la veine sous forme d'un cordon induré.

Ligature et résection de la veine dans une gangue de tissu inflammatoire et de ganglions. Sanie jaunâtre puriforme dans la veine.

Mort.

Autopsie : Abcès sous-dure-mérien, abcès du lobe sphénoïdal. Sinusite latérale. Antre mastoïdien plein de fongosités mais sans pus.

Observation XXXVII

Politzer : *Première Réunion générale des Otologistes autrichiens,* juin 1896. — *Ann. des mal. de l'oreille,* 1897, janvier, p. 43. — *Monatschr. f. Ohr.,* 1896, juillet.

Jeune homme de 19 ans.— Ancienne otite double dûe à la diphtérie. Dix ans plus tard, otite moyenne suppurée droite. Mastoïdite. Trépanation mastoïdienne. Fièvre persiste. Deux jours après, mise à nu du sinus, qui a un aspect normal et dont le sang contient des streptocoques. Frissons continuent. Corde indurée sur le trajet de la jugulaire. Pendant les jours suivants, il se forma un phlegmon autour de la jugulaire thrombosée.

Métastase, au coude gauche, vers le vingt-deuxième jour de la maladie ; atténuation des accidents. Guérison.

Observation XXXVIII

Brindel, cité par H. du Fougeray : *Congrès français de chir.,1896, p.369.*

Femme d'une trentaine d'années. Otite moyenne aiguë droite. Céphalalgie violente. Abcès le long du sterno-mastoïdien. Incision qui n'arrive pas jusqu'au foyer purulent. Celui-ci s'ouvre par la plaie dans le pansement. Mort après trois jours.

Autopsie. — Perforation du toit du tympan. Sinus latéral droit rempli par un caillot fibrineux. Cellules mastoïdiennes et caisse pleines de pus caséeux. Le foyer purulent du cou est constitué par la veine jugulaire interne dont la paroi antérieure est nécrosée ; il ne reste que la paroi postérieure. L'inflammation de la jugulaire descend jusqu'au voisinage de la clavicule. Abcès sous-pleural.

OBSERVATION XXXIX

Thrombose du sinus transverse. Pyémie. Abcès périjugulaire. Opération. Guérison. — LUDWIG-WOLFF : *Monatschrift für Ohrenheilkunde,* 1897, n° 2, p. 49.

Femme de vingt-et-un ans. Souffre de l'oreille droite depuis trois semaines. Ecoulement d'oreille purulent depuis peu de temps, avec céphalalgie, sensibilité derrière l'oreille droite, puis gonflement du cou du côté droit, torticolis. A l'examen : gonflement le long du sterno-mastoïdien droit, très douloureux à la pression ; impossibilité de sentir la veine jugulaire indurée au milieu des parties tuméfiées. Mastoïde droite sensible à la pression et légèrement œdémateuse, conduit auditif gonflé, impossibilité d'examiner l'oreille moyenne. Fièvre élevée, pouls fréquent ; frisson, la nuit suivante et le lendemain.

La fièvre élevée (40° 1), les frissons, le gonflement de la rate, le gonflement et la douleur du cou font porter le diagnostic de phlébite du sinus.

Ouverture de la mastoïde trois jours après ; curetage d'une cavité pleine de fongosités. Ouverture du sinus d'où l'on sort un caillot non fétide, avec la curette. Hémorragie provenant du bout périphérique du sinus, cyanose de la face ; on réserve la ligature de la jugulaire interne dans le cas où les frissons reviendraient. Etat général persiste à être mauvais les jours suivants ; température toujours élevée, atteint 40° 8.

Au bout de quatre jours, abcès métastatique du coude gauche. Grande oscillation de température, disparition des râles pulmonaires.

Dix jours après l'opération, douleur du côté droit du cou ; infiltration le long du maxillaire inférieur et le long du muscle sterno-cleido-mastoïdien, qui augmente beaucoup en une semaine. Fluctuation peu nette. Incision sur le bord postérieur du muscle sterno-mastoïdien. Ouverture d'un abcès situé profondément sous le muscle et provenant bien de la jugulaire ; contenu très fétide et gazeux. On fait communiquer la plaie avec celle de la mastoïde et on tamponne à la gaze iodoformée. Après l'opération, œdème énorme de la joue droite, douleur à la déglu-t'tion, œdème du voile du palais.

Atténuation des symptômes les jours suivants ; ouverture d'un abcès au-dessus de l'articulation sterno-claviculaire droite. Guérison trois mois après le début de la maladie.

Kessel, Schwartze, Stacke, Wagenhaüser, Beck, Knapp ont encore cité des observations de suppuration périjugulaire reconnaissant la même origine (1).

Dans certains cas, la suppuration est restée cantonnée à l'intérieur de la veine. M. Broca en a publié un exemple très net ; autour de la veine on ne trouvait pas trace de pus, mais simplement de l'infiltration ganglionnaire.

Du reste, comme le fait remarquer cet auteur, peu importe, au point de vue opératoire, qu'il y ait pus dans la veine ; c'est matière septique qu'on devrait dire ; un contenu infecté est tout aussi dangereux pour le malade, qu'il soit purulent ou non.

OBSERVATION XL

Thrombose du sinus latéral avec phlébite de la jugulaire. Désinfection du sinus et de la veine. — BROCA : *Ann. des mal. de l'oreille,* 1896, novembre, p. 418.

S. C., 8 ans et demi. Otite moyenne, chronique ancienne ; poussée aiguë récente ; tout récemment, vomissement, constipation, épistaxis. Tremblements, surtout aux membres supérieurs. Etat général grave. Tuméfaction au-dessous de la pointe de la mastoïde, dans la région du sterno-mastoïdien, très douloureuse à la pression. Bosselures ganglionnaires à ce niveau. Indolence complète de l'apophyse. Incision de six centimètres au-dessous de la mastoïde sur le bord antérieur du sterno-mastoïdien. Extirpation de ganglions engorgés et rouges qui recouvrent la jugulaire. Cette veine est dure, blanche au-dessus du tronc thyro-linguo-facial, souple, mince, bleue au-dessous. Section entre deux ligatures dans la partie saine. Trépanation de la mastoïde. Antre plein de pus. Vaste abcès extra-dural entoure le sinus. Ouverture du sinus qui n'est pas thrombosé ; tamponnement à la gaze iodoformée. Incision

(1) BROCA et MAUBRAC : *Traité de Chirurgie cérébrale,* Paris 1896, p. 290. (Voir encore obs. LIV.)

de la jugulaire au-dessus de la ligature ; un flot de pus très épais s'écoule. Drain dans la jugulaire. Guérison.

Dans un cas opéré par Parker(1), on trouva, après incision du cou, des ganglions enflammés autour de la jugulaire et on enleva de la veine, après ligature et incision, un thrombus infecté.

Clutton (2), dans un cas analogue, trouva la veine épaissie, ressemblant à une artère, et vide.

Dans le cas suivant, il semble bien qu'un abcès intraveineux a été ouvert.

Observation XLI

Phlébite du sinus sigmoïde et de la veine jugulaire droite à la suite d'une otite moyenne purulente aiguë. Pyémie. — Barnick : *Statistique de la clinique du Pr Habermann ; Arch. f. Ohr.,* 1897, p. 103.

Femme de 52 ans. Ecoulement de l'oreille droite apparaît le 1er janvier 1895, après trois semaines de violentes douleurs de tête empê-. chant le sommeil. Vers le 15 janvier, douleur à la mastoïde et dans le côté droit du cou ; fièvre, frissons.

Le 23 janvier, on porte le diagnostic de thrombose du sinus. Mais la malade ne consent à se laisser opérer que le 8 février. Albumine dans les urines. Double névrite optique.

Trépanation de la mastoïde. Ouverture de l'antre où on ne trouve pas de pus. Mise à nu du sinus qui est jaunâtre dans sa partie inférieure ; ouverture du sinus ; il s'écoule environ deux cuillerées de pus, surtout quand on presse sur le gonflement du cou. Excision d'une bonne partie de la paroi du sinus. La paroi postérieure apparaît grisâtre. Ensuite incision de cinq à six centimètres de long sur le bord antérieur du sterno-mastoïdien. Section de la jugulaire externe entre deux ligatures. Le corps thyroïde, augmenté de volume, est refoulé en dedans. Pendant qu'on cherche à séparer les parties molles, au voisinage de la gaine commune des vaisseaux, à l'aide d'un instrument mousse, il s'écoule de la partie supérieure une assez grande quantité de pus épais.

(1) Parker : *British med. J.,* 1892, 21 mai, p. 1076.
(2) Clutton : *British med. J.,* 1892. 16 avril, p. 807.

Après nettoyage, les tissus voisins de la veine jugulaire interne apparaissent de couleur grisâtre et très altérés.

On ne peut arriver à trouver la veine elle-même malgré une recherche très soigneuse. Lavage au sublimé. Drainage. Tamponnement.

Grande amélioration, chute de la fièvre. Deux jours après, incision d'un gros abcès au niveau du grand trochanter gauche.

14 février. — L'état général, qui avait était excellent, devient moins bon. Gonflement douloureux dans la fosse iliaque droite. Fièvre qui augmente les jours suivants. Mort le 1er mars.

Dans le sinus transverse droit, caillot fibrineux légèrement adhérent qui, au point de jonction avec le sinus sigmoïde, se transforme en un thrombus de couleur jaunâtre, organisé à la périphérie. Les autres sinus de la base contiennent du sang liquide et des caillots. Dans la veine jugulaire droite, sang liquide noirâtre. Elle s'arrête brusquement à l'embouchure de la veine thyroïdienne supérieure. Une sonde pénètre avec peine dans le tronc veineux et apparaît dans le haut de la plaie du cou. Les parois de la veine, jusqu'à son extrémité, sont épaissies, invisibles, cachées par du tissu cellulaire infiltré.

Pneumonie droite, abcès rétro-cécal.

Nous avons trouvé un certain nombre d'observations où le processus infectieux n'était pas encore arrivé à la purulence, mais où les lésions de périphlébite étaient très évidentes. Nous en résumons quelques-unes, car, au point de vue du traitement, peu importe qu'on trouve ou non du pus. Dans les cas de ce genre, une intervention eût été très légitime.

OBSERVATION XLII

Netter et Delpeuch : *Soc. anatomique,* 1888, p. 764.

Garçon de 16 ans. Otorrhée ancienne dont la suppression coïncide avec des accidents d'allure typhoïdique. Empâtement et douleur le long du paquet vasculo-nerveux du cou. Rien d'apparent à la mastoïde. Fièvre irrégulière oscille entre 38° et 40°, 4. Frisson ; septicémie. Mort.

Autopsie : Sous le sterno-mastoïdien, le tissu cellulaire entourant les gros vaisseaux est infiltré d'une sérosité incolore. Veine jugulaire volumineuse résistante. Epaisseur considérable de la paroi. Contenu jaune citrin à odeur fétide, grumeaux brunâtres. Tunique interne inégale, jaunâtre, ramollie. Pas de thrombose. Streptocoques et staphylocoques blancs dans la veine.

OBSERVATION XLIII

JANSEN : *Arch. f. Or.*, 1894, T. 36. p. 41.

X., 25 ans. Otite moyenne aiguë gauche. Mastoïdite. Signes généraux de thrombose des sinus et de la jugulaire. Douleur très forte spontanée et provoquée le long du sterno-mastoïdien. Trépanation, mastoïde infiltrée de pus. Mort deux jours après.

Autopsie : Œdème cérébral. Thrombus adhérent fibrineux jaune-vert dans le sinus transverse et dans la jugulaire. Ganglions très gros autour de la veine. Tissu cellulaire périveineux est très infiltré. Gaine de la veine épaissie ; le couteau crie en la coupant. Tissu cellulaire, autour du golfe de la jugulaire, coloré en noir-brun. Infarctus pulmonaires.

Dans les observations suivantes, on a bien observé de la suppuration périveineuse accompagnée de thrombose de la jugulaire ; mais on ne saurait affirmer l'origine veineuse de la suppuration. On pourrait en multiplier beaucoup le nombre.

OBSERVATION XLIV

JACOBY : *Arch. f. Ohr.*, 1884, T. 21, p. 70.

Garçon, 12 ans. Otorrhée chronique post-rubéolique datant de l'âge de trois ans. Mastoïdite. Symptômes de phlébite des sinus. Trépanation mastoïdienne ouvre une large cavité de carie. Phénomènes de pyémie continuent. Quelques jours après, gonflement des ganglions du cou. Abcès qui est ouvert. Mort, pas d'autopsie.

OBSERVATION XLV

HUCHARD et LIEFFRING : Société médicale des Hôpitaux, séance du 30 déc. 1892, p. 893.

Femme de 21 ans, entrée le 4 novembre avec des signes de méningite. 5 décembre, on constate l'existence d'une otite moyenne suppurée avec gros phlegmon rétro-auriculaire. Dès le lendemain, incision, en chirurgie,d'un vaste abcès profond s'étendant jusqu'aux régions latérales du cou. Drainage. Mort, le 25 décembre avec accidents de méningite. Otite moyenne suppurée, perforation du tympan. Pas de lésion des cellules mastoïdiennes. Thrombose suppurée de tous les sinus. Thrombose suppurée des jugulaires internes. Infarctus des poumons. Abcès dans la corne occipitale droite. Endocardite du ventricule droit.

OBSERVATION XLVI

LAVERAN : Soc. méd. des Hôpitaux, 13 janvier 1893.

Soldat 22 ans. Otite double avec otorrhée abondante à gauche. Accès irréguliers de fièvre, frissons ne cédant pas à la quinine. Abcès de la région latérale gauche du cou au-dessous de l'oreille, dans l'articulation sterno-claviculaire droite, le coudé droit. Mort. Thrombose du sinus gauche. Abcès métastatiques des poumons.

OBSERVATION XLVII

GRUNERT : *Arch. f. Ohr.*, 1893, T. XXXV, p. 244.

Fr. H. 10 ans. Suppuration chronique de l'oreille, phlébite du sinus. Malgré une trépanation mastoïdienne, continuation des symptômes graves. Gonflement du cou. Mort vingt-trois jours après l'intervention.

Abcès du cou entourant la veine jugulaire pleine de sanie fétide. Là où cesse l'abcès, la veine est saine. Méningite suppurée.

OBSERVATION XLVIII

KRETSCHMANN : *Arch. f. Ohr.*, 1897, p. 45.

Fille de 12 ans. Otite moyenne aiguë droite, infiltration du cou. Au bout de huit jours, frissons, 40° 3. Tuméfaction du cou s'étend de la mâchoire au milieu de la nuque, et en bas jusqu'au tiers inférieur du sterno-mastoïdien. Incision ouvre un abcès du fond de l'espace rétro-maxillaire mettant à nu la base du crâne.

Veine jugulaire thrombosée est liée à deux travers de doigt au-desssus de la clavicule. Excision du bout supérieur qui s'engageait dans la cavité du l'abcès. Syncope interrompt l'opération. Température élevée. Quatre jours après, mise à nu du sinus, ablation de masses ramollies dans la cavité, drainage. Guérison lente (1).

En résumé, dans un abcès du cou d'origine auriculaire et propagé par la jugulaire, la marche des accidents est variable. Les symptômes généraux graves, et surtout une forte élévation de température avec frissons ouvrent la scène. Le gonflement du cou peut apparaître, deux ou trois jours après le début des accidents graves, ou beaucoup plus longtemps, parfois même après plusieurs semaines. Ce gonflement peut paraître rétrocéder dans certains cas, sans que, pour cela, le pronostic soit plus favorable, si la gravité de l'état général persiste ; ordinairement, il évolue vers la purulence si le temps le lui permet, et l'on a alors un abcès périveineux.

Dans certains cas enfin, il y a seulement du pus dans l'intérieur de la veine.

Suppuration par Phlébite mastoïdienne.

Ces abcès, comme les précédents, sont généralement consécutifs à une phlébite du sinus latéral. Il n'est pas rare, au cours d'une phlébite du sinus, de trouver des caillots et même du pus dans la veine mastoïdienne ou dans les petites veines avec lesquelles elle s'anastomose. La phlébite de ces veines est même indiquée comme un signe de l'infection du sinus. Dans certains cas, cette phlébite peut prendre de l'extension et, par le même mécanisme dont nous avons parlé précédemment, produire une suppuration dans la partie latérale de la nuque. Orne Green a attiré l'attention sur ce mode de production d'abcès du cou et en a cité plusieurs exemples. On observe généralement des signes de thrombose du sinus au cours desquels, et parfois d'une façon très précoce, apparaît une

(1) Voir encore : Wagenhaüser, *Arch. f. Ohr.*, 1888, p. 18, et ci-après l'obs. CLVI.

douleur vive à la pression au niveau du trou mastoïdien, s'accompagnant d'un léger œdème de la région. Le gonflement s'accroît progressivement et s'étend du côté de la nuque et du cou. Les tissus infiltrés sont durs, la peau n'est pas rouge, du moins au début. Les limites de l'induration sont assez nettes et faciles à sentir. La suppuration est longue à apparaître et ordinairement on ne trouve pas de pus collecté, pas d'abcès proprement dit, mais plutôt de l'infiltration dans les mailles du tissu conjonctif, comme dans les phlegmons diffus. La veine mastoïdienne a un contenu purulent d'ordinaire. Les malades sont généralement emportés par les complications de la phlébite du sinus, surtout si aucun traitement n'est dirigé dans ce sens.

Observation XLIX

Orne Green : *Phlébite de la veine mastoïdienne consécutive à l'inflammation du sinus latéral. — American Journal of Otology, avril 1880. — Annales des mal. de l'Oreille et du Larynx, 1881, p. 50.*

Jeune fille, 19 ans, entrée à Boston City Hospital, le 19 nov. 1879. Otorrhée chronique datant de plusieurs années et douleur récente dans l'oreille avec vertige et vomissements. Après son admission, la malade éprouvait de la douleur dans l'oreille, à l'apophyse mastoïde et au sommet de la tête ; elle avait des frissons irréguliers et une température très variable. Comme symptômes objectifs, on constatait une grande sensibilité à la mastoïde ; de la sensibilité et du gonflement œdémateux le long du bord de la base du crâne, mais sans fluctuation. Plus tard, le gonflement et l'induration se sont étendus dans la région du cou jusqu'à la clavicule. Le gonflement œdémateux et l'extrême sensibilité au niveau du trou mastoïdien ont fait soupçonner l'existence d'une phlébite. Frissons pouvaient faire soupçonner infection purulente ; mais, sans l'œdème et la sensibilité, il aurait été impossible de la définir et de la localiser. La sensibilité de l'os dénotait l'inflammation aiguë des cellules mastoïdiennes.

Ouverture des cellules mastoïdiennes. Amélioration marquée. Disparition de la douleur. Diminution du gonflement et de la sensibilité de la base du crâne.

Frissons périodiques. Variations brusques de température, et grandes oscillations pendant dix-sept jours. Appétit conservé, pas de délire ; la malade se sentait bien. Trente-six heures avant la mort, respiration devint très rapide, par suite d'embolie pulmomaire. Délire léger. Mort le 9 décembre.

Autopsie : Trou mastoïdien plein de pus. Tissu musculaire voisin infiltré, mais nulle part collection formant abcès. Les symptômes au niveau du cou, n'étaient pas dus à la propagation de l'inflammation des sinus à la jugulaire interne, car la phlébite s'était arrêtée avant d'atteindre la veine. Carie de la voûte du tympan indépendante de la phlébite, la dure-mère n'était pas enflammée en ce point.

Cellules mastoïdiennes et parois de la caisse enflammées et cariées. C'est de là que la phlegmasie s'est propagée aux sinus, probablement par l'intermédiaire des petits trous existant dans l'os à ce niveau.

OBSERVATION L

Phlébite des veines mastoïdiennes. — ORNE GREEN : *Journal of Otol.,* juillet 1879. — *Ann. des mal. de l'oreille et du lar.,* 1880, p. 241.

T. M., commis, 22 ans. Mastoïdite datant de plusieurs mois à droite. Abcès mastoïdien ouvert s'est refermé. Céphalalgie violente. Incision de l'abcès. Os non altéré. Au bout d'une huitaine de jours, augmentation des douleurs, et induration étendue au cou et le long de la colonne vertébrale, parties tuméfiées sont dures sans rougeur, avec des bords nettements délimités. Après une semaine, rougeur apparaît sur la tuméfaction qui a augmenté. Mais on attend encore huit jours avant d'inciser au niveau d'une partie fluctuante, au dessous de l'apophyse mastoïde. Douleurs cessent d'abord et reparaissent au bout de quinze jours ; l'induration persiste.

Malade meurt environ deux mois après le début de l'abcès du cou. Il a présenté des symptômes cérébraux ; pas d'autopsie.

OBSERVATION LI

ORNE GREEN : *Ibid.*

Fille de 17 ans. Otorrhée ancienne gauche. Induration et gonflement dans la région mastoïdienne et la nuque, avec douleurs, sans rougeur. Augmentation progressive de la tuméfaction et des douleurs. Trépanation de la mastoïde, on ne trouve pas d'altération dans les cellules. Erysipèle de la face à gauche, qui guérit. Signes de thrombose de la jugulaire. Etat général mauvais. Apparition de fluctuation à cinq centimètres en arrière de la mastoïde. Incision donne issue à beaucoup de pus. Mort par septicémie. Durée de la maladie : quatre semaines environ. Pas d'autopsie.

OBSERVATION LII

ORNE GREEN : *Ibid.*

Femme 21 ans. Otorrhée ancienne droite tarie depuis longtemps. Après quelques temps d'une céphalalgie droite modérée, apparition d'une violente douleur derrière la mastoïde de ce côté. Induration notable des tissus au point d'émergence de la veine mastoïdienne. Symptômes généraux graves. Rien à l'apophyse mastoïde. La tuméfaction s'étend à la nuque et au cou ; elle est.très douloureuse surtout à la base du crâne. Pas de rougeur de la peau, pas de dilatation des veines, pas de sensibilité le long de la jugulaire. Aggravation des symptômes généraux. Légère rougeur sur la partie tuméfiée. Coma. Mort. Durée de la maladie : dix ou douze jours.

OBSERVATION LIII

Cholestéalome de la caisse et de l'apophyse mastoïde, thrombose du sinus transverse. — KÜPPER : *Arch. f. Ohr.* 1876, 2ᵉ vol., p. 22.

W., 21 ans, aurait eu, onze ans auparavant, un traumatisme de l'oreille ayant occasionné des douleurs.-

7 sept. 1875, après refroidissement, frisson, fièvre. Douleur violente dans la tête. Impossibilité de remuer la tête. Maximum de douleur derrière l'apophyse mastoïde gauche et vers la nuque. Mastoïde saine en apparence. Conduit auditif plein de pus.

Le lendemain, légère amélioration ; mais, au bout de quatre jours, gonflement de la région douloureuse.

Incision en ce point fait sortir beaucoup de sang mais pas de pus. Le soir, frisson violent, toux, point de côté, expectoration sanglante. Mort le quatorzième jour.

Autopsie : Infarctus du poumon et de la rate. Congestion cérébrale et méningée. Parties molles de la région gauche de la nuque sont œdémaciées et infiltrées par place, de pus. Un peu de pus dans le conduit. Destruction du tympan. Absence du marteau et de l'enclume. Caisse et cellules mastoïdiennes pleines de masses cholestéatomateuses. Sinus transverse, jusqu'au golfe de la jugulaire, contient un thrombus. Partie mastoïdienne du temporal et os voisins apparaissant colorés en bleu après ablation des parties molles. Le pus qui s'écoule par la plaie communique avec le sinus transverse par le foramen mastoïdien. On ne trouve pas de communication nette entre le foyer mastoïdien et le sinus ; l'inflammation de ce dernier doit être attribuée à une thrombose des petites veines.

Jansen (1), Edward-T. Elly (2), Stacke (3), Reinhardt (4) signalent des cas de suppuration ou de grosse infiltration de la nuque, attribuables à la thrombose des veines mastoïdiennes, et il serait facile d'en trouver d'autres observations.

Dans le cas de Elly, il y eut des phénomènes de pyémie, malgré une trépanation mastoïdienne et des signes de thrombose de la jugulaire ; une incision profonde dans la nuque donna issue à du pus et, contre toute attente, la guérison survint. Jansen trépana la mastoïde, incisa le sinus et les veines émissaires, en retira des thrombus. La mort survint néanmoins par suppuration des sinus. Dans le cas de Reinhardt, terminé aussi par la guérison, grâce à l'incision du sinus, il y eut large infiltration de la nuque et du cou sans collection purulente.

L'observation suivante est fort complexe, nous la citons ici parce qu'à notre avis, l'infiltration de la nuque résulta probablement

(1) JANSEN : Sur la thrombose des sinus crâniens consécutive à l'otite moy. suppurée ; — Arch. f. Ohr., vol. 35, p. 70

(2) EDWARD-T. ELLY : Zeitschr. f. Ohr., XI, p. 31, et Arch. f. Ohr., 1882, p. 212,

(3) STACKE : Statistique de la clinique de Halle pour les mal. d'or., Arch. f. Ohr., 1884 p. 280.

(4) REINHARDT : Recherches sur le trait. opératoire de la thromb. des sinus d'orig. otique ; Deutsch med. Woch., 1895, n° 13, et Arch. f. Ohr., 1896, T XL p. 295.

Voir encore BUCK : N.-York med. Rec., 30 Juin 1894, et Arch. f. Ohr., 1895, T XXXIX, p. 209. (Infiltration de la nuque à la suite d'une périphlébite du sinus latéral.)

de la phébite des veines mastoïdiennes et occipitales ; il est possible que le pus, trouvé le long de la colonne cervicale, ait eu pour cause de diffusion, la phlébite des veines de la région, qui s'anastomosent avec la veine mastoïdienne. Cette opinion est discutable, mais la dissémination rapide de la suppuration est en sa faveur. L'hypothèse d'un abcès sous-dure-mérien, ayant fusé par le trou déchiré postérieur, est aussi très acceptable.

OBSERVATION LIV

Thrombose du sinus transverse droit et de la veine jugulaire interne avec paralysie du nerf vague, à la suite d'une otite moyenne purulente droite. — BECK : *Deutsch Klinik,* 1863, 28 nov. et *Arch. f. Ohr.,* 2ᵉ volume, p. 67.

Soldat atteint d'otite moyenne aiguë. Au cinquième jour de la maladie, une grande incision est faite sur l'apophyse mastoïde ; il en sort une grande quantité de pus. Le lendemain soir, inflammation aiguë, diffuse, du tissu cellulaire de l'occiput et de la nuque avec ictère, et fièvre à allure typhoïde. Dans la nuit suivante, plusieurs frissons ; le gonflement de la nuque a augmenté et a gagné le cou jusqu'à la clavicule ; léger délire. Le septième jour, les mouvements de la langue et du voile du palais sont difficiles. La pointe de la langue est déviée à gauche. Grande difficulté de la parole. Pouls fréquent et petit.

Le huitième jour, paralysies des muscles du larynx et du pharynx, difficulté d'ouvrir la bouche. Ictère et fièvre très prononcés. Le thorax ne se soulève plus pendant la respiration. Paralysie dans la sphère du pneumogastrique, du glosso-pharyngien, du spinal et de l'hypoglosse ; mort dans la nuit après un coma d'une demi-heure.

Autopsie : Hyperhémie du cerveau et du cervelet, exsudat jaunâtre épais sur la convexité. Sur le côté droit du cervelet, exsudat purulent. Thrombose du sinus transverse droit et de la jugulaire. Sur tout le parcours du sinus sur la face interne de l'os, la dure-mère est enduite d'un liquide purulent. Dans le trou déchiré postérieur, les nerfs sont comprimés, et leur gaîne est infiltrée de pus. Il en est de même pour l'hypoglosse dans le trou condylien. Ostéophlébite, périostite suppurée avec ostéite superficielle sur le temporal au-dessus du méat auditif, sur l'apophyse et jusqu'à l'occiput. Le conduit auditif externe, la cavité

tympanique et la trompe d'Eustache sont pleins de pus. Sur le rocher,
il n'y a pas de carie ; en aucun point de la surface, la dure-mère n'était
malade. La peau de la nuque, du côté droit du cou, et le tissu cellulaire
étaient infiltrés de sérosité sanguinolente. Entre les muscles superficiels
et profonds, dans le tissu cellulo-aponévrotique, se trouvaient plusieurs
foyers purulents. Le pus se montrait également dans le voisinage de la
colonne vertébrale, au niveau du point d'émergence des troisième et
quatrième nerfs cervicaux et dans le muscle long du cou. La gaîne commune des gros vaisseaux du cou était très injectée. La gaîne du pneumogastrique était très rouge et très adhérente à la carotide. Le nerf
lui-même n'était pas altéré dans sa consistance et dans sa structure. Les
neuvième, onzième et douzième nerfs crâniens étaient dans le même état.

Abcès métastatiques.

Ces abcès peuvent se produire au niveau du cou, comme dans
un autre point du corps, à la suite de la pyémie d'origine auriculaire, avec ou sans thrombose du sinus et de la jugulaire. Les
observations en sont rares ; ils sont extrêmement difficiles à reconnaître des abcès d'autre origine, lorsqu'ils siègent au voisinage de
la mastoïde. Ils s'accompagnent naturellement de signes généraux
graves.

Leur siège de prédilection est l'articulation sterno-claviculaire.
On les a observés aussi dans les muscles de la nuque et le sterno-
mastoïdien.

Emerson (1) a vu, chez une femme de 24 ans, au quatrième
jour de l'influenza, survenir une otite moyenne aiguë, avec perforation du tympan, otorrhée abondante, fièvre, sans rougeur, ni
tuméfaction de la région ; puis des frissons se montrèrent avec
grandes oscillations de la température, pneumonie métastatique et
série d'abcès, à la région sterno-claviculaire droite, dans le médiastin antérieur, dans la profondeur du cou du côté gauche, sous
le sterno-cleido-mastoïdien. Ce dernier se prolongea jusqu'à la base

(1) EMERSON : Pyémie à la suite d'une otite moy. aiguë, etc., *Trans. of am. ot.
soc.,* 1892, et *Arch. f. Ohrenh.* 1893. T. 35, p. 101.

du crâne. La maladie dura quatre mois et se termina par la guérison. Le traitement consista à favoriser l'écoulement du pus. A aucun moment, on ne remarqua de suppuration de la mastoïde.

Eulenstein (1) a observé un abcès de ce genre dans la musculature de la nuque et du cou, et plusieurs au niveau de l'articulation sterno-claviculaire. Hecke (2) et plusieurs autres auteurs ont signalé cette dernière métastase qui est fréquente.

ABCÈS PAR PROPAGATION DIRECTE

Pour faciliter la description de ces abcès, nous ne suivrons pas exactement la classification que nous avons donnée plus haut d'après le point exact où le pus se fait jour à la surface du rocher ou de la mastoïde ; nous nous placerons à un point de vue plus clinique, et nous classerons surtout ces abcès suivant la région où ils se développent.

Cela nous permettra de grouper en un seul tableau des formes assez semblables comme évolution, bien qu'elles ne soient pas identiques comme origine. Notre classification pathogénique, en apparence artificielle, répond cependant assez à la réalité des faits.

Aux abcès superficiels correspond l'ostéo-périostite de la face, externe de l'apophyse au-dessus des insertions musculaires.

Les abcès de la gaîne du sterno-mastoïdien résultent surtout de l'inflammation de l'apophyse au voisinage de la pointe, quand cette inflammation a tendance à se faire jour, entre les fibres musculaires, à la face externe de la pointe.

Aux abcès de la région parotidienne correspond la fusée purulente passant par la scissure de Glaser ou par un orifice anormal de l'os tympanal.

Les abcès de la face inférieure de la mastoïde résultent, soit de

<hr>

(1) EULENSTEIN : Sur les métastases pyémiques au cours des infl. aiguës du temporal ; *Monatschr. f. Ohrenh.* 1893, p. 141.

(2) HECKE : *Monatschr. f. Ohrenh.* 1892, p. 7.

l'ouverture au voisinage de la pointe, soit de l'ouverture dans la fosse digastrique ou dans l'incisure mastoïdienne ; c'est la forme de Bezold, une des plus fréquentes dans la propagation des suppurations de l'oreille au cou ; c'est elle que nous décrirons surtout, bien qu'elle ne soit pas la seule à donner des symptômes analogues. Ces abcès peuvent avoir aussi leur cause dans une propagation purulente,à travers le plancher de la caisse, au canal carotidien, au golfe de la jugulaire,dans une ostéite et une périostite d'un point quelconque de la face inférieure du rocher. De ce point, le pus peut fuser soit à la *face profonde du sterno-mastoïdien*, soit dans la *gaine des vaisseaux,* soit *dans la région sous-maxillaire* et même *sous-mentale,* soit *dans la nuque et le dos.* Dans certains cas, ces abcès fusent encore plus profondément, sur les *parois latérales du pharynx* et même derrière cet organe. Cette variété très importante sera étudiée à part, car souvent elle a une tout autre origine qu'une-mastoïdite de Bezold.

Nous ferons un chapitre spécial pour quelques formes rares, soit par leur origine, soit par leur marche ou leur cause première ; par exemple, les abcès sous-duraux, les abcès fusant dans les voies aériennes ou le médiastin, les abcès par actinomycose.

Abcès superficiel

Les abcès superficiels du cou d'origine otique sont rares ; ils sont ouverts ou s'ouvrent spontanément à la région mastoïdienne avant de fuser dans le tissu cellulaire sous-cutané. Ils peuvent résulter, soit d'une suppuration des ganglions mastoïdiens, soit d'une périostite primitive ou secondaire de la région mastoïdienne, qu'on a laissé évoluer et qui a fini par traverser le périoste et l'aponévrose. Voici ce que dit Schwartze à ce sujet :

Il peut se former, sur la face externe de l'apophyse mastoïde, des abcès sous-périostiques et, après rupture du périoste détaché de l'os, des abcès sous-cutanés pouvant s'étendre au loin et produire des canaux fistuleux vers la région latérale du cou, la nuque, plus rarement la joue, avant de percer la peau en un point quelconque, souvent très éloigné de l'apophyse mastoïde (1).

Dans certains cas rares, ces abcès peuvent résulter d'une suppuration plus profonde encore, qui a tendance à se faire jour spontanément vers l'extérieur. Nous donnons ci-après une observation inédite de suppuration des cellules de la pointe de l'apophyse avec formation d'un abcès très circonscrit de la gaîne du sterno-mastoïdien, ayant fusé assez loin sous la peau de la nuque. (Voir obs. LV.)

Nous ne nous attarderons pas à une description clinique. Ces abcès ne sont généralement pas très étendus, car ils s'ouvrent spontanément avant d'avoir diffusé au loin. Ils coïncident généralement avec un abcès plus ou moins large de la région rétro-auriculaire.

OBSERVATION LV *(Inédite.)*

Due à l'obligeance de notre maître M. le Docteur SCHWARTZ, chirurgien de l'Hôpital Cochin. — Otite moyenne aiguë. Mastoïdite. Abcès ossifluent sous la peau de la nuque, résultant d'une ostéite de la pointe de l'apophyse. Trépanation de l'antre. Résection de la pointe de l'apophyse. Contre-ouverture. Guérison de la lésion mastoïdienne. Mort quatre mois après de méningite et mal de Pott.

G. P., laveur, âgé de 33 ans, entre à l'hôpital Cochin, service de M. le docteur Schwartz, le 29 janvier 1896. Il n'a pas d'antécédents héréditaires intéressants, n'a jamais été malade, à part de violentes douleurs lombaires, éprouvées l'année d'avant et ayant duré quinze jours.

Le 15 décembre 1895, le malade contracte une angine suivie de bronchite avec perte d'appétit, courbature, céphalalgie. Vers le milieu de janvier, il apparaît une vive douleur dans l'oreille gauche, accompagnée de bourdonnements et de surdité.

Le 22 janvier, il s'écoule par l'oreille quelques gouttes de pus.

(1) SCHWARTZE : *Maladies chirurgicales de l'oreille*, trad. de Rattel, Paris, 1896, p. 153, t. II.

L'écoulement persiste pendant quelques jours, puis disparaît. Avec la cessation de l'écoulement coïncide l'apparition d'un gonflement dans la région mastoïdienne. En même temps, les douleurs, d'abord localisées dans le fond de l'oreille, s'irradient à l'apophyse mastoïde. Les jours suivants, elles se généralisent dans tout le côté gauche de la tête et empêchent le malade de dormir, ce qui le détermine à entrer à l'hôpital.

Le 30 janvier, on constate une surdité complète de l'oreille gauche, aucun écoulement par le conduit auditif. La région mastoïdienne est rouge et présente un gonflement œdémateux empiétant vers le cuir chevelu et se propageant en arrière vers la nuque presque jusqu'à la ligne médiane. Douleur vive à la pression en ce point. Le tympan est rouge au niveau du manche du marteau, il est dépoli et bombe légèrement du côté du conduit ; on remarque en arrière et en bas les traces d'une perforation cicatrisée. Temp. 39°

1er février. — M. Schwartz fait une incision rétro-auriculaire à un demi-centimètre en arrière du pavillon et la prolonge jusqu'au dessous de la pointe de l'apophyse. Sous la peau se trouve une collection purulente qui fuse en bas et en arrière vers la nuque. Le doigt introduit dans la plaie constate que cet abcès a une origine profonde dans la gaîne du sterno mastoïdien et on trouve, au niveau de la pointe de l'apophyse, un point osseux dénudé. On pratique au ciseau une ouverture large de l'antre mastoïdien dans lequel on trouve du pus. Les cellules mastoïdiennes sont altérées et leurs cloisons détruites en partie jusqu'à la pointe. On résèque la petite portion osseuse dénudée de la pointe et on fait une contre-ouverture à la nuque. Passage d'un drain entre les deux plaies. Tamponnement à la gaze iodoformée.

3 février. — La température est restée deux jours à 39° ; elle a tendance à baisser.

12 février. — La température, après avoir été normale pendant une huitaine de jours, s'élève de nouveau et monte à 40° le 14.

On constate des signes de broncho-pneumonie.

1er mars. — Les phénomènes pulmonaires se sont dissipés ; la cavité de trépanation est presque comblée. Etat général bon.

10 mars. — Apparition d'un abcès dans la fosse iliaque droite. Mal de Pott lombaire. La plaie mastoïdienne est cicatrisée.

11 avril. — Drainage lombo-iliaque.

Dans le courant de mai, apparaissent des phénomènes de méningite tuberbuleuse et de compression médullaire. Le malade meurt le 18 mai. Pas d'autopsie.

Observation LVI

Hessler : *Arch., f. Ohr.*, 1885, p. 3.

Homme, 27 ans. Otite moyenne aiguë datant de deux semaines. Abcès rétro-auriculaire. Abondant écoulement purulent par l'oreille. Temp. 40°3 ; tuméfaction très étendue derrière l'oreille et sur le cou, plus bas que la pointe de l'apophyse mastoïde. La pression en ce point détermine l'issue du pus par le conduit.

Incision derrière l'oreille d'un abcès sous-cutané qui se continue avec l'abcès du cou. Abcès sous-périostique. Fistule de la corticale qu'on agrandit. Extraction d'un cholestéatome et d'un séquestre. Elimination ultérieure de masses cholestéatomateuses. Guérison en cinq mois.

Observation LVII

Schwartze : *Arch. f. Ohr.*, 1878, vol. 13, p. 245.

R. R. ; à 5 ans, scarlatine, diphtérie, double otorrhée. A 15 ans, abcès à l'apophyse mastoïde droite avec fièvre et douleur, incision, guérison. A 16 ans, nouvel abcès à la même place, incisé le 21 juillet 1875. Laisse écouler une grande quantité de pus fétide. L'abcès formant une poche sinueuse par en bas, on pratique une contre-ouverture dans le cou. Pas d'os à nu.

Formation d'une fistule, de polypes dans la caisse et le conduit. Fièvre. Incision de Wilde, le 6 août.

9 août. — Agrandissement de la fistule osseuse ; on fait sortir du pus fétide et des séquestres. Drainage qui n'est supprimé qu'en juin 1877. Guérison.

Observation LVIII

Bouilly : *Journ. des Conn. méd.*, 1882, p. 313.

Tuberculeux cachectique, otite moyenne purulente datant de six mois. Mastoïdite. Large tuméfaction qui empiète sur l'occiput et s'étend en bas jusqu'au bord du maxillaire inférieur. Peau n'est pas rouge ni amincie. Vaste fluctuation sous la tumeur. Incision. Trépanation mastoïdienne.

Observation LIX

Christinneck : *Arch. f. Ohr.,* 1882, p. 294.

Enfant 3 ans et demi.Douze jours après le début d'une otite moyenne gauche, incision d'un abcès sous-cutané de la grosseur d'un œuf d'oie, situé au niveau de la pointe de l'apophyse et s'étendant vers la nuque.

Observation LX

Passarini : *Montpellier médical,* 1888, p. 437.

Homme de 43 ans. Mastoïdite, refus d'intervention. Gonflement énorme de la région mastoïdienne s'étendant en bas au-dessous du maxillaire, en arrière, jusqu'à la colonne vertébrale. Incision. Ecoulement de trois cents grammes de pus (1).

Observation LXI

Neumann : *St-Petersb. medic. Wochenschrift,* 25 juin 1888, p. 227.

Ministre de 70 ans, ayant depuis longtemps une otite moyenne suppurée. Diminution de l'écoulement. Formation d'un abcès sous-périosté sur l'apophyse mastoïde, s'étendant jusqu'à l'occiput, gagnant en haut l'écaille et en bas les muscles de la nuque. Incision en arrière du pavillon laissa écouler environ un verre à bière de pus.

Nouvelle incision longue de sept à huit centimètres, quelque temps après ; on ne trouve pas de lésion de l'os. Quatre semaines après, guérison.

Observation LXII

Neumann : *Ibid.*

Femme 60 ans. Souffrant depuis deux mois de l'oreille gauche, sans écoulement. Gonflement, au-dessous de l'apophyse mastoïde, de la

---

(1) Voir aussi : Strawbridge : *Med. News,* 18 octobre 1886, et *Ann. des Mal. de l'Or.,* 1887, p. 109.

Trœltsch : *Arch. f. Ohr.,* 1873, p. 50.

grosseur d'un œuf de poule ; fluctuant à sa partie supérieure. Incision.
On ne trouve pas l'os à nu. Curetage. Guérison au bout d'un mois.

Abcès de la Gaîne du Sterno-cleido-mastoïdien.

Ces abcès forment une transition entre les abcès sous-cutanés
que nous venons d'étudier et les abcès profonds. Contenus dans la
gaîne du muscle, au-dessous de l'aponévrose, ils ont tendance à
descendre en suivant le trajet des fibres musculaires, et souvent à
venir se porter sous la peau.

Leur origine est variable. Ils peuvent résulter de la propagation
d'un abcès sous-périosté de la face externe de la mastoïde, qui
envahirait peu à peu les insertions du muscle ; nous en relatons
quatre cas ; ils sont plutôt rares. Pour M. Tillaux, leur cause
siégerait souvent dans la suppuration d'un ganglion mastoïdien
situé au niveau de la partie supérieure de la gaîne.

La plupart du temps, ils résultent d'une suppuration des cellules
mastoïdiennes de la pointe, occasionnant une ostéo-périostite, soit
de la face externe de cette partie de l'apophyse (obs. LXIII et suiv.,
LXXXVIII et suiv.), soit de la pointe (obs. LXXI et suiv.), soit même
de la face interne (obs. LXXVI).

Plusieurs fois, on a trouvé des perforations ou des altérations
osseuses plus ou moins marquées en ces différents points. Il est
possible aussi qu'un phlegmon profond vienne envahir la gaîne du
muscle.

Ces abcès ne descendent pas toujours jusqu'à la partie inférieure
du muscle, souvent ils s'arrêtent à la moitié, ou au tiers inférieur.
Ils peuvent s'ouvrir spontanément à la peau et déterminer une
fistule. (Cas de Péan. Thèse de Brochin, v. obs. LXVII).

Ils ont un aspect fusiforme, comme la gaîne du muscle qu'ils
injectent en quelque sorte ; cet aspect peut être masqué par l'infiltration des tissus. Durs, rénitents au début, si on les laisse évoluer,
ils peuvent devenir fluctuants. Souvent la collection purulente est
moins considérable que ne le ferait croire l'aspect de la tuméfac-

tion ; tout cela dépend du moment où on incise. Ils peuvent évoluer sans manifestation fébrile très intense et s'accompagnent naturellement de torticolis.

OBSERVATION LXIII (Personnelle.)

Recueillie à la clinique de M. le Docteur CASTEX. — *Mastoïdite consécutive à une otite moyenne aiguë, abcès de la partie supérieure du sterno-mastoïdien. Trépanation. Guérison.*

D., 52 ans, éprouve, le 21 décembre 1896, une douleur subite dans l'oreille gauche, à la suite d'un refroidissement ; impossibilité de dormir. Deux jours après, apparaît un gonflement en avant et en arrière du pavillon. En même temps, angine, coryza et expulsion par le nez de fausses membranes (?) au dire du malade.

Le 28 décembre, apparaît un écoulement, séreux d'abord, puis épais et purulent.

Le 5 janvier, le malade se présente à la clinique ; on constate, une otite moyenne aiguë gauche avec perforation du tympan dans le cadran postéro-inférieur. Injections d'eau boriquée. Instillations de glycérine phéniquée à 1/10. Amélioration.

Dans les premiers jours de février, le malade revient avec un léger gonflement derrière le pavillon ; il refuse une paracentèse du tympan ; la perforation de la membrane est très étroite. Après trois alternatives d'aggravation et d'amélioration dans les symptômes, le gonflement finit par s'étendre, le 25 février, dans la partie supérieure du sterno-cleido-mastoïdien ; la peau est rouge à ce niveau et très douloureuse à la pression. L'écoulement purulent de l'oreille persiste, toujours modéré. Le malade très pusillanime refuse toute intervention ; mais les douleurs deviennent si violentes, les jours suivants, qu'elles empêchent complètement le sommeil ; le patient se décide enfin à recourir au traitement chirurgical. Temp. 39°, 2. Pas de sucre ni d'albumine dans les urines.

1er mars. — On constate un gonflement occupant toute la région auriculaire en avant et en arrière du pavillon, remontant dans la fosse temporale et s'étendant surtout en bas, le long du sterno-mastoïdien dans les deux tiers supérieurs de ce muscle.

M. le Docteur Castex pratique une grande incision derrière le pavillon, descendant jusqu'au dessous de la pointe. Evacuation d'un abcès sous-périosté de la face externe de la mastoïde. La corticale présente une petite perforation au niveau des insertions du sterno-mastoïdien. Ouverture de l'antre qui contient du pus. Evidement de l'apophyse où se trouvent du pus et des fongosités jusqu'au voisinage de la pointe.

Une poche purulente, descendant à quatre ou cinq centimètres dans la gaîne du sterno-mastoïdien, communiquait avec l'abcès sous-périosté. L'incision est prolongée par en bas afin de drainer cette poche. Tube en caoutchouc. Tamponnement à la gaze iodoformée.

Dès le soir, les douleurs disparaissent, la fièvre tombe ; cicatrisation complète le 8 mai. Ouïe conservée en partie (moitié de la normale).

Observation LXIV (Inédite.)

Due à l'obligeance de M. le Docteur Schwartz, *chirurgien de l'Hôpital Cochin. — Otite moyenne suppurée aiguë, avec mastoïdite et abcès de la gaîne du sterno-mastoïdien. Trépanation. Guérison.*

L., 59 ans, étameur, entre, le 26 novembre 1894, à l'Hôpital Cochin, service de M. le Docteur Schwartz. Pas d'antécédents héréditaires intéressants. S'est toujours bien porté jusqu'il y a quatre ans, où il fut soigné pour une dilatation de l'estomac. Il y a un an, a été soumis au régime lacté par un médecin qui avait trouvé dans ses urines de l'albumine en quantité assez notable. L'état général était bon malgré cela. Il avait eu, quelque temps avant cette époque (il y a quatorze mois environ), un assez grand nombre de furoncles aux membres inférieurs et de la rougeur tout autour de l'oreille droite. Le tout a disparu avec des cataplasmes de fécule. Il y a trois mois, à la suite d'une bronchite, la rougeur de l'oreille droite a reparu, s'accompagnant d'une légère douleur et d'une surdité assez prononcée de ce côté. Le malade fut soigné à la consultation des sourds-muets par des lavages d'oreille. La persistance des douleurs et de l'écoulement l'ont décidé à venir à l'Hôpital.

Etat actuel : Sur le pavillon et tout autour de l'oreille droite, on remarque une rougeur diffuse, avec tuméfaction de la région mastoïdienne et de la partie latérale du cou. Empâtement des parties tuméfiées qui sont très douloureuses à la pression ; fluctuation peu marquée du côté du sterno-mastoïdien. Un écoulement purulent sort du conduit auditif externe. Une montre, appliquée au contact de l'oreille, n'est pas entendue ; mais, appliquée sur le front, le tic-tac est perçu par l'oreille malade.

L'expérience de Vasalva ne produit pas de sifflement dans l'oreille, probablement à cause de l'obstruction de la trompe d'Eustache.

Diagnostic porté : Otite moyenne purulente aiguë, avec inflammation des cellules mastoïdiennes et de la région sterno-cleido-mastoïdienne supérieure.

Longue incision sur l'apophyse et sur la tuméfaction du cou. Evacuation d'un abcès sous-périosté qui communique avec un abcès de la gaîne du sterno-mastoïdien. Trépanation de l'antre, qui contient très peu de pus. Drain dans la gaîne du muscle. Tamponnement à la gaze iodoformée. Cessation des douleurs. Suites normales.

Le malade sort guéri, le 19 décembre 1894.

OBSERVATION LXV

HINTON : *Med. chir. Trans.*, London, 1868, p. 231.

B. J., prêtre, bonne santé habituelle. Otite moyenne aiguë purulente. Tuméfaction au niveau de la mastoïde. Douleur. Fièvre. Incision de Wilde. Le lendemain trépanation, issue de pus grumeleux. Quinze jours plus tard, gonflement sur le trajet du sterno-mastoïdien, fièvre. Pas de fluctuation. La pression sur la tumeur fait sortir un peu de pus par la plaie. Ponction de la partie tuméfiée ; évacuation par le trocart d'une demi once de pus. Evacuation de pus les jours suivants. Trois semaines plus tard, incision large de l'abcès. Guérison six mois après la trépanation. Ouïe en partie conservée.

OBSERVATION LXVI

DELAISSEMENT : Thèse, Paris, 1868., p. 53.

Fille, 16 ans. Otite moyenne aiguë double, suite de scarlatine. Au bout de trois semaines, le 24 mars, gonflement derrière l'oreille droite et sur la partie latérale du cou.

Trépanation de la mastoïde le 30 mars.

1ᵉʳ avril : Douleur dans l'oreille droite et nouveau gonflement du cou. La pression fait écouler le pus par le conduit auditif externe.

En juin, guérison.

OBSERVATION LXVII

BROCHIN : Thèse, Paris, 1874, p. 41.

S..., musicien belge, est atteint d'une carie du rocher, avec trajet fistuleux s'étendant au cou, jusqu'à la partie moyenne et antérieure du sterno-cleido-mastoïdien, avec suppuration par le conduit auditif datant de dix-huit mois.

La trépanation mastoïdienne fut pratiquée par M. Péan. Depuis, l'écoulement a tout à fait cessé ; les liquides injectés par l'orifice fistuleux du cou sortent facilement par le trou mastoïdien. L'audition, qui était nulle, a reparu. La montre est entendue à huit centimètres. Canule en argent dans l'ouverture mastoïdienne. Six mois après, cicatrisation complète.

OBSERVATION LXVIII

NEUMANN : *St-Petersb. medic. Wochensch.*, 25 juin 1888, p. 228.

A. R., sous-officier, 86 ans, souffrait depuis un mois d'une violente douleur à l'oreille gauche. Ecoulement d'oreille de ce côté. Gonflement fluctuant sur la mastoïde ; la pression en ce point augmente l'écoulement par le conduit auditif.

18 mai. — Grande incision sans trépanation. Amélioration, cessation de la suppuration de l'oreille.

Dans la suite, l'abcès s'est reformé deux fois, et un abcès ossifluent est apparu le long du sterno-mastoïdien. Grande incision, curetage. Guérison.

OBSERVATION LXIX

GERVAIS : Th., Paris, 1879, p. 38.

Otite moyenne purulente droite, datant de plusieurs mois, chez une femme de 25 ans. Gonflement de la région mastoïdienne et occipitale. Incision donne du pus et fait disparaître, avec la douleur, quelques troubles cérébraux (délire, somnolence, strabisme interne de l'œil droit).

Quelques jours après, gonflement et fluctuation à la partie supérieure du sterno-mastoïdien. Incision donne beaucoup de pus. Guérison.

OBSERVATION LXX

GERVAIS : *Ibid.*

Homme 30 ans. Au commencement de mars, otite moyenne aiguë, consécutive à une angine.

20 avril. — Gonflement énorme de la région mastoïdienne droite s'étendant aux régions temporale, occipitale et *cervicale ;* torticolis. Douleurs vives.

21 avril. — Incision jusqu'à l'os derrière le pavillon. Issue de pus.

29 mai. — Abcès s'est fermé ; mais un nouveau foyer s'est formé dans la gaîne du sterno-cleido-mastoïdien, immédiatement au-dessous de l'apophyse mastoïde. Ouverture. Un stylet pénètre à cinq centimètres.

Guérison au bout de deux mois, sans issue de séquestre.

OBSERVATION LXXI
SCHWARTZE : *Arch f. Ohr.,* 1883, p. 239.

Homme, 30 ans. Mastoïdite, suite d'otite moyenne aiguë. Œdème jusqu'à l'occiput. Fluctuation profonde au niveau de la pointe. Incision. Pus dans les parties molles à ce niveau. Il existe une perforation tout près de la pointe par où le pus sort de l'os. Trajet fistuleux dans la direction du cou sur une longueur de un pouce. Curetage, drainage. Guérison.

OBSERVATION LXXII
SCHWARTZE : *Arch. f. Orh.,* 1883, p. 237.

Fr. Schr., 54 ans. Abcès mastoïdien, suite d'otite moyenne aiguë grippale. Incision de Wilde. Persistance d'une fistule. Au bout de quatre semaines, infiltration dure sous la pointe jusque dans le cou. Incision sur le trajet fistuleux qui conduit dans les cellules de la pointe qu'on curette. Ouverture de l'antre ; il contient un peu de pus. Trajet fistuleux part de la pointe et va jusqu'à la clavicule. Incision de sa partie supérieure et drainage de la partie inférieure. En changeant le pansement, on s'aperçoit que le drain a pénétré dans le trajet et y a disparu. Incision de tout le trajet pour le trouver. Ligature de la jugulaire externe sectionnée. Erysipèle consécutif. Un mois après, il ne reste qu'un petit trajet fistuleux allant à la pointe de l'apophyse. Longueur de la cicatrice : vingt centimètres. Six mois après, guérison complète.

OBSERVATION LXXIII
STACKE : *Arch. f. Ohr.,* 1884, p. 276.

Cordonnier, 37 ans. Mastoïdite, suite d'otite moyenne aiguë. Incision de Wilde. Persistance des douleurs. Quelques jours après, infiltration du cou au-dessous de la plaie. Dès que la fluctuation parut, ouverture par la première plaie et contre-ouverture en bas pour drainer l'abcès. Trépanation de l'apophyse ; grande cavité cariée. Le lendemain, rougeur, œdème, douleur à la pression au-dessus du sternum, au voisinage de la contre-ouverture du cou, faite probablement trop haut, et le long de la jugulaire. Le cinquième jour, frisson, fièvre, pleurésie sèche. Mort le septième jour.

Autopsie : Le trajet fistuleux du cou s'étend dans la partie antérieure du sterno-mastoïdien et ne gagne pas la profondeur. Il s'arrête à quelques centimètres au-dessus du sternum. Rien dans la gaîne des vaisseaux ni dans le médiastin antérieur. Thrombus assez ancien dans la bulbe de la jugulaire et plus récent dans le sinus latéral. Paroi de la veine infiltrée de pus par places. Abcès intra-mastoïdien avec perforation au niveau du sulcus transversus.

Observation LXXIV

Cellulite mastoïdienne. Trépanation. Abcès du cou. Guérison. — Boullangier : Th., Bordeaux, 1887, p. 52.

B. 21 ans, soldat. Otite moyenne aiguë au cours d'une bronchite. Au bout de trois semaines, douleurs violentes à droite irradiées au pourtour de l'oreille. Insomnie. Torticolis. Empâtement et rougeur de la moitié postérieure du conduit auditif ; temp. 40°.

6 juillet 1886. — Trépanation. On trouve du pus dans les cellules mastoïdiennes bien que la corticale soit saine. Le lendemain, cessation des douleurs et de la fièvre.

Dix jours après, suppuration de lá plaie qui a un aspect grisâtre. Collection purulente dans la gaîne du sterno-mastoïdien incisée le 21 juillet, il en sort du pus phlegmoneux. Guérison.

Observation LXXV

Fièvre typhoïde. Otite suppurée double. Double trépanation. Guérison. — Thèse de Boullangier : Bordeaux, 1887.

S. A., 21 ans, soldat. Au déclin d'une fièvre typhoïde, écoulement purulent des deux oreilles. Trois semaines après, gonflement de la région mastoïdienne droite ; puis, au bout de huit jours, de la même région gauche.

2 juin. — On constate alors un gonflement considérable à droite, au niveau de la mastoïde et envahissant le cou jusqu'à mi-hauteur du sterno-cleido-mastoïdien. Mêmes symptômes à gauche, mais moins étendus. Ecoulement très abondant des deux côtés.

6 juin. — Première opération. A droite on trouve du pus à la partie inférieure de l'incision. Petite perforation de la corticale, au niveau de l'insertion du sterno-mastoïdien. L'os, évidé au-dessus, est mou ; cellules pleines de tissu fongueux qu'on curette jusqu'à ce qu'on arrive sur de l'os sain. En pressant sur le cou, on fait sourdre par la cavité osseuse un flot de pus. Contre-ouverture de la gaîne du sterno-mastoïdien à la partie déclive. Lavage. Dès le lendemain, l'écoulement par le conduit auditif cesse ; les douleurs intolérables disparaissent, le sommeil revient.

9 juin. — Trépanation à gauche, corticale altérée, curetage. Guérison presque complète des plaies au bout d'un mois.

Observation LXXVI

Otite moyenne aiguë gauche. Carie de la mastoïde. Abcès ossifluent du cou. Mort par méningite. — Wagenhaüser : *Arch. f. Ohrenh. 1888, p. 25.*

D. M., 56 ans, commence à souffrir au milieu d'avril de l'oreille gauche. Otite moyenne confirmée. Plusieurs paracentèses du tympan. Gonflement et douleur à la région mastoïdienne, à plusieurs reprises séparées par des périodes d'amélioration.

15 juin : Le gonflement de l'apophyse mastoïde s'étend au cou le long du muscle sterno-mastoïdien. Douleurs violentes.

22 juin : Le gonflement a augmenté, fluctuation profonde. Légère paralysie faciale.

1er juillet : Opération. Il s'écoule du pus, au moment où on détache les insertions du sterno-mastoïdien. Contre-ouverture plus bas fait écouler beaucoup de pus. Toute la mastoïde est pleine de fongosités qu'on curette.

29 juillet : Mort.

Autopsie : Perforation à la paroi interne de l'apophyse, à cinq millimètres au-dessus de la pointe.

Lésions de méningite.

Observation LXXVII

*Sur une infection générale consécutive à une otite moyenne suppurée
pneumococcique (bacille de Friedlander),* — Weichselbaum : *Monatschr. f. Ohr.,* 1888, p. 200.

Femme de 54 ans, apportée à l'hôpital deux heures avant sa mort.
Elle avait un écoulement de l'oreille gauche depuis quatre semaines et,
à la clinique du Docteur Grüber, où elle avait paru une fois, on avait
fait le diagnostic d'otite moyenne aiguë suppurée gauche. Apportée à
l'hôpital dans un état semi-comateux durant depuis un jour : on constate
qu'elle a beaucoup de sucre et d'albumine dans l'urine. Mort deux
heures après.

Autopsie : Aspect laiteux du cerveau à la surface au niveau de la
convexité (face interne). Un peu de sérosité claire dans le ventricule
latéral. Pus dans le conduit auditif, dans la caisse et les cellules mastoïdiennes. Tympan perforé, gonflé, ecchymotique. Muqueuse de la
caisse et de ses dépendances très injectée. Le périoste recouvrant
l'apophyse mastoïde, la partie supérieure du muscle sterno-cleido-
mastoïdien, le tissu cellulaire intra et extra-musculaire, sont infiltrés de
pus. Les fosses nasales sont pleines de pus, leur muqueuse est rouge
et un peu tuméfiée. Rien dans les cavités accessoires du nez ni dans
l'oreille droite et le pharynx. Œdème du lobe inférieur gauche du poumon. Hypertrophie du cœur gauche, dégénérescence du muscle car-
diaque. Aorte athéromateuse. Rate un peu gonflée et couleur chocolat.
Néphrite parenchymateuse aiguë des deux côtés.

Les recherches bactériologiques soigneusement faites ont donné
partout du pneumocoque de Friedländer. Pour l'auteur, le point de
départ de l'infection a été dans l'oreille ou dans le nez.

Observation LXXVIII

Hessler : *Arch. f. Ohr.,* 1889, t. 28, p. 18.

Garçon 7 mois. Parents tuberculeux. Coma. Otite moyenne aiguë.
Mastoïdite avec abcès ossifluent au-dessous et en arrière de l'apophyse.
Incision ; curetage jusqu'au voisinage de l'antre. Contre-ouverture sur
l'abcès. Coma persiste. Mort sept jours après de méningite probable.

Observation LXXIX

Hessler : *Ib.*

Jeune fille, 18 ans, Otorrhée datant de huit ans. Poussée aiguë de mastoïdite coïncidant avec un arrêt de l'écoulement. Céphalée, fièvre, vomissements. Tuméfaction sur l'apophyse s'étendant jusqu'au milieu du cou. Fluctuation. Incision d'un abcès sous-périosté à la face externe de la mastoïde. Abcès du cou situé sous l'aponévrose superficielle communique avec le précédent. Contre-ouverture, drainage. Ouverture de l'antre. Ablation d'un cholestéatome et évacuation de pus. Suppression du drain du cou, au bout de huit jours. Guérison en cinq semaines ; il persiste encore un petit trajet à ce moment. Ultérieurement, signes de tuberculose pulmonaire.

Observation LXXX

Jacoby : *Ib.* 1889, t. 28, p. 275.

Homme, 26 ans. Double otite moyenne aiguë purulente. Un mois après le début, abcès ossifluent à droite, au-dessous de l'apophyse mastoïde. Curetage des cellules mastoïdiennes. A gauche, tuméfaction des parties molles au-dessous de l'apophyse mastoïde. Ouverture de la corticale jusqu'à la pointe, cellules altérées. Curetage. Guérison en deux mois à droite, et en un peu plus de temps à gauche.

Observation LXXXI

Jacoby : *ib.*, p. 281.

Femme, 45 ans. Otite moyenne aiguë ; mastoïdite. Lymphangite rétro-maxillaire. Un mois après. Tuméfaction mastoïdienne s'étendant assez loin au-dessous de la pointe. Ponction, sérosité sanguinolente. Trépanation de l'antre. Issue de deux cuillerées à thé de pus fétide. Guérison.

Observation LXXXII

Hessler : *ib.*, 1885, p. 1.

Otite moyenne aiguë ; mastoïdite. Tuméfaction allant de la région temporale au milieu du cou sur le sterno-mastoïdien. Difficulté d'ouvrir la bouche. Ouverture de l'antre, ablation d'un séquestre met le sinus à découvert. Infiltration des parties molles mais pas de pus collecté. Drainage. Guérison.

OBSERVATION LXXXIII

HESSLER : *Ib.* 1891, p. 34.

S. 5 ans. Otite moyenne aiguë, suite d'influenza. Au bout de deux semaines, gonflement à la mastoïde. Perforation du tympan. Infiltration du sterno-mastoïdien. Trépanation. Pus dans les cellules jusque dans la pointe. Os très altéré. Dure-mère mise à nu sur une petite étendue. Curetage de l'antre. Résection complète de la pointe de la mastoïde. Guérison en quatre semaines.

OBSERVATION LXXXIV

Suppuration chronique et carie du rocher des deux côtés. Lupus du nez. Tuberculose généralisée. — LUDEWIG : *Arch. f. Ohr.* 1891, vol. 31, p. 36.

O. B., 30 ans. En 1886, lupus du nez. En juillet 1888, écoulement purulent par l'oreille droite, puis par la gauche.

Août 1888. — Douleur de l'apophyse mastoïde gauche. Gonflement de la paroi supéro-postérieure du conduit. *25 septembre* : Trépanation de la mastoïde gauche. Pus dans l'antre. Amélioration. *13 novembre* : Curetage de la mastoïde gauche contenant des détritus caséeux. Ablation d'un polype à droite. Cautérisation au Paquelin du lupus du nez.

26 janvier 1889. — Abcès ossifluent du cou s'étendant jusqu'à la clavicule gauche. On l'ouvre et on passe un drain qui ressort par la plaie derrière l'oreille. Quelques temps après, fièvre, céphalée violente.

13 février. — Un nouvel abcès est cureté au voisinage du trajet fistuleux du cou qui a persisté. Au commencement de mars, double paralysie faciale, fièvre, frissons. Mort le 30 mai de tuberculose pulmonaire.

Autopsie : Trajet fistuleux sous le bord antérieur du sterno-mastoïdien, conduit à une cavité située derrière l'oreille.

Tubercules dans le poumon, la rate, les reins, le foie, l'intestin, les méninges ; carie des deux rochers et des vertèbres dorsales supérieures.

OBSERVATION LXXXV

SUTPHEN : *Trans. of the amer. ot. Soc.,* 1893. — *Arch. f. Ohr.,* 1895,
T. 38, p. 89.

Otite moyenne purulente gauche, carie de l'apophyse mastoïde et
abcès du cou. Symptômes cérébraux dans les derniers jours. On trouva
un abcès sous-dure-mérien communiquant avec une perforation de
l'apophyse mastoïde et avec un abcès du cervelet. Pleurésie purulente
droite. Hépatisation du sommet du poumon. Cœur petit et mou. Rate
et foie très augmentés de volume.

OBSERVATION LXXXVI

GRUNERT et PANSE : *Arch. f. Ohr.,* 1892, (Statist. Clin. de Hale.)

G. Z. 7 ans. Abcès du cou considéré comme abcès ossifluent
consécutif à une otite moyenne.

OBSERVATION LXXXVII

Sur l'otite moyenne diabétique. — DAVIDSOHN : *Arch. f. Ohr.,* vol. 39,
p. 203 (1895) ; *Berliner Klin. Wochensch.,* 1894, n° 51.

Homme de 49 ans, souffrait de l'oreille gauche depuis vingt-deux
ans. Depuis quatre semaines, otite moyenne purulente droite. Douleur
derrière l'oreille depuis quatre jours. Trépanation de la mastoïde ; la
corticale est altérée. Amélioration. Pendant la convalescence, au bout
de quelques semaines, se montre une tuméfaction phlegmoneuse de la
partie latérale du cou au-dessous de l'apophyse. Profonde incision.
Amélioration. Mauvais aspect de la plaie. Mauvais aspect général. On
trouve du sucre dans les urines. On fait le traitement général du diabète.
L'état local s'améliore rapidement. Guérison.

OBSERVATION LXXXVIII

*Abcès mastoïdien dans la gaîne du sterno-cleido-mastoïdien. Trépanation.
Guérison.* — BROCA et LUBET-BARBON : *Les Suppurations de
l'apophyse mastoïde et leur traitement,* Paris, 1895, p. 44.

Jeune fille de 16 ans qui, à la suite de la grippe, eut un écoulement de l'oreille droite, traité par des lavages. Au bout d'un mois,

gonflement rétro-auriculaire. Vers le quarantième jour, on constate que le pavillon est porté en avant, qu'il siège en arrière de lui une tumeur peu volumineuse mais qu'on dit avoir diminué depuis deux ou trois jours en même temps que les douleurs se sont calmées. Aujourd'hui, la véritable tumeur siège au-dessous de la pointe de l'apophyse, formant une masse allongée le long du sterno-mastoïdien. On ne trouve pas de fluctuation, mais une certaine rénitence dans toute cette région. La peau a conservé sa coloration normale, la tête est immobilisée par une sorte de torticolis. Tympan perforé.

Opération, le 14 juin 1893. Grande incision descendant plus bas que la pointe et allant rejoindre le sillon rétro-auriculaire, tissus épais, légèrement infiltrés. Dans la gaîne du muscle, tout à fait en haut, petite collection purulente moins copieuse que ne l'aurait fait soupçonner le volume de la tumeur ; on tombe en haut sur une perforation de la corticale de un demi-centimètre carré au moins, qui conduit dans les cellules pleines de pus, de granulations et de quelques débris osseux. Curetage, tamponnement de la cavité avec suture des extrémités de l'incision. Guérison au bout d'un mois ; perforation du tympan fermée et audition normale.

Observation LXXXIX

Bulling : *Z. f. Ohr.*, 1896, T. 28, p. 295.

Jeune homme 17 ans. Otite moyenne aiguë gauche, avec écoulement séro-sanguinolent.

5 février. — Légère douleur à la pression dans la fosse mastoïdienne, ganglion à la pointe de l'apophyse. Fièvre. T. 38° 6 environ.

18 février. — Cessation de la fièvre. Gonflement et douleur persistent au niveau de la pointe et un peu au-dessous. Paracentèse.

24 février. — Le gonflement a augmenté. Pas de douleur, pas de fièvre, pas d'écoulement. La voix chuchotée est entendue à six mètres et plus. Anesthésie au chlorure d'éthyle. Incision de la région mastoïdienne. Petite fistule entre les insertions musculaires. Du pus s'écoule à ce niveau. La sonde s'enfonce à deux centimètres dans une cavité de la grosseur d'une noisette, pleine de fongosités. On ouvre et on curette. L'antre n'est pas ouvert. Le pus contenait du staphylocoque. Guérison.

Observation XC

Leutert : *Arch f. Ohr.*, 1896, vol. 41, p. 290.

Jeune homme. Otite moyenne suppurée double, quatre ans avant.

Nouvelle otite moyenne gauche aiguë. 39°. Œdème et grande sensibilité à la pointe de l'apophyse et le long du sterno-mastoïdien. Incision,
abcès fétide sous-périosté. Trépanation de l'antre, ouverture de la caisse.
Cholestéatome s'étendant jusque dans la pointe et même dans l'insertion
du sterno-mastoïdien. Parties molles au-dessous de l'apophyse sont très
infiltrées, pas de pus collecté. Guérison.

Comme on peut s'en convaincre par la lecture des observations
que nous donnons, sur vingt-huit cas, six seulement se sont produits au cours d'une otite moyenne chronique ou d'une vieille
otorrhée réchauffée ; les autres résultaient d'une otite aiguë plus ou
moins récente. Sur ce chiffre, les enfants sont au nombre de deux,
et le sexe féminin, au nombre de cinq.

Dans cinq cas, on est intervenu avant la formation d'une
collection purulente, il y avait simplement infiltration des tissus.

Dans les six observations où la mort a suivi d'assez près la
formation de l'abcès, il y a eu des complications indépendantes de
cette suppuration de la gaîne du sterno-mastoïdien (méningite,
abcès encéphalique, tuberculose pulmonaire), sauf dans le cas de
Weichselbaum, où il semble y avoir eu une infection générale par
le pneumocoque, localisé primitivement dans l'oreille moyenne et
la gaîne du muscle ; il est vrai qu'il s'agissait d'une femme albumi-
nurique et diabétique.

Cinq fois, on était intervenu d'une façon plus ou moins complète
quelques jours avant la formation de l'abcès du cou. On peut se
demander si, dans ces cas, l'abcès ne fut pas le résultat d'une réin-
fection opératoire. Nous pensons plutôt qu'il a évolué, malgré une
intervention probablement trop réservée.

ABCÈS CERVICAUX PROFONDS

On a tendance à désigner sous le nom de *Mastoïdite de Bezold*
tous les abcès d'origine auriculaire fusant profondément dans le cou.
Nous avons vu que ces abcès pouvaient avoir une tout autre origine

qu'une perforation de l'os au niveau de la fosse digastrique ou de la face interne de l'apopyse mastoïde (abcès d'origine lymphatique, veineuse, perforation du plancher de la caisse, ostéite de la face inférieure du rocher, etc, etc.). Néanmoins, il est un fait certain, c'est que la forme de Bezold est de beaucoup la plus fréquente ; donc, toutes réserves faites, c'est elle que nous prendrons comme type de notre description dans les différents abcès cervicaux qui nous restent à décrire. D'après Bezold, elle se manifeste d'abord par la formation d'une tuméfaction au niveau de la fosse rétro-maxillaire, puis en arrière de l'apophyse. D'après les observations que nous avons parcourues, il semble que les premiers symptômes se manifestent surtout par un gonflement et une douleur au niveau de la fosse digastrique, en arrière et au-dessous de la mastoïde. C'est aussi l'avis de de Quervain, qui donne une bonne description de l'abcès sous-mastoïdien du début.

Nous commencerons donc par la description des abcès situés au-dessous de la mastoïde, et qui ont très souvent tendance à se montrer derrière cette apophyse, au niveau de l'incisure mastoïdienne, avant d'apparaître dans la loge rétro-maxillaire. Ces abcès suivent évidemment la gaîne du digastrique dès leur formation ; le ventre postérieur du muscle est infiltré dès le début ; on peut très bien s'en rendre compte en le palpant au point où il est le plus superficiel, immédiatement en arrière de l'apophyse.

Abcès sous-rétro-mastoïdiens.

Ces abcès se manifestent généralement au cours d'une otite moyenne subaiguë, c'est-à-dire un mois ou deux après les douleurs vives du début, alors que l'écoulement purulent de l'oreille est installé et que les premiers symptômes douloureux se sont un peu atténués.

Plus rarement, ils surviennent en pleine phase aiguë de l'otite. Dans certains cas, c'est à l'occasion d'une vieille otorrhée réchauffée qu'ils se développent.

Ils sont précédés généralement de phénomènes de mastoïdite, coïncidant avec une diminution ou un arrêt de l'écoulement auriculaire. Les douleurs, localisées d'abord dans l'oreille, s'irradient à la région mastoïdienne, puis à la nuque et dans tout le côté de la tête. A l'examen objectif, dès le début, on trouvera souvent la région de l'apophyse absolument intacte. Pas de rougeur, pas de gonflement, pas de douleur à la pression sur la face externe de la mastoïde ; ou, en tous cas, ces symptômes sont très atténués. Pour Moos, on pourrait toujours déceler de la douleur à la percussion. Si on palpe soigneusement l'apophyse, on trouvera que la région de la pointe, la partie moyenne et supérieure du bord postérieur et surtout la région de l'incisure sont sensibles à la pression ; on peut même parfois provoquer une douleur très vive à ce niveau. La cause en est dans le développement de l'ostéo-périostite de la face inférieure de la mastoïde et de la face interne de la pointe ; on peut sentir parfois, sous le bord antérieur du sterno-mastoïdien, des ganglions tuméfiés. La fièvre, ordinairement modérée, existe habituellement dès le début.

Peu à peu, les douleurs s'accroissent et d'intermittentes deviennent continues, très vives, au point d'empêcher le sommeil. Le malade présente alors des phénomènes gastriques plus ou moins marqués : inappétence, langue blanche, saburrale ; les forces diminuent, la fièvre persiste ou a tendance à s'accroître ; il y a de l'agitation. L'amaigrissement ne tarde pas à paraître. L'examen local peut déceler alors un gonflement siégeant surtout au niveau de la face inférieure de l'apophyse, au-dessous de la pointe et en arrière de celle-ci. Ce gonflement est généralement dur, la peau a sa coloration normale ; la tuméfaction s'étend aux parties voisines mais ne dépasse ordinairement pas la ligne d'insertions musculaires. Les mouvements de la mâchoire inférieure sont douloureux ; il en est de même des mouvements de la tête. La palpation fait reconnaître un empâtement diffus de toute la région, particulièrement sensible aux points que nous avons précisés plus haut ; Orne Green a remarqué, dans certains cas où l'ostéo-périostite de la face externe de la mastoïde a précédé l'apparition du gonflement rétro-mastoïdien, que cette ostéo-périostite semblait rétrocéder à mesure que la tuméfaction du cou prenait de l'accroissement. La douleur à la pression derrière le pavillon de l'oreille, le gonflement, assez marqués à ce niveau, disparaissaient en partie de leur siège primitif pour se manifester plus bas et plus en arrière.

Au bout d'un temps plus ou moins long, parfois quelques jours, parfois plus d'une semaine, les téguments s'infiltrent, la peau prend une teinte rouge ; la palpation, toujours très douloureuse, peut faire reconnaître une fluctuation profonde en arrière et au-dessous de l'apophyse. Puis apparaît un symptôme qu'on a dit absolument pathognomonique de la mastoïde de Bezold. Quand on presse sur la tuméfaction du cou, l'écoulement par le conduit auditif est très augmenté ; on peut, dans certains cas, déterminer l'issue d'un flot de pus par le méat.

Le pus peut, en effet, entrer dans les cellules mastoïdiennes sous l'influence de la pression, gagner l'antre, l'aditus et la caisse, pour se répandre dans le conduit par une perforation de la membrane du tympan. Il n'est pas douteux que le liquide purulent puisse suivre cette voie. La preuve en est dans les phénomènes subjectifs que provoque chez certains malades la compression de leur abcès : ils perçoivent parfois un bourdonnement très fort, un bouillonnement dans l'intérieur de l'oreille ; souvent aussi, il se produit des vertiges, qui précèdent l'issue du pus hors de la caisse. Tous ces phénomènes s'expliquent fort bien par une augmentation de pression dans la cavité de l'oreille moyenne, augmentation de pression qui agit sur la platine de l'étrier et se transmet ainsi au labyrinthe.

Pour certains auteurs, le pus pourrait décoller le périoste de la face inférieure de la mastoïde et aller se déverser dans le conduit, à l'union de la portion cartilagineuse et osseuse, ou à travers un orifice anormal de l'os tympanal.

Il est des cas où on signale la coïncidence d'une perforation à la face interne et à la face externe de l'apophyse. Dès lors, on peut supposer que le pus, refoulé dans les cellules mastoïdiennes par l'orifice profond, ressort sous le périoste de la face externe et fuse en décollant ce périoste jusque dans le conduit. Enfin, une trépanation spontanée des cellules limitrophes peut se faire jour dans le conduit auditif et ouvrir ainsi une autre voie au pus refoulé dans la mastoïde. Nous reviendrons sur cette question à propos du diagnostic.

Cette évacuation du pus de l'abcès par la caisse est la mieux démontrée; elle peut suffire à atténuer les symptômes généraux et, à permettre même la guérison (Mendel, obs. CLXXXV). Elle peut former comme une soupape de sûreté empêchant la diffusion du pus au loin dans le cou; elle explique aussi la longue durée de certaines mastoïdites de Bezold qui passent ainsi en quelque sorte à l'état chronique sans se compliquer d'accidents aussi graves qu'on pourrait le supposer. Hâtons-nous de dire que cette voie d'évacuation est presque toujours insuffisante, qu'elle est loin d'être une garantie de bénignité, et qu'il serait imprudent de compter sur elle pour obtenir une guérison.

En effet, la plupart du temps le pus ne reste pas cantonné au-dessous et en arrière de l'apophyse; le digastrique lui trace un chemin pour fuser en avant dans la loge antérieure du cou. S'il franchit la gaîne du muscle, ce qui lui est facile, il fait irruption dans le tissu cellulaire profond du cou entre la gaîne du sterno-mastoïdien et celle des gros vaisseaux; il n'aura plus d'obstacle, jusqu'au niveau de la clavicule. La gaîne de l'artère occipitale est prête à le conduire dans la gaîne des gros vaisseaux, d'où il peut gagner la paroi latérale du pharynx. En arrière, il lui est facile de s'infiltrer entre les différentes couches musculaires de la nuque et de gagner le dos. Il n'y a guère qu'en dehors qu'il est bridé par les insertions du sterno-mastoïdien, du splénius, du petit complexus. Ces muscles mettent obstacle à son ouverture spontanée à la peau. Néanmoins, nous avons vu, à propos des abcès superficiels, que le pus, ayant une origine profonde, peut venir infiltrer la gaîne du sterno-mastoïdien, fuser en avant ou en arrière du muscle, parvenir sous l'aponévrose, et même sous la peau où il peut se faire jour spontanément ; mais cette marche est exceptionnelle.

Nous avons décrit la forme la plus habituelle de la mastoïdite de Bezold, celle qui évolue avec un cortège fébrile et douloureux assez bruyant, mais néanmoins de moyenne intensité. Nous verrons qu'il n'en est pas toujours ainsi, qu'elle peut évoluer, dans certains cas, d'une façon plus aiguë, plus rapide, et, dans d'autres au contraire, avec une allure plus lente, plus torpide.

Nous donnons ci-après quelques observations, où on peut suivre la marche progressive de l'affection, depuis l'ostéo-périostite simple avec infiltration légère des tissus, jusqu'à l'abcès sous-mastoïdien bien constitué se vidant par le conduit auditif externe.

On peut se rendre compte que la lésion osseuse macroscopique n'est pas tout, dans la pathogénie de l'affection qui nous occupe, qu'elle joue même un rôle beaucoup moindre qu'on ne pourrait le supposer. C'est ainsi que, dans l'observation de M. Broca, on trouve une large perforation de la face interne de l'apophyse au contact d'une poche intra-osseuse purulente, et pas de décollement du périoste sous l'apophyse. Dans d'autres cas, au contraire, le périoste est largement soulevé, l'abcès est bien constitué, et l'os à nu ne présente pas de perforation appréciable, mettant en communication l'abcès intra-mastoïdien et l'abcès sous-mastoïdien. Il y a là en jeu des questions de virulence des germes pathogènes, de résistance des tissus et de l'organisme qui sont très intéressantes ; mais les observations ne sont pas assez nombreuses ni assez complètes pour nous permettre d'essayer de les résoudre.

OBSERVATION XCI *(Personnelle.)*

En collaboration avec notre ami Charles MARTIN, *interne des Hôpitaux.*
Otite moyenne aiguë. Mastoïdite. Infiltration profonde de la région
rétro-sous-mastoïdienne. Evidement large de l'antre, des cellules
mastoïdiennes et de la caisse. Contre-ouverture au cou. Guérison.

M. Félix, 34 ans. Aucun antécédent héréditaire digne de remarque.
Le malade a été sujet aux angines, mais, depuis trois ou quatre ans,
ces angines à répétition ont cessé. Il est très alcoolique, boit souvent
plus de deux litres de vin par jour et des liqueurs. (Tremblement des
doigts. Cauchemars nocturnes, etc.)

Les oreilles du malade ont été normales jusqu'en novembre 1896,
il entendait comme tout le monde et n'avait jamais souffert. Sans cause
appréciable, il est pris, au début de novembre 96, de bourdonnements
d'oreille du côté droit, et d'une surdité légère de ce côté. Une huitaine
de jours après, des douleurs se manifestent dans l'oreille droite,
d'abord sourdes et intermittentes, puis continues et assez vives (piqûres,
élancements). A ce moment, elles ne s'irradient pas vers les régions
voisines.

Au début de décembre 96, les douleurs s'étendent à tout le côté
droit de la tête, surtout derrière l'oreille et à la mâchoire inférieure.
Les mouvements de l'articulation temporo-maxillaire deviennent douloureux, la mastication est pénible ; le malade ne peut ouvrir largement
la bouche. Les douleurs deviennent de plus en plus vives au point
d'empêcher le sommeil, et, au cours d'une nuit d'insomnie, le malade
s'aperçoit que son oreille coule. Cet écoulement, d'abord séreux, peu
abondant, devient, plus tard, épais, purulent, et très abondant, (plusieurs cuillerées par jour, au dire du patient). Le pus n'a jamais eu
d'odeur. Depuis que l'écoulement est apparu, le malade a remarqué
un sifflement dans l'oreille au moment où il se mouche. La perforation
du tympan se s'est pas accompagnée d'une diminution notable des phénomènes douloureux. Pas de vomissements, ni de vertiges. Le malade
a un aspect très fatigué ; il dit avoir de la fièvre, le soir, depuis quelques jours. Il se présente, le 8 décembre, à la clinique du Docteur
Castex.

Le conduit auditif est rempli de pus épais, jaunâtre. Après l'avoir
nettoyé, on voit le tympan rouge, recouvert par places de débris épidermiques blanchâtres. La membrane parait épaissie, elle bombe en

dehors et est perforée à la partie antéro-inférieure. Par l'expérience de Vasalva, du pus et de l'air sortent par la perforation. La rougeur du tympan se prolonge sur les parois du conduit auditif ; pas de chute de la paroi postérieure. La région mastoïdienne paraît normale, les téguments sont sains, et la pression au lieu d'élection ne provoque pas de douleur nette.

L'acuité auditive est très diminuée. Le diapason n'est entendu qu'à quelques centimètres de l'oreille. La transmission des vibrations par voie osseuse est également presque abolie.

L'oreille gauche est saine.

Vers le milieu de décembre, les douleurs augmentent encore d'acuité, les phénomènes de mastoïdite s'accusent. La pression au niveau de l'antre éveille une douleur très vive ; les téguments sont rosés et œdémateux, mais peu tuméfiés. La chute de la paroi postérieure du conduit et très accentuée, elle masque en partie le tympan. La pression du stylet fait constater l'œdème de cette paroi et éveille une douleur aiguë, tandis que la pression de la paroi antérieure n'est pas douloureuse. Le malade n'est pas décidé à se laisser opérer ; on lui conseille alors des lavages et des bains d'oreille à l'eau boriquée et des instillations de glycérine phéniquée à 1/20.

Le malade n'est revu que le 5 janvier 1897. Les douleurs sont toujours très violentes et l'écoulement par le conduit, abondant. Un gonflement rouge œdémateux existe en arrière de la mastoïde et au niveau de l'extrémité supérieure du sterno-mastoïdien. Ce gonflement est non seulement sous-cutané, mais sous-musculaire et descend un peu au-dessous de la pointe de la mastoïde. La pression, en arrière de l'apophyse, est extrèmement douloureuse, beaucoup plus que la pression sur la face externe ; il en est de même de la pression au niveau de la pointe. En aucun point, on ne trouve de fluctuation nette. Cette douleur *rétro-mastoïdienne* et ce gonflement sont apparus depuis quelques jours. Le malade a appliqué derrière l'oreille une mouche de Milan qui a laissé une croûte brunâtre. Rien du côté du facial. Grande gêne dans les mouvements de la tête, et de la mâchoire inférieure.

Le malade entre, le 6 janvier, dans le service de M. le Docteur Quénu, à l'Hôpital Cochin.

7 janvier. — L'opération est pratiquée par M. Martin, interne du service. Incision dans le sillon rétro-auriculaire, de la pointe de l'apophyse à l'extrémité supérieure du pavillon, légèrement recourbée en avant et en haut. Elle va, du premier coup, jusqu'à l'os. Décollement du conduit auditif en avant et du périoste de la mastoïde à l'aide d'une rugine. La corticale n'est pas perforée. On la fait sauter au ciseau et au maillet au lieu d'élection, elle est très mince : on trouve l'antre élargi et rempli de pus. Toute la mastoïde est pleine de pus et de fongosités, les travées osseuses séparant les cellules sont très friables, ramollies, et s'enlèvent facilement à la curette. L'orifice de trépanation est élargi et, peu à peu, presque toute la paroi externe de la mastoïde est enlevée jusqu'à la pointe, où on trouve les cellules très altérées. La cavité de l'os est creusée avec précaution à la curette. Il y a une perte de substance très étendue ; le sinus latéral n'est cependant pas mis à nu. L'apophyse paraît perforée spontanément à l'union de son bord postérieur et de sa face interne, un peu au-dessus de la pointe.

En tous cas, la corticale est très altérée et friable à ce niveau ; après l'évidement, elle apparaît nettement perforée. Les attaches du sterno-mastoïdien présentent une légère infiltration œdémateuse au niveau de la pointe. Une contre-ouverture est faite sur la tuméfaction en arrière de la mastoïde à travers les parties molles et, notamment, l'extrémité supérieure des muscles s'insérant en ce point. On ne trouve pas de pus, mais un aspect lardacé rappelant celui des phlegmons avant que le pus en soit collecté. Une hémorragie veineuse assez forte, provenant de la veine mastoïdienne, est facilement arrêtée. Le doigt, introduit dans la contre-ouverture, sent nettement l'extrémité de la sonde engagée dans la perforation de la face interne de la pointe.

Revenant à l'antre, on fait sauter, sur le protecteur de Stacke, la paroi externe de l'aditus et le mur de la logette. La caisse est remplie de pus et de fongosités ; elle est curetée avec soin. Les osselets sont enlevés, ils ont l'air peu altérés. Section du conduit suivant sa longueur et suture des deux lèvres à la partie correspondante de la plaie postérieure. Tamponnement à la gaze iodoformée ; mèche de gaze dans le conduit jusqu'à la caisse ; autre mèche dans la contre-ouverture. Le facial n'a pas été intéressé au cours de l'intervention. Les cultures avec les fongosités et l'examen bactériologique ne montrèrent que du staphylocoque doré.

8 janvier. — Pas de fièvre, le soir de l'intervention ; douleurs d'oreille très diminuées ; nuit tranquille. Temp. m. 38°.

9 janvier. — Nuit très agitée. Hallucinations, délire. Le malade voulait se lever, frapper ses voisins, se défendre contre des assaillants. Le matin, il est plus calme ; mais, de temps à autre, les idées délirantes reviennent. On est obligé de l'attacher dans son lit pour l'empêcher de se lever. Changement des pièces superficielles du pansement sans toucher au tamponnement. T. m., 37° 3 ; s., 38° 2. Traitement du délire alcoolique. Morphine, chloral. Rhum, 60 gr.

10 janvier. — Même état. Agitation, délire, pupilles contractées réagissant mal à la lumière. Léger louche dans l'urine par la chaleur et les acides. T. m. 39°. P. 120.

Pansement de la plaie qui est en parfait état. Le malade n'éprouve aucune douleur, pendant qu'on fait le tamponnement de la caisse et de la mastoïde.

Le soir, le délire persiste avec l'agitation, d'une façon intermittente. T. s. 40°. P. 130.

11 janvier. — Même état et même traitement. En plus, injection sous-cutanée de 500 gr. de sérum artificiel.

12 janvier. — Température toujours élevée. Pouls 120. Moins d'agitation, faciès meilleur. On diminue les doses de chloral et de morphine.

13 janvier. — Le malade est tout à fait bien ; le calme et la raison sont revenus. T. 37°. P. 100. Un peu de douleur dans l'oreille ; mais beaucoup moins qu'avant l'opération. Traitement interne supprimé.

14 janvier. — Second pansement. La plaie est très belle, et commence à granuler. Le malade se lève et est dans son état normal.

L'appétit est revenu. Douleurs beaucoup moindres.

Les suites de l'intervention sont dès lors très simples, la cavité se comble.

Sorti de l'hôpital, dans les premiers jours de février, le malade ne vient pas se faire panser régulièrement. Il est perdu de vue jusqu'au 12 mars. La plaie est alors presque complètement fermée. Il ne reste derrière l'oreille qu'une fistule donnant très peu de pus, et dans laquelle le stylet s'enfonce profondément. Cette fistulisation est due, sans aucun doute, au peu de soin avec lequel les pansements ont été faits depuis un mois.

Le 14 mars, on pratique sous chloroforme un nettoyage de la caisse ; on retire avec la curette quelques fongosités sans débris osseux. On suit, pour arriver jusque là, le trajet de la fistule, et on ouvre le conduit auditif très rétréci, au point où il a déjà été incisé. Suites normales. Guérison.

Observation XCII

Parreidt : *Arch. f. Ohr.,* 1874, p. 93.

Vieillard de 60 ans. Souffrant depuis trois mois de l'oreille droite. Suppuration de l'oreille du même côté depuis quatorze jours. Alternatives d'amélioration et d'aggravation dans les douleurs et les symptômes généraux. Parésie faciale qui disparaît au bout d'un mois, incision de Wilde sur un gonflement œdémateux de l'apophyse mastoïde. Il sort du pus. Mais la fièvre continue.

Trois semaines après, ouverture de l'antre où on trouve du pus. Au bout de dix jours, l'état est toujours grave. Douleurs de nuque persistent. Il apparaît derrière le muscle sterno-mastoïdien un abcès ossifluent qu'on incise et draine cinq jours plus tard ; amélioration, puis guérison en trois mois environ.

Observation XCIII

Ducasse : Thèse, Paris, 1879.

D., étudiant en médecine, 23 ans. Otite moyenne aiguë, le 17 septembre 1874. Deux jours après, écoulement sanguinolent et purulent par l'oreille gauche. Fièvre. Lavages, amélioration.

30 octobre. — Ecoulement persiste abondant, léger empâtement de la région sous-mastoïdienne. Lorsqu'on presse au-dessous de l'apophyse mastoïde, le pus remonte dans le conduit et s'écoule.

2 novembre. — Empâtement toujours très léger. La pression au niveau de l'insertion du sterno-mastoïdien, non seulement fait couler du pus par l'oreille, mais encore provoque des éblouissements et du vertige les jours suivants.

5 novembre. — Le Docteur Duplay constate l'existence d'un abcès ayant son siège au-dessous de l'apophyse mastoïde. Fluctuation paraît évidente. Le pus semble avoir fusé de la caisse du tympan dans les cellules mastoïdiennes et, de là, dans le tissu cellulaire profond. Etat général excellent ; l'abcès se vide par le conduit auditif, et fournit une grande quantité de pus.

21 novembre. — Etat général toujours excellent, vertiges ont cessé. Mais l'empâtement semble augmenter. Ecoulement de pus plus abondant, pas de fétidité, pas la moindre rougeur sur l'apophyse mastoïde.

Trépanation de cette apophyse. Il sort une petite cuillerée de pus. Drainage, lavage qui ressort par le conduit auditif.

La suppuration diminue progressivement à partir de ce moment.

26 décembre. — On supprime le drain.

En *janvier suivant,* guérison complète. Ouïe affaiblie de ce côté.

OBSERVATION XCIV

ROHDEN et KRETSCHMANN : *Arch. f. Ohr.,* 1887, T. 25, p. 118,

H. O., âgé de près de 2 ans. Double otite moyenne suppurée à la suite de la scarlatine. Abondant écoulement de pus par les deux oreilles. Gonflement de la paroi postéro-supérieure des conduits,tympans épais et rouges. Du côté droit du cou, au-dessous de l'apophyse mastoïde, est un abcès ossifluent. Les deux apophyses mastoïdes sont sensibles à la pression.

Deux jours plus tard, la fièvre reste élevée ; on fait la trépanation des deux côtés et on ouvre l'abcès par un prolongement de l'incision par en bas. Des deux côtés, corticale saine. L'ouverture de l'os livre passage à du pus. Curetage, ablation de granulations. Drainage. Fièvre de résorption les premiers jours, mais elle tombe vite. Quelques mois après, ablation de l'enclume malade et de séquestres. Guérison.

OBSERVATION XCV

HESSLER : *Arch. f. Ohr.,* 1889. T. 28, p. 8.

Séminariste,20 ans.Otite moyenne aiguë.Mastoïdite avec tuméfaction surtout au niveau de la pointe, au-dessous et en arrière du sommet de l'apophyse. Trépanation. Pus dans les cellules jusque dans la pointe. Prolongation de l'incision en arrière et en bas pour ouvrir un foyer purulent profond de deux centimètres, s'étendant au-dessous de l'apo-névrose moyenne du cou. Curetage. Drainage.Guérison.

OBSERVATION XCVI

CHOLEWA : *Deutsch med. Woch.,* 1888, p. 1006.

Anna X., 17 ans. Otite moyenne purulente aiguë. Ecoulement datant d'un mois environ. Tuméfaction et douleur à la pointe de l'apo-physe s'étendant à deux ou trois centimètres au-dessous. Fluctuation peu nette. Incision de Wilde, sans résultat. Quelques jours après, la pression sur la tuméfaction qui a augmenté, fait sortir du pus par le conduit dont la paroi postéro-supérieure bombe.

Incision à trois centimètres au-dessous et en arrière de la pointe. Ecoulement assez abondant de pus épais. Liquide de lavage ressort par le conduit. Os à nu à la face interne de la pointe. Drainage. Guérison en un mois. Audition normale.

Observation XCVII

Cholewa : *Ibid.*

Garçon de café, 25 ans. Ecoulement d'oreille et polypes du conduit. Un mois environ après l'ablation des polypes, tuméfaction à la partie moyenne de l'apophyse mastoïde, s'étendant jusqu'à l'occiput. Fièvre élevée, état général mauvais. Incision à travers les insertions supérieures du sterno-mastoïdien donne issue à beaucoup de pus. La sonde arrive sur l'os dénudé en arrière. Amélioration. Guérison en trois mois, malgré un érysipèle.

Observation XCVIII

Green : *Bosl. med. and sh. J.*, 1886, p. 341.

Servante 24 ans. Otite moyenne aiguë, mastoïdite avec gonflement sur la face externe. Ce gonflement s'atténue peu à peu, en même temps qu'une tuméfaction apparaît au-dessous et en arrière de la pointe de l'apophyse. Fluctuation finit par se montrer en ce point. Incision à travers la partie postérieure du tendon du sterno-mastoïdien. Ecoulement assez abondant de pus. Os dénudé à la partie postéro-inférieure de la mastoïde. Guérison.

Observation XCIX

Green : *ibid.*

Chinois, adulte. Otite moyenne aiguë, mastoïdite. Gonflement de la surface externe s'étend à deux pouces au-dessous et à trois pouces en arrière de la pointe. Dureté prononcée des parties infiltrées. L'œdème de la paroi externe diminue un peu, mais celui de la région post-apophysaire continue à augmenter. Fluctuation profonde à ce niveau.

Incision sur la face externe de la mastoïde ne donne rien. Incision transversale en bas et en arrière partant de la première, atteint le pus situé profondément sous le bord postérieur du tendon du sterno-mastoïdien. Os dénudé à la partie postéro-inférieure de la pointe. Contre-ouverture un peu plus bas sur le cou. Drainage. Guérison. Surdité.

OBSERVATION C

KNAPP : *Zeils. f. Ohrenh.*, 1894, p. 73.

Femme de 25 ans, otite moyenne aiguë. Mastoïdite. Gonflement au niveau de la mastoïde et en arrière d'elle, au cou. L'auteur attribue ce gonflement à une perforation de la face interne de l'apophyse ! Guérison par incision au niveau de la paroi postérieure du conduit très tuméfiée. Ecoulement abondant de pus à ce niveau.

OBSERVATION CI

Un rapport rare rencontré au cours d'une trépanation de l'apophyse mastoïde. (Ouverture du processus condyloïdeus de l'occipital). — KREPUSKA : *Monatschr. f. Ohr.*, 1892, p. 153.

Jeune homme de 17 ans, otite moyenne aiguë au cours d'une fièvre typhoïde. Un mois environ après la guérison de cette maladie, violentes douleurs de tête et surtout de l'oreille et du cou à gauche. Perforation du tympan. Rien d'apparent à la mastoïde, mais douleur intense à la pression au niveau de la nuque et du cou. Malgré un traitement antiphlogistique énergique, les douleurs persistent et s'accompagnent bientôt d'un gonflement au niveau de la partie supérieure du sterno-cleido-mastoïdien.

Trépanation de la mastoïde. On trouve des débris osseux, du pus et des fongosités. Ouverture de l'apophyse jusqu'à la pointe.

Cessation des douleurs. En changeant le pansement, on trouve, à la face interne de la mastoïde et surtout de l'aditus, des fongosités œdémateuses qu'on râcle et qu'on curette ; on trouve alors un séquestre qu'on enlève et, à sa place, la sonde peut pénétrer à quatre centimètres de profondeur dans une cavité pleine de débris et de fongosités. On arrivait donc ainsi dans l'incisure mastoïdienne et dans la partie externe de l'occipital. Les cellules de la mastoïde communiquaient avec le processus condylien jugulaire. Bacilles tuberculeux dans ces fongosités.

OBSERVATION CII

KNAPP : *Zeitschr. f. Ohr.*, 1894, vol. 25, p. 75.

S. 43 ans. Etourdissement et douleur à l'occiput. Douleur à l'oreille gauche depuis quelques jours. Ecoulement purulent de l'oreille ; gonflement de la paroi du conduit auditif au voisinage du tympan, tuméfaction de l'apophyse mastoïde. Bains d'oreille, et astringents. La céphalalgie disparaît. Deux semaines plus tard, l'écoulement avait cessé ; alors, douleur de tête violente ; gonflement de l'apophyse mastoïde s'étendant vers le cou. Grande sensiblité à la pression sur la mastoïde et sur la partie supérieure du sterno-cleido-mastoïdien. Cette région est rouge et dure ; pas d'élévation de température. On pense qu'il y a suppuration des cavités mastoïdiennes et que le pus s'est fait jour à la partie interne de la pointe de l'apophyse au niveau de la fossette digastrique.

Trépanation de la mastoïde au lieu d'élection. Après avoir traversé quatre à cinq millimètres d'os sain, on trouve du pus. Agrandissement de l'ouverture. Il y a du pus en abondance dans l'antre et les cellules. Cessation des douleurs, puis de l'écoulement d'oreille. Douze jours après, suppression du drain.

Guérison. Ouïe en grande partie revenue.

OBSERVATION CIII

KNAPP : *Zeitschr. f. Ohr.*, 1895, T. 27, p. 290.

Homme de 44 ans. Alcoolique. Otite moyenne aiguë gauche. Paracentèse du tympan. Soulagement. Un mois après, violentes douleurs dans la tête. Hémiparésie droite et aphasie qui durent quatre jours. Rien à la mastoïde, pas de douleur à la pression sur la pointe. Rétine normale. On diffère une intervention et le malade meurt avec des phénomènes cérébraux.

Autopsie : Méningite purulente de la base et de la convexité. Abcès extra-dure-mérien communiquant par une large perforation avec les cavités mastoïdiennes et la fosse digastrique. Pas de thrombose du sinus. L'ouverture faisant communiquer l'étage inférieur du crâne et la fosse digastrique se trouvait à la face interne de la mastoïde et mesurait un centimètre de large. Une autre perforation de trois millimètres de diamètre se trouvait à la face interne de la pointe de l'apophyse, et communiquait avec une cavité purulente intra-mastoïdienne.

La paroi externe de l'apophyse était dure, saine, épaisse de trois millimètres. Le foyer purulent de la fosse digastrique ne s'était manifesté pendant la vie par aucun symptôme.

La caisse et les autres cellules mastoïdiennes étaient pleines de pus.

Observation CIV

Knapp : *Z. f. Ohr.*, 1896, T. 28, p. 201 et *Arch. f. Ohr.*, vol. 41, p. 159.

J. K., homme de 37 ans. Douleur subite dans l'oreille droite à la suite d'un bain. Au bout de deux jours, écoulement. Le onzième jour, 6 août, douleurs de tête et d'oreille plus violentes. Douleur à la pression sur l'apophyse mastoïde, surtout à la pointe et en arrière. Ecoulement purulent persiste. Temp. 38° 1.

24 août. — Rougeur et gonflement au niveau et au-dessous de la mastoïde, s'étendant au côté droit de la face. Pas de fluctuation. Diminution de l'écoulement par le conduit auditif. Ganglion de la grosseur d'une noix à l'angle de la mâchoire. Gonflement des parois du conduit. Paralysie faciale. Temp. 37° 8.

26 août. — Trépanation. Le périoste est détaché de l'os en un point. Ouverture de l'antre qui contient un peu de pus épais. Fongosités jusque dans la pointe de l'apophyse. Une sonde introduite à ce niveau pénètre dans la fosse digastrique. On détache les insertions du sterno-mastoïdien et du digastrique. Toute la table externe de l'apophyse est enlevée. On voit une grosse perforation de sa table interne. Pas de pus dans la fosse digastrique ; on ne détermine aucun écoulement en pressant sur les muscles de bas en haut. Curetage de la cavité mastoïdienne et de sa face interne. A ce moment, hémorragie par blessure du sinus, tamponnement. Suites normales. Diminution du gonflement au bout de trois jours. 22 novembre, cicatrisation complète.

Le 25 janvier, le malade est revu, il est complètement guéri. Ouïe normale.

Observation CV

Luc : *Arch. intern. de Lar. et d'Ot.*, 1896, p. 445.

Femme de 57 ans, Otite moyenne aiguë. Mastoïdite avec obstruction passagère de l'aditus. Au bout de six semaines, gonflement douloureux à la pointe de l'apophyse et au-dessous d'elle. Trépanation. Résection de presque toute la paroi externe de l'apophyse. La pression sur le cou fait sortir du pus à la paroi interne de la mastoïde près de la pointe. Une sonde courbe introduite par l'orifice vient faire saillie sous les parties molles un peu au-dessous de la pointe. Incision, résection de l'extrémité inférieure de l'apophyse. Cicatrisation presque complète au bout de deux mois. Quelques semaines après, signes cérébraux graves. Opposition de l'entourage à toute intervention. Mort, Impossibilité de faire l'autopsie.

Observation CVI

Un cas de mastoïdite de Bezold : ouverture de l'abcès cervical et de l'antre. Résection de l'apophyse mastoïde : guérison. — Lichwitz *: Archives cliniques de Bordeaux, 1896 juillet, n° 7, p. 324.*

M. D..., quarante-quatre ans, bonne santé habituelle. Fin d'octobre 1894, apparut brusquement un écoulement de l'oreille gauche ; en même temps, douleurs dans toute la tête, mais plus spécialement localisées en arrière de l'oreille gauche, avec perte de l'appétit, fièvre et insomnie. A plusieurs reprises, l'écoulement cessa, pendant une journée, et les douleurs, à ce moment, redoublèrent d'intensité. Injections et instillations antiseptiques ne modifièrent en rien l'état du malade.

15 mai 1895 : En arrière et au-dessous de l'apophyse mastoïde gauche, gonflement diffus et douloureux à la pression ; pas de rougeur ni de fluctuation. Perforation du tympan au niveau du segment postéro-supérieur, à travers laquelle on voit sourdre du pus notamment lorsqu'on presse sur la tuméfaction du cou. Surdité gauche. Diapason vertex mieux entendu à gauche. Rinne négatif à gauche. Lavage de la caisse à travers la trompe, soulagement de courte durée ; écoulement réapparaît bientôt après, très abondant. Nous recommandons au malade de vider plusieurs fois par jour son abcès cervical, en pressant fortement, et nous lavons tous les jours la caisse par la trompe. Malgré ce traitement, l'otorrhée persiste ; le malade ne mange plus et dort à peine deux heures ; pouls, cent quarante à cent soixante-dix pulsations. La température, prise à diverses heures de la journée, est normale. L'urine ne présente ni sucre ni albumine.

Opération, le 21 juillet 1895 ; incision de huit centimètres de long,

descendant environ à deux centimètres au-dessous de l'apophyse mastoïde ; ni suppuration, ni trajet fistuleux de la corticale.

Avant de pratiquer l'ouverture de l'antre, nous allons à la recherche
de l'abcès cervical, en détachant les divers muscles qui s'insèrent à la
paroi externe et interne de l'apophyse, à l'aide d'une sonde cannelée ;
nous tombons au-dessous d'eux dans une poche située à quatre centimètres en arrière et au-dessous de l'apophyse, d'où il s'écoule une
grande quantité de pus louable, non fétide. Ouverture de l'antre. L'os
est notablement épaissi (douze à quatorze millimètres) ; éburnation considérable. Antre petit, rempli de pus et de bourgeons, ainsi que quelques
cellules mastoïdiennes qui sont ouvertes jusqu'à la pointe de l'apophyse.
Nous constatons une fusée purulente qui se dirige vers la rainure digastrique et nous faisons sauter tout le sommet de l'apophyse. Râclage de
la paroi des cellules et de la poche profonde·de l'abcès cervical. Hémorragie veineuse extrêmement abondante, arrêtée par la compression
en arrière et au-dessus de l'apophyse. Tamponnement à la gaze iodoformée. Dès le lendemain, le malade commence à bien manger et à
dormir, ce qui ne lui était pas arrivé depuis huit mois. Pouls cent ou
cent dix, pas de fièvre.

Deux mois après, la plaie rétro-auriculaire est complètement
fermée. Six mois après, aucun trouble de la motilité de la tête, bien
qu'on ait été obligé de détacher les insertions musculaires du sommet
de l'apophyse. Audition presque normale.

Observation CVII

Broca : *Arch. intern. de laryng., ol.,* 1896, p. 573.

Colonel X… Otite moyenne catarrhale subaiguë sans otorrhée, durant
depuis trois mois environ. Douleurs rétro-auriculaires irradiant vers la
nuque. Fièvre 38° à 39° tous les soirs. Perte d'appétit, amaigrissement,
langue saburrale. Douleur à la pression sur l'apophyse, léger épaississement de la peau à ce niveau. Diagnostic : suppuration de la mastoïde
sans communication avec la caisse.

Trépanation au lieu d'élection. Corticale saine épaisse de cinq
millimètres. Pus dans l'antre et les cellules de la pointe. On fait sauter la
table externe de la pointe et on découvre une vaste cavité osseuse qu'on
curette. A la face interne de cette pointe, on sent les parties molles à
travers une perforation de la largeur d'une pièce de vingt centimes.

Aucun décollement sous-périosté à ce niveau. Chute immédiate de la température. Guérison en cinq semaines.

OBSERVATION CVIII

DE QUERVAIN : *Sem. médicale*, 1897, 21 avril, p. 135.

Homme, 28 ans. Otite moyenne aiguë sans perforation du tympan, suite d'angine. Au bout de dix semaines, tuméfaction au-dessous de l'apophyse mastoïde qui n'est sensible à la pression qu'à son sommet. Incision montre que le pus a décollé le périoste à la face interne de l'apophyse et à la partie adjacente de l'os temporal. Pas de perforation macroscopique à ce niveau. Trépanation large des cellules ne permet pas de trouver de pus. Pneumocoque de Frænkel dans le pus. L'infiltration a dû partir directement de la caisse et envahir les petites cellules aérifères voisines du plancher pour gagner la face inférieure de l'os. Guérison (1).

Abcès de la Région rétro-maxillaire.

Ces abcès, comme les précédents, peuvent être la première manifestation d'une fusée purulente provenant d'une perforation au niveau de la pointe de la mastoïde ou de la fosse digastrique Sur les dix cas, se rapportant à cette forme, que nous avons pu rassembler, il y avait vraisemblablement trois fois perforation dans la fosse digastrique et quatre fois au niveau de la pointe. Dans les autres cas, l'origine était plus incertaine ; peut-être se trouvait-on simplement en présence d'un engorgement ganglionnaire de la région.

Dans sept cas, on a trouvé du pus. Dans un huitième (Jacoby) l'abcès est survenu après plusieurs incisions sur la région ; il y a peut-être eu simplement suppuration des ganglions. Dans deux cas, on n'a noté que de la tuméfaction. Ces abcès se distinguent des précédents en ce sens que le gonflement ne siège pas derrière l'apophyse, mais plutôt au-dessous et en avant. Ils sont faciles à confondre aussi avec les abcès de la partie supérieure de la gaîne du sterno-mastoïdien.

(1) Voir encore : HUME ; *Lancet*, 1893, T. II, p. 1311.

Doit-on établir une différence entre ces abcès et ceux de la loge parotidienne propremer.t dite ? C'est notre avis. Les abcès de la loge parotidienne résultent généralement d'une suppuration ganglionnaire ou d'une migration directe du pus par la scissure de Glaser, ou la face antéro-inférieure du conduit. Nous avons trouvé trois cas pouvant se rapporter à ce dernier processus pathologique. Dans ces cas, le tissu glandulaire lui-même est infiltré de pus, la loge parotidienne étant immédiatement en rapport avec le périoste en haut. On peut observer de la paralysie faciale. Les abcès rétro-maxillaires, qui ont leur origine à la face inférieure de l'apophyse, refoulent généralement l'enveloppe fibreuse de la glande et la respectent, mais ce n'est pas là une règle absolue ; il est des cas où la loge elle-même est envahie.

Dans ces abcès rétro-maxillaires, les symptômes généraux sont à peu près les mêmes que dans les abcès rétro-sous-mastoïdiens. Les symptômes locaux seuls diffèrent un peu. Le gonflement siège sous le sterno-mastoïdien et entre ce muscle et le bord postérieur de la mâchoire inférieure. La peau ne prend que tardivement une teinte rouge, quand l'abcès a tendance à se faire jour au dehors, ce dont nous n'avons pas trouvé d'exemple. La fluctuation est plus difficile à sentir que dans la forme précédente ; en effet, l'abcès es situé plus profondément et ne repose pas sur un plan résistant. Quand la loge parotidienne est envahie, le pus peut se faire jour à travers le conduit auditif externe (obs. cxv) ; il peut aussi refluer dans l'apophyse et la caisse.

La lecture des observations qui suivent nous dispensera d'une plus longue description.

Observation CIX

Bezold : *Deutsch med. Wochensch.*, 1881, n° 28, p. 381.

Vieillard de 73 ans. Otite moyenne aiguë. Ecoulement purulent qui disparaît et revient au bout de douze jours. Douleurs dans l'oreille persistent depuis le début. Sommeil difficile. Au bout de cinq semaines, apparition rapide d'un gonflement au-dessous et en arrière de l'oreille. Ce gonflement s'est accru progressivement depuis quinze jours. Il remplit la fosse rétro-maxillaire, s'élève au-dessus du plan du maxillaire inférieur et s'étend à quatre centimètres en arrière du lobule de l'oreille. Pas de fluctuation. Le lendemain, 7 mai, ouverture de l'apophyse mastoïde. L'incision est menée jusqu'à la pointe de l'apophyse. Au moment de la section du périoste et des insertions musculaires, il s'écoule un peu de pus. Le doigt, introduit en avant, en dedans et en bas dans la direction du digastrique, fait sortir une plus grande quantité de pus. La sonde pénètre dans cette direction à trente-neuf millimètres. Ouverture de la corticale fait écouler un peu de pus sans odeur. Nettoyage de la cavité. Drainage. Pas de fièvre dans la suite. Disparition progressive du gonflement. Cessation des douleurs. Guérison.

OBSERVATION C X

KIRCHNER : *Monatschr. f. Ohr.*, 1884, n° 12 et *Ann. des Mal. de l'Oreille et du Larynx*, 1884, p. 234.

Homme de 22 ans. Diabétique. Otite moyenne aiguë. Au bout de six semaines, mastoïdite. Gonflement à la pointe de l'apophyse gauche, se propageant en bas, vers la mâchoire inférieure. Peu de réaction fébrile (38°2). Trépanation mastoïdienne. Mort cinq jours après.

Autopsie : Suppuration du sinus transverse droit qui baigne dans le pus ; infarctus pulmonaires. Les deux temporaux sont détruits en partie. Perforation au niveau de la pointe de la mastoïde.

OBSERVATION CXI

HESSLER : *Arch. f. Ohr.* 1889, T. 28, p. 6.

Homme 23 ans. Suppuration ancienne de l'oreille droite. Mastoïdite. Infiltration de la fosse rétro-maxillaire, qui a tendance à descendre vers le cou. Au bout de dix jours, trépanation. Corticale altérée, pus sous le périoste. En pressant sur le cou, on détermine l'issue de pus à travers la pointe de l'apophyse. Abcès de deux centimètres de profondeur sous 'apophyse. En pratiquant le curetage, la pointe de l'apophyse se rompt. On l'enlève par morceaux, ce qui détermine une nouvelle issue de pus venânt de la profondeur. Extirpation d'un ganglion lymphatique. L'antre n'est pas ouvert. Guérison.

OBSERVATION CXII

JACOBY : *Arch. f. Ohr.*, 1889, vol. 29, p. 3.

Jeune fille de 19 ans. Otorrhée très ancienne, avec carie et cholestéatome de la mastoïde et du rocher. Ouvertures répétées. Après la seconde intervention, on a dû ouvrir un abcès ossifluent, qui s'était formé au-dessous de l'orifice du conduit auditif externe. Guérison au bout d'un an après des symptômes cérébraux graves.

OBSERVATION CXIII

MOOS : *Zeitsch. f. Ohr.*, 1890, p. 48.

Paralysie faciale. Polypes dans la caisse, destruction du tympan. Région mastoïdienne absolument saine, seulement douloureuse à la percussion. Gonflement dans la fosse rétro-maxillaire. Les parents refusent l'opération. Abcès ossifluent au cou apparut au bout d'une semaine. Opération, au cours de laquelle une forte hémorragie se produisit, venant d'une grosse veine et fut arrêtée par la compression. Aussitôt qu'on commença la compression, un jet de sang veineux sortit par le conduit auditif externe du côté correspondant. Pendant plusieurs semaines, pas de douleur ni d'élévation de température. Mort, selon toute apparence, par abcès du cerveau. Autopsie refusée.

OBSERVATION CXIV

Sur la mastoïdite à forme de Bezold.— MOOS : *Zeitschrift für Ohren-heilkunde*, 1890, p. 47.

W. L., 49 ans, assez vigoureux, cultivateur, vient à la clinique, le 2 avril 1889 ; prétend n'avoir jamais souffert des oreilles (!). Depuis six semaines, douleur dans l'oreille gauche. La mastication est douloureuse à gauche. Par la pression, on provoque de la douleur dans la fosse rétro-maxillaire qui présente un petit gonflement dur mais non rouge. La région zygomatique du même côté est un peu tuméfiée.

L'apophyse mastoïde dans sa partie supérieure est pâle, sans gonflement, douloureuse à la percussion mais pas à la pression. Il sort un peu de pus de l'oreille gauche. Le conduit auditif est rétréci par un gonflement non fluctuant de sa paroi postéro-supérieure. Le tympan gauche est en grande partie détruit, la paroi labyrinthique est tuméfiée, couverte d'un peu de pus, mais elle n'est pas rouge. Un examen attentif de l'état général fait découvrir que le patient a déjà eu chez lui huit frissons de cinq à vingt minutes de durée, avec douleur dans la moitié de la tête, vertiges et constipation. Aujourd'hui, il n'a pas de fièvre.

5 avril. — Incision sur la partie saillante du conduit auditif jusqu'à l'os. Il s'écoule du sang mais pas de pus. Le rétrécissement du conduit persiste. Le soir, fièvre.

6 avril. — Frisson, violente douleur et vertige. Aucune modification des pupilles, application de glace, purgation. Très légère rémission.

8 avril. — Ouverture de l'apophyse mastoïde. Périoste épaissi. On pénètre à deux centimètres de profondeur jusqu'à ce que le foyer purulent soit mis à découvert. Lavage au sublimé qui ne ressort pas à travers l'oreille moyenne et le conduit. Pansement à la gaze iodoformée. Nuit très agitée. Le lendemain matin, frisson. Tendance à la constipation persiste. Les jours suivants, persistance de la fièvre, des frissons, grandes oscillations de température.

Vers le 19 et le 20 avril, le malade est mieux. Les douleurs de tête et les vertiges ont disparu. Depuis deux jours, il n'a pas de fièvre. La plaie est en bon état ; on le laisse partir chez lui.

Les phénomènes pyémiques durèrent encore jusqu'au 9 mai.

19 mai. — La plaie est à peu près complètement guérie. L'oreille moyenne donne encore un peu de pus. Appétit et sommeil bons depuis deux jours. Etat général bon.

Pendant toute la durée de la maladie, il n'y a pas eu d'albumine dans l'urine.

·Observation CXV

Guye : Assemblée annuelle des otolistes belges, mai, 1891. — *Ann. des mal. de l'oreille*, 1891, p. 406, et *Zeitsch. f. Ohr.*, 1892, p. 41.

Homme 50 ans. Douleur et écoulement d'oreille depuis onze semaines. Deux incisions de Wilde sans résultat, à part l'issue d'un peu de pus. Gonflement au niveau du cou et de la fosse rétromaxillaire, sans fluctuation, pris pour un engorgement ganglionnaire. Violentes douleurs jour et nuit. Paralysie faciale.

On enleva un petit polype de la paroi postérieure du conduit auditif, ce qui mit à jour une fistule par où s'écoulait du pus en abondance, quand on pressait sur l'apophyse mastoïde. Quelques jours plus tard, on fit une ouverture sur le bord du sterno-cleido-mastoïdien, et il s'en écoula une grande quantité de pus. Un drain fut mis dans cet orifice et le liquide qui était injecté par là ressortait en partie par la fistule du conduit auditif.

Drainage. Lavages. Guérison sans trépanation.

OBSERVATION CXVI

MOLL : 3ᵐᵉ Réunion annuelle des otol. et laryngol. belges, juin, 1892. — *Ann. des mal. de l'or. et du larynx*, 1892, p. 552, et *Revue intern. de laryng.*, 1892, p. 99.

Homme 50 ans, ayant eu l'influenza. Dix jours après, otorrhée droite, surdité. Au bout de quinze jours, douleur à la mastoïde droite, gonflement, puis tuméfaction à la pointe de l'apophyse, s'étendant bientôt jusque dans la fosse rétro-maxillaire. Trépanation, os normal dur; à un centimètre de profondeur, substance spongieuse, pertuis à la face interne de l'apophyse conduisant dans la cavité purulente ; on résèque l'os et l'on ouvre l'abcès. Six semaines plus tard, mêmes symptômes à gauche ; opération ; on trouve les mêmes lésions. Guérison.

OBSERVATION CXVII

KNAPP : *Zeitsch. f. Ohr.*, 1895, T. 27, p. 294.

Homme très robuste, atteint de mastoïdite depuis cinq semaines, traité localement, voit disparaître la douleur, le gonflement et la fièvre. Au bout de quinze jours, la mastoïde redevient douloureuse. T. 38°3, une tuméfaction dure, rouge, ressemblant à une inflammation ganglionnaire apparaît au-dessous de l'oreille dans la région parotidienne. Paralysie faciale complète, aucun gonflement au niveau de la mastoïde ni sur le sterno-mastoïdien. On a trouvé deux foyers purulents, un petit avec carie et perforation au niveau de la face interne de la pointe de l'apophyse, et un plus gros, à la partie supérieure et postérieure de la mastoïde, accompagné de carie de la paroi de la fosse sigmoïde. L'opération a fait tomber la fièvre et la douleur. La paralysie faciale a rétrocédé et le patient est en bon état.

Observation CXVIII

Truckenbrod : *Arch. f. Ohr.*, 1884, p. 259.

Otite moyenne purulente aiguë ; mastoïdite au cours de laquelle apparaît un gonflement douloureux dans la fosse rétro-maxillaire. Trépanation. Guérison en cinq semaines.

Dans les cas suivants, où il y a eu abcès de la loge parotidienne proprement dite, le point de départ de l'infection semble bien avoir été l'oreille moyenne. Nous n'oserions affirmer qu'il y a eu là, seulement propagation directe du pus,et nier l'infection ganglionnaire. Dans le cas de Moos cependant (obs. cxix), l'affection a dû partir de l'oreille moyenne et gagner la loge parotidienne par une ouverture anormale de l'os tympanal. L'évolution rapide des lésions est en faveur de cette interprétation qui est, du reste, celle de Moos.

Observation CXIX

Moos : *Arch. f. Ohr.*, 1870, p. 231.

Femme 44 ans, aliénée. Souffrait depuis longtemps de l'oreille droite et se piquait l'oreille avec une aiguille à tricoter. Gonflement de la joue droite neuf jours avant la mort. Ecoulement purulent à l'oreille droite, symptômes de pyémie. Gonflement de la joue s'étendit jusqu'à la clavicule. Pas de phénomènes cérébraux.

Autopsie : Abcès de la parotide, destruction du tissu de la glande. Infiltration purulente et gangrène du tissu de voisinage.Conduit auditif présente tout près du tympan une ouverture ovale, large, irrégulière, mesurant deux centimètres sur un et demi. Destruction du tympan. Epanchement sanglant et purulent dans la caisse.

Observation CXX

Ferrer Henry : *Archive of Otology*, 1888, vol 17, p. 308, et *Arch. f. Ohr.*, vol 29, p. 140.

Suppuration chronique de l'oreille moyenne sur un homme de 27 ans Abcès dans la région parotidienne guéri par l'incision simple.

Légère paralysie faciale. Une trépanation de l'apophyse, faite six mois après, montra qu'elle était saine mais sclérosée.

OBSERVATION CXXI

GRÜNERT et MEIER : *Arch. f. Ohr.*, 1895, T. 38, p. 229.

W. R., 8 mois. Otorrhée double, suite de scarlatine. Mastoïdite gauche.

Incision à travers les parties molles infiltrées, ouverture d'un abcès sous-périostique. L'antre ne contient pas de pus mais sa muqueuse est œdémaciée. Fièvre (41°) les jours suivants. Onze jours après, ouverture d'un abcès situé au-dessous de la parotide et s'étendant en partie dans le tissu interglandulaire. Ouverture de la pointe de l'apophyse qui ne contient pas de pus. Fièvre retombe à 38°, 39°. Au bout de trois semaines, ouverture d'un abcès de la grosseur d'un œuf de poule, en arrière de la plaie, fièvre tombe. Nouveau gonflement de la région parotidienne. La pression sur la partie tuméfiée fait sourdre du pus par le conduit. Incision et curetage de cet abcès parotidien.

Rougeole. Mort de broncho-pneumonie, le 15 novembre. A l'autopsie, on trouve les abcès ossifluents complètement cicatrisés.

Abcès sous-maxillaires.

Ces abcès sont rares, à la suite des suppurations de l'oreille et de la face inférieure de la mastoïde. Il semblerait cependant, au premier abord, que la gaîne du digastrique devrait conduire fréquemment ces collections purulentes au-dessous de la mâchoire. Dans un cas de Gradenigo (1), il y eut tuméfaction diffuse sous-maxillaire, au cours d'une otite moyenne aiguë à streptocoque suivie de mastoïdite. La trépanation simple de l'apophyse amena la guérison. Peut-être n'y avait-il là qu'un simple engorgement ganglionnaire.

Sous le titre d'*Ostéomyélite du temporal,* Pauzat a publié deux observations dans lesquelles, à la suite d'une otite moyenne puru-

____

(1) GRADENIGO : *Arch. inter. di rin, otol.*, 1893, n°32, p. 182, et *Ann. des mal. de l'or.* 1893, p. 389.

lente, il y eut des phénomènes légers de mastoïdite et formation d'abcès sous-périosté à la face inférieure de l'apophyse. Cet abcès s'étendait depuis la partie supéro-latérale de la nuque jusqu'au dessous de l'angle de la mâchoire, occupant ainsi la situation des abcès sous-rétro-mastoïdiens, rétro-maxillaires et un peu sous-maxillaires. Il y eut, en même temps, altération du toit de la caisse et formation de thrombo-phlébite, ce qui amena la mort dans les deux cas. Malgré leur forme un peu complexe, ces deux observations nous semblent trouver leur place ici ; nous les résumons très brièvement.

OBSERVATION CXXII

Pauzat : *Ann. des mal. de l'or.*, 1893, sept., p. 758.

Soldat, 24 ans. Otite moyenne aiguë, écoulement purulent, qui, au bout de six mois, devient plus abondant; cette recrudescence coïncide avec un gonflement phlegmoneux au pourtour de l'oreille et engorgement des ganglions sous-maxillaires. Après huit jours de douleurs, la tuméfaction, peu prononcée sur la face externe de la mastoïde, s'étend à un travers de doigt en arrière du bord postérieur de l'apophyse, atteint l'arcade zygomatique, et descend à deux travers de doigt au-dessous de l'angle du maxillaire. Douleur exquise à la pression surtout sous le lobule de l'oreille et en arrière de la pointe de la mastoïde. Vers le dixième jour, le gonflement gagne un peu du côté de la nuque. Fièvre modérée d'abord, augmente. Frissons. Signes généraux graves. Subictère. Au douzième jour, la fluctuation apparaît sous l'apophyse, la tuméfaction a diminué un peu ainsi que l'écoulement. Mort le lendemain.

Suppuration des sinus et de la jugulaire sur une longueur de trois centimètres. Paroi inférieure de l'apophyse dénudée de périoste, mais sans perforation visible, limite en haut un abcès qui s'étend jusqu'à la mâchoire en bas, au voisinage de la gaîne des vaisseaux et de la colonne cervicale en dedans, sous la partie supérieure du splénius en arrière. Il est séparé de la peau par le digastrique et le sterno-mastoïdien en dehors. Pas de perforation de la veine jugulaire dont la paroi est épaissie. Débris purulents dans la caisse. Ostéite de la paroi supérieure. Pus dans l'apophyse.

Observation CXXIII

Pauzat : *ib.*, p. 765.

Soldat, 24 ans, après un écoulement d'oreille ayant duré neuf mois, présente des symptômes analogues en tous points à ceux de l'observation précédente. Au huitième jour, incision sur la face externe de l'apophyse mastoïde, descendant un peu au-dessous de la pointe, donne passage à du pus dont l'écoulement augmente quand on presse au niveau de l'angle de la mâchoire. Mort le treizième jour, après des signes de pyémie. Mêmes lésions que ci-dessus avec cette différence que la thrombose du sinus et de la jugulaire n'est pas suppurée.

Kirchner (1) rapporte un cas d'*abcès sus-hyoïdien* à la suite d'une otite moyenne. Le pus avait fusé le long du digastrique jusqu'au-dessous du menton. Nous n'avons pas trouvé d'autre exemple de cette forme de suppuration d'origine otique.

ABCÈS SOUS-STERNO-MASTOIDIENS PROFONDS

Les abcès situés entre la gaîne des vaisseaux du cou et la face profonde du sterno-mastoïdien résultent, soit des abcès sous-rétro-mastoïdiens, soit des abcès rétro-maxillaires que nous avons étudiés plus haut. Il est très difficile d'établir une limite fixe entre ces différentes sortes de suppuration, l'une n'étant, en somme, que l'extension de l'autre.

Les signes généraux, douleur, céphalalgie, fièvre, troubles digestifs, gêne de déglutition, torticolis, sont les mêmes que dans les formes déjà décrites. Le torticolis surtout est très accentué. Si le pus gagne les gros vaisseaux et comprime les nerfs voisins, on peut observer des troubles dans la sphère du sympathique, du spinal, du glosso-pharyngien, du pneumo-gastrique, de l'hypoglosse et parfois des symptômes analogues à ceux de la thrombose jugulaire, frissons, pyémie, etc. A la vue, on constate une tuméfaction des-

(1) Kirchner : *Manuel des mal. de l'or.*, Berl., 1890, p. 152.

cendant jusqu'au milieu du cou, d'autres fois jusqu'à sa partie inférieure. Cette tuméfaction est diffuse, dure, la palpation en est très douloureuse et il est impossible d'y sentir la fluctuation au début. Ce caractère sera souvent très difficile à percevoir, même après plusieurs jours ; il n'apparaît net qu'après l'envahissement de la gaîne du muscle ou la fusée du pus, soit en avant du sterno-mastoïdien, soit en arrière dans le creux sus-claviculaire. La peau ne prend ordinairement une teinte rouge qu'après une évolution déjà longue du processus morbide. Wilson a signalé un cas, où l'ouverture spontanée s'est faite en avant du sterno-mastoïdien (v. obs. CXLIV).

Nous avons réuni une trentaine de cas, pouvant être classés comme abcès sterno-mastoïdiens profonds. Dans la moitié des observations, on signale une altération de l'os au niveau de la fosse digastrique. Dans trois ou quatre cas, l'altération siégeait à la pointe même de l'apophyse mastoïde. Dans les autres, à part deux, on peut considérer comme très probable, l'une ou l'autre de ces lésions, ou une périostite de la face inféro-interne de l'apophyse. Une fois, il y avait ostéite du rocher, au voisinage de la veine jugulaire. Une autre fois, où la suppuration était limitée à la gaîne des gros vaisseaux, on n'a pas constaté de lésion osseuse. Sur ce total de trente-quatre observations, nous trouvons trois enfants de 8 ans, un de 10, et un de 11 ; tous les autres sujets étaient des adultes au-delà de 20 ans, sauf deux de 16 et 18 ans ; sept avaient 50 ans et plus ; sur les adultes nous ne voyons de cinq femmes.

Dans un cas observé par Panse, la lésion était bilatérale ; nous en donnons un résumé ci-dessous.

Onze fois, la terminaison a été fatale, mais doit être attribuée à des complications, telles que : thrombo-phlébite du sinus, abcès cérébral, pleurésie purulente. Une fois, la mort pourrait être mise sur la pyémie causée par l'abcès, mais l'autopsie n'a pas été faite (v. obs. CXLIV). Dans trois autres cas, la mort est survenue chez des individus albuminuriques ou diabétiques.

OBSERVATION CXXIV *(Inédite)*.

Due à l'obligeance de M. le docteur BRUN, *chirurgien de l'Hôpital des Enfants Malades.*

Fillette de 10 ans, passée d'un service de médecine avec diagnostic de méningite.

L'enfant présentait une otite moyenne purulente de date récente ; température élevée. Vomissements ; tendance à la stupeur.

L'oreille gauche laisse écouler un pus jaunâtre. Au niveau du tiers supérieur du sterno-cleido-mastoïdien, et, soulevant le bord antérieur du muscle, on voit une tuméfaction du volume d'une grosse noix, extrêmement douloureuse à la pression. La région mastoïdienne n'est pas tuméfiée. La mastoïde n'est pas douloureuse à la pression, sauf au niveau de sa pointe,

Trépanation mastoïdienne faite d'urgence. La corticale est saine, dure et épaisse, l'antre ne contient pas de pus. On ouvre la mastoïde jusqu'à la pointe.

Les cellules à ce niveau contiennent quelques gouttes de pus et ce foyer se continue avec un foyer sous-jacent dans le tissu cellulaire, qui est ouvert et drainé. La pointe de la mastoïde était altérée surtout du côté de sa face interne.

Phénomènes généraux disparaissent rapidement à la suite de cette intervention. Guérison.

OBSERVATION CXXV

BŒKE : *Communication à la section otologique de la réunion des médecins allemands,* Leipzig ; Arch. f. Ohr., 1873, p. 285.

Préparation de carie du temporal gauche. Caisse du tympan, conduit auditif externe sont transformés en une grande cavité. Destruction de la voûte de la caisse sur une étendue de la grandeur d'un petit pois.

Destruction deux fois plus grande de l'os dans la fosse sigmoïde ; une autre de la grosseur d'une noisette dans l'incisure mastoïdienne. La lame externe de l'apophyse est complètement intacte.

L'écoulement d'oreille durait depuis des années avant que le malade ne vînt consulter. Un gonflement de la grosseur d'un œuf d'oie s'était formé le long du sterno-cleido-mastoïdien et occasionnait de vives douleurs. L'abcès profond fut ouvert, il s'écoula une assez grande quantité de pus fétide gris-vert. A plusieurs reprises, on enleva du fond du conduit auditif de petits séquestres ; puis le malade partit, à cause de ses occupations, pendant deux ans.

Six mois avant sa mort, signes de tuberculose pulmonaire ; dans les dernières semaines, paralysie du facial.

A l'autopsie, on trouva, outre les altérations tuberculeuses mentionnées, un abcès de la grosseur d'un œuf de poule dans la partie moyenne du cerveau.

Observation CXXVI

Hedinger : *Z. f. Ohr.*, T. xvii, p. 237, et *Arch. f. Ohr.*, 1887, vol. 25, p. 150.

Homme de 50 ans. Otite moyenne aiguë avec des symptômes très graves. La cause des accidents est dans l'apophyse mastoïde, qui s'est perforée vraisemblablement au niveau de l'incisure mastoïdienne. Trépanation de l'apophyse au lieu d'élection ; sclérose de la corticale ; on ne trouve pas de pus dans la profondeur. Guérison après ouverture d'un gros abcès ossifluent, qui s'étendait sous les muscles prenant leur insertion sur la mastoïde, et résection de toute la pointe de l'apophyse qui est très dure. Le foyer central du pus dans l'os ne fut pas trouvé dans les deux opérations.

Observation CXXVII

Otite chronique suppurée avec irido-choroïdite métastatique, et abcès latéral du cou communiquant avec le tympan. — O.-D. Pomeroy : New-York med. Record, 22 septembre 1888.

Homme de 50 ans. Otite, quelques mois auparavant, guérie ; mais, depuis quelque temps, douleurs vives dans la région du cou ; huit jours après, augmentation du gonflement du cou, fluctuation profonde. Ponction exploratrice fait trouver du pus ; incision profonde, issue de cent grammes de pus. En pressant sur l'abcès, on fait sourdre du pus au méat auditif externe. Guérison.

Observation CXXVIII

Hessler : *Arch. f. Ohrenh.*, 1889, t. 28, p. 15.

Garçon de 11 ans. Otite moyenne aiguë. Erysipèle a poussées successives et à point de départ auriculaire, pendant un mois et demi. Quelques temps après, incision d'un abcès derrière l'oreille gauche. L'ouverture reste fistuleuse. Trépanation. Ablation de pus et de granulations dans l'antre. Un décollement sous-périostique s'étend à trois centimètres en arrière. Un autre trajet fistuleux part de la mastoïde et s'enfonce à plus de cinq centimètres dans les muscles profonds du cou. Ouverture large, grattage, excision des tissus altérés. La pointe de l'apophyse contient un séquestre et des fongosités, sa paroi interne est altérée, on est obligé de la réséquer. Dure-mère est mise à nu par le nettoyage d'une cavité cariée située en arrière de l'antre.

Guérison. Onze mois après l'intervention, symptômes fébriles et mort rapide. Pas d'autopsie.

Observation CXXIX

Ludewig : *Arch. f. Ohr.*, 1889-90, t. 29, p. 293.

O. A., cordonnier, 28 ans. Otite moyenne aiguë gauche. Mastoïdite, abcès ossifluent sous la couche profonde des muscles du cou. Trépanation. Guérison en deux mois et demi.

Six mois après, mort par phtisie pulmonaire.

Observation CXXX

A. Lane : *British. med. J.;* 1889, mai, p. 998.

Enfant de 8 ans. Depuis l'âge de 3 ans, douleurs dans l'oreille droite, et suppuration survenant par accès.

17 sept. 1888. — Douleurs d'oreille, céphalée, faiblesse.

23 décembre. — Convulsions. Vomissements, qui se répètent le lendemain. Temp. 40° ; somnolence, céphalée intense à droite, empâtement de la région mastoïdienne. Trépanation. Cellules mastoïdiennes pleines de pus fétide. Sinus, bien que baignant dans le pus de la mastoïde, n'était pas thrombosé. Collection purulente sous le sterno-mastoïdien, par issue du pus au dehors de la mastoïde.

Céphalée cesse. Convulsions ; mort le 29 décembre.

A l'autopsie, nombreux abcès dans les poumons, pas de thrombose du sinus. Cerveau sain.

OBSERVATION CXXXI

A. LANE : *British. med. Journal,* 1889, p. 997.

Femme 38 ans, éprouve des douleurs à la nuque, le 21 août 1888. Ecoulement purulent par le méat. Céphalalgie dans la moitié droite de la tête avec douleur dans la moitié supérieure du sterno-mastoïdien.

5 septembre. — Surdité complète à droite. Ecoulement abondant, pas de névrite optique. Même douleur au sterno-mastoïdien. Apophyse mastoïde sensible à la percussion. Trépanation, ouverture large des cellules mastoïdiennes qui contenaient du pus. Drainage.

Un abcès fut ouvert sous le sterno-mastoïdien et un drain put être introduit par cette incision jusque dans les cellules mastoïdiennes. Guérison.

OBSERVATION CXXXII

RANDALL : *Therap. Gaz.,* 1892, 16 mai.

Malade ayant eu, un an avant, un abcès rétro-auriculaire, est pris d'une otite aiguë, avec gonflement douloureux de la région et même du cou. Fluctuation vague. Incision découvre un abcès énorme au dessous du sterno-mastoïdien. Curetage de l'apophyse mastoïde. Guérison.

OBSERVATION CXXXIII

PANSE : *Arch. f. Ohr.,* vol. 33, (1891-92), p. 49.

Enfant de huit ans et demi, au cours d'une épidémie de scarlatine et de diphtérie, a du gonflement de la face, des mains, des pieds et une tuméfaction derrière l'oreille gauche durant depuis quatre semaines. Paralysie faciale gauche depuis trois semaines.

17 février : les deux régions mastoïdiennes sont très tuméfiées mais pas très sensibles à la pression. Du côté gauche du cou, près de la clavicule, ouverture fistuleuse d'un abcès ossifluent. Pus fétide dans les deux conduits auditifs.

Opération. Abcès sous-périostique derrière l'oreille gauche. Parties molles infiltrées. Corticale présente une perforation s'étendant au voisinage de la suture occipito-mastoïdienne. Cellules pleines de pus caséeux ou liquide, fétide. Toute la pointe de l'apophyse semble nécrosée. Une sonde est placée dans la fistule de l'abcès par congestion et toutes les parties molles sont incisées jusqu'à elle ; le muscle splénius est ainsi mis à nu par son bord antérieur. A la moitié supérieure du sterno-cleido-mastoïdien est un trajet qui conduit vers les gros vaisseaux. On le vide de son contenu caséeux et on le curette. Toute la plaie est ainsi nettoyée, on enlève des ganglions lymphatiques et suppurés et du tissu cellulaire altéré formant la paroi de l'abcès. Drain dans l'antre et la cavité de l'abcès.

Même opération à droite. Mort le 23 février.

Autopsie : Pleurésie purulente à gauche. Abcès métastatique dans le poumon droit.

Sous le sterno-mastoïdien droit, au voisinage de son insertion claviculaire, se trouve un abcès qui s'étend jusqu'à la fosse jugulaire,

A gauche, abcès ossifluent, provenant de l'apophyse mastoïde, s'étend jusqu'à mi-hauteur du sterno-cleido-mastoïdien au voisinage des gros vaisseaux. Il a été ouvert par l'opération. Des deux côtés les jugulaires sont intactes.

Observation CXXXIV

RANDALL : *Arch. f. Ohr.*, 1893, vol. 35, p. 104. — *Tr. of the am. ol. Soc.*, vol. v, 1892.

Excision du tympan et du marteau pour surdité. Cinq jours après, otite moyenne aiguë. Quatre semaines plus tard, abcès profond du cou. Incision de cet abcès et ouverture de l'apophyse mastoïde. Fièvre dura encore quinze jours. Guérison en six semaines.

Observation CXXXV

SCHWARTZE : *Arch. f. Ohr.*, 1883, p. 235.

A. K., 62 ans. Otite moyenne purulente aiguë. Empyème de l'apophyse mastoïde. Abcès ossifluent du cou. Ouverture. Trépanation de la mastoïde, Drainage. Guérison en trois mois,

Observation CXXXVI

Schleicher : *Revue intern. de rhin., otol. et lar.,* 1894, p. 83.

Homme de 40 ans. Otorrhée chronique droite. Depuis quinze jours, violentes douleurs. Gonflement diffus de la région mastoïdienne, du crâne, du cou, jusqu'à la moitié du sterno-mastoïdien. En haut du conduit, petite fistule d'où s'écoule en abondance un pus épais. Longue incision. Abcès sous-périosté. Trépanation spontanée au niveau de l'antre. Résection de l'apophyse cariée dans toute son épaisseur. Contre-ouverture au cou. Drainage. Guérison en un mois.

Observation CXXXVII.

Coc : *Med. Sentinel,* nov. 1894, et *Zeitschr. f. Ohr.* 1895, T. 27, p. 58.

Homme de 25 ans. Violentes douleurs dans l'oreille gauche depuis une dizaine de jours. Frissons, fièvre, vomissements, céphalalgie intense. Abondant écoulement de l'oreille.

Trépanation de la mastoïde, on ne trouve pas de pus. Amélioration pendant quelques jours, puis violent frisson et fièvre.

Dix jours plus tard, apparaît un gonflement au cou, le long du muscle sterno-mastoïdien ; frisson, fièvre.

Au bout de cinq jours, incision fait écouler environ deux onces de pus jaune-verdâtre, qui se trouvait entre la face interne du muscle et sa gaîne, directement sur la veine jugulaire. Amélioration. Violentes douleurs de tête reparaissent à gauche. Paralysie du bras et de la main droite. Large trépanation, on ne trouve pas de foyer cérébral. Le malade néanmoins va mieux et sort de l'hôpital.

Deux mois plus tard, les douleurs de tête reviennent. Coma, mort. Autopsie. Abcès de la grosseur d'un œuf de poule au centre du lobe frontal, Adhérences et épaississements fibreux sur la convexité.

Observation CXXXVIII

Stout : *Philad. Polyclinic,* 9 février 1895, et *Z. f. Ohr.,* 1895, t. 27, p. 162.

Abcès du cou consécutif à l'ouverture d'une suppuration mastoïdienne au niveau de la fossette digastrique. Opération. Guérison.

OBSERVATION CXXXIX

DE ROSSI : *Arch. f. Ohr.*, 1884, p. 197.

Otite moyenne purulente aiguë. Périostite mastoïdienne. Abcès profond dans la partie latérale du cou. Ouverture, lavage, guérison.

OBSERVATION CXL

HARTMANN, cité par Cholewa : *loc. cit.*

Ouvrier de 60 ans. Abcès ossifluent du cou en communication avec l'antre et la caisse du tympan. Incision profonde sur le cou. Curetage, cessation des douleurs. Guérison.

OBSERVATION CXLI

MOOS : *Zeitschrift für Ohrenh.*, 1890, p. 48.

Tuberculeux avec cavernes, hémoptysies, paralysie faciale. Gros abcès ossifluent dans le côté du cou. Trépanation de l'apophyse mastoïde soulage les douleurs.

Mort quatre mois après, par tuberculose pulmonaire.

OBSERVATION CXLII

KRETSCHMANN : *Münchner med. Woch.*, 1893, n° 29, et *Arch. f. Ohr.*, 1895, t. 38, p. 125.

Trépanation de l'apophyse mastoïde. Abcès sous-dural. Sinus sain. Dans le sterno-mastoïdien et les parties molles voisines, se trouve un abcès à contenu fétide. Fièvre persiste. Mort le treizième jour. Abcès cérébral.

OBSERVATION CXLIII

HOLT : *Tr. of amer. ol. Soc.*, 1895, et *Z. f. Ohr.*, 1896, t. 28, p. 340.

Homme de 51 ans. Ecoulement par l'oreille gauche, gonflement de la région mastoïdienne et légère élévation de température. Incision sur la mastoïde fait découvrir une ouverture spontanée qu'on agrandit. Un peu plus tard, fièvre, frisson. Douleur au niveau de la plaie qui s'ouvre de nouveau. L'urine contient de l'albumine. Ouverture de la partie inférieure de l'apophyse mastoïde où on trouve un abcès s'étendant derrière le muscle sterno-mastoïdien. Trépanation de l'antre. L'os a une perforation au niveau du sinus latéral. Mort au bout de deux jours.

OBSERVATION CXLIV

WILSON : *Trans. of amer. otol. Soc.*, T, VI, n° 1 ; *Zeitsch. f. Ohr.*, 1895, t. 27, p. 62.

Homme de 49 ans. Violente douleur dans l'oreille gauche, abondant écoulement de ce côté. Deux semaines après, gonflement au-dessous de l'oreille.. Cette tuméfaction grossit de plus en plus, au point d'envahir tout le côté gauche du cou et la région mastoïdienne. Ouverture spontanée de l'abcès au niveau du cou. Ecoulement de pus verdâtre. Frisson. Pyémie. Mort. Pas d'autopsie.

OBSERVATION CXLV

BRIEGER : 5ᵉ Congrès internation. des otologistes, Florence, 1895 ; *Z. f. Ohr.*, 1895, T. 27, p. 313, et *Ann. des mal. de l'or.*, 96, p. 38.

Inflammation aiguë de l'apophyse mastoïde, au cours de laquelle le pus se fit jour au niveau de l'incisure mastoïdienne. L'opération eut lieu environ deux mois après le commencement de la maladie. La corticale était épaisse et saine. On trouva une cavité de la grosseur d'une noix pleine de fongosités, de pus, et on retira un séquestre. Abcès ossifluent sous le sterno-mastoïdien, descendait jusqu'au milieu du cou.

OBSERVATION CXLVI

Otite moyenne grippale. Incision de Wilde. Fusées purulentes consécutives avec compression du nerf facial au trou stylo-mastoïdien. — CHIPAULT et DEMOULIN : *Ann. des mal. de l'or.*, 1895, p. 321.

X. 38 ans. Otite moyenne grippale droite en janvier 1895 ; perforation du tympan, suppuration abondante.

Fin janvier, douleurs mastoïdiennes. Deux incisions de Wilde sans résultat.

Le malade, vu pour la première fois au commencement de mars, présente, au niveau du cou, une large fusée purulente décollant la peau et contournant en avant le sterno-mastoïdien pour gagner sa face profonde. Douleurs vives dans les mouvements du cou et de la mâchoire. Paralysie des branches du nerf facial qui naissent au-dessous du trou stylo-mastoïdien.

Longue incision allant de l'incision de Wilde à la partie la plus inférieure du gonflement cervical ; réclinaison en arrière du muscle sterno-mastoïdien. La fusée mastoïdienne remontait à la face antérieure de l'apophyse, en refoulant en avant l'enveloppe fibreuse de la parotide, et arrivait jusqu'au niveau du trou stylo-mastoïdien où elle enveloppait le nerf qui baignait dans le pus. La cavité bien ouverte fut ruginée et drainée à la gaze iodoformée. Quinze jours après l'intervention, elle était complètement fermée. Diminution de la paralysie faciale. Oreille moyenne suppure encore et est soigneusement désinfectée.

Les lésions observées, dans ce cas, s'expliquent aussi bien par une périostite de la face inférieure de la mastoïde, analogue aux nombreux cas que nous avons retrouvés. Nous sommes d'autant plus porté à faire ce diagnostic que, tout récemment, nous avons vu ce malade, atteint depuis huit jours d'otite moyenne du côté gauche. Le tympan, assez facile à voir à travers un conduit peu rétréci, était rouge au niveau du manche du marteau, dépoli et masqué en grande partie par des débris épidermiques. Pas trace d'écoulement. Surdité prononcée de ce côté. Douleurs assez vives dans l'oreille et au niveau de la mastoïde. La région mastoïdienne n'était pas tuméfiée et à peine douloureuse à la pression ; mais, immédiatement en arrière du bord postérieur de l'apophyse, se trouvait un léger gonflement très sensible, correspondant à l'incisure mastoïdienne. Sous la partie supérieure du sterno-mastoïdien, on pouvait sentir une tuméfaction de la grosseur d'une amande, formée par un engorgement ganglionnaire. Nous avons porté le diagnostic d'otite moyenne aiguë avec propagation mastoïdienne et commencement de périostite à la face inférieure de l'apophyse. Le malade, malgré ses douleurs, refusa une paracentèse du tympan ; il devait revenir à la clinique, mais n'a pas reparu.

Du côté droit, on pouvait voir la cicatrice de l'ancienne intervention. L'audition était assez bonne à droite.

OBSERVATION CXLVII

GRÜNERT et MEIER : *Arch. f. Ohr.,* 1895, T. 38, p. 231.

Homme de 53 ans, syphilitique, ayant une néphrite parenchymateuse. Carie de l'apophyse mastoïde gauche avec inflammation phlegmoneuse au pourtour de l'oreille. Gonflement de la partie latérale du cou. Opération faite tardivement. L'antre et les cellules mastoïdiennes très dilatées, sont remplis de pus fétide. Ablation de ganglions infiltrés le long du sterno-cleido-mastoïdien.

Mort trois jours après. Thrombo-phlébite du sinus transverse. Méningite. Leucémie. Perforation spontanée de la mastoïde au niveau de l'incisure mastoïdienne.

OBSERVATION CXLVIII

GRÜNERT et MEIER : *Ibid.,* p. 244.

L. Œ., 8 ans. Otite moyenne aiguë gauche. Mastoïdite. Abcès ossifluent dans le cou. Trépanation. Guérison.

OBSERVATION CXLIX

GRÜNERT et MEIER : *Ibid.*

E., 18 ans. Otite moyenne aiguë gauche, mastoïdite. Perforation de la paroi antéro-interne de la pointe. Infiltration du cou. Trépanation. Guérison.

OBSERVATION CL

Un cas de mastoïdite de Beʒold. — TISSOT : *Dauphiné médical,*
1896, p. 101.

X., 35 ans, otite moyenne aiguë suppurée droite, suite de grippe. Au bout de vingt jours, fièvre 40°. Délire, faiblesse extrême, pouls petit, langue rôtie.

Ecoulement abondant par le conduit auditif externe de pus jaune-verdâtre. Les régions mastoïdienne et sterno-mastoïdienne droite, jusque vers la partie moyenne du cou, sont gonflées, œdémateuses, avec rougeur de la peau ; douleur vive à la pression. Fluctuation nette, au niveau de la partie antérieure du sterno-mastoïdien, hémicrânie violente à droite. En pressant sur la région fluctuante, on détermine un écoulement abondant par le conduit auditif droit.

Incision rétro-auriculaire prolongée jusque sur le sterno-mastoïdien. La face externe de l'apophyse est dénudée par le pus. A la face interne de l'apophyse, au niveau de la fossette d'insertion du muscle digastrique, existe un point nécrosé, par où il est facile d'introduire un stylet, pénétrant jusque dans les cellules mastoïdiennes. Le malade étant très fatigué, on ne trépane pas l'apophyse mastoïde. Tamponnement à la gaze iodoformée. Les phénomènes cérébraux continuent à évoluer. La suppuration se tarit complètement, le lendemain de l'opération. T. 39° et 41°. — Sixième jour après l'opération, mort dans le coma.

Autopsie : méningo-encéphalite diffuse. Abcès sous-dure-mérien occupant la fosse temporale ; cellules mastoïdiennes en partie nécrosées (1).

Dans les observations suivantes, le pus s'est infiltré dans la gaîne même des gros vaisseaux du cou. Cette particularité, signalée primitivement par Bezold, n'est pas douteuse dans l'observation de Luc et dans celle de Green ; elle est un peu moins certaine pour les cas de Randall et de Barnick. Le contact du pus avec les gros vaisseaux ne semble pas avoir provoqué d'altération sur leur paroi. Il n'en est plus de même pour l'observation de Jacobson (obs. cli), où le liquide septique, provenant d'une ostéite du rocher, avait occasionné une lésion de la veine jugulaire (2). Schwartze a signalé un cas analogue (3). Au cours de l'intervention, qui a pour but d'évacuer le pus, on devra bien se rendre compte de l'état des vaisseaux, sans attribuer trop d'importance aux phénomènes géné-

(1) Voir encore : Roosa : otite moyenne aiguë, avec inflammation des muscles du cou, guérison. *Arch. otol. N.-Y.*, 1879, p. 255. — Taylor : Obs. d'un cas de mastoïdite de Bezold. *Times and Reg. Philad.*, 1893, xxvi, 508 ; et *Maryland med. J. Balt.*. 1893, xxix, 379. — Verner : *Nacken abscess in Folge Ohrenring Steckens ; Zeitschr. f. Wundœrzte und geburtsh. Hegnach*, 1887, 317.

(2) Moty a observé aussi cette destruction de la jugulaire par un foyer purulent. *Gaz. des Hôpitaux*, du 8 décembre 1896.

(3) Schwartze : *Arch. f. Ohr.*, T. xvi, p. 265.

— 144 —

raux. Dans l'observation de Green, les frissons, la fièvre, les
troubles digestifs auraient pu faire croire à une thrombose de la
jugulaire, qui n'existait cependant pas. Si l'on se trouve en
présence de cette lésion, il peut être indiqué de faire la ligature de
la veine, comme nous le verrons à propos du traitement.

Observation CLI

JACOBSON : *Arch. f. Ohr.*, 1884, T. 21, p. 304.

Femme de 29 ans. Otorrhée ancienne gauche, frissons. Douleurs
profondes dans le côté gauche du cou, le long de la veine jugulaire, à
la pointe de l'apophyse mastoïde, en arrière à la colonne vertébrale.
Ictère. Pyémie. Mort sans opération. Paroi de la veine infiltrée de
pus provenant d'une cavité cariée du rocher. Condyle de l'atlas altéré
en un point, tissus voisins infiltrés.

Observation CLII

RANDALL : *Therap. Gazette*, 16 mai 1892.

Otite moyenne subaiguë. Mastoïdite. Gonflement et fluctuation sous
le sterno-mastoïdien. Incision prolongée par en bas donne issue à du
pus très fétide. Trépanation. Curetage de l'apophyse qui contient des
fongosités et du pus. La paroi interne correspondant à la fosse digastrique
est très altérée. Cavité purulente s'étendant en bas sur la carotide et
la jugulaire. Guérison.

Observation CLIII

RANDALL : *Ibid.*

Femme de 45 ans. Otorrhée chronique gauche. Douleurs violentes
dans tout le côté gauche de la tête. Œdème mastoïdien. Fluctuation
profonde au-dessous de l'apophyse, sensibilité le long du sterno-
mastoïdien. Trépanation. Evacuation d'un abcès profond. La sonde
pénètre sur une longueur de trois pouces le long des gros vaisseaux.

Observation CLIV

Périphlébite de la jugulaire à la suite d'une mastoïdite. — Green : *Tr.
amer. otol. Soc.*, 1895 ; *Z. f. Ohr.*, 1896, T. 28, p. 339 ; et *Arch.
f. Ohr.*, 1896, v. 40, p. 143.

Homme de 28 ans, prétendant avoir eu, cinq semaines auparavant,
une fièvre thyphoïde. Au début de ce soi-disant typhus, le malade
éprouvait derrière l'oreille droite de la douleur et du gonflement, qui s'étendirent graduellement au cou, le long du sterno-cleido-
mastoïdien. Au bout de dix jours, frissons. L'examen fit trouver une
otite moyenne avec mastoïdite ; grande sensibilité le long du bord
antérieur du sterno-mastoïdien. Pas de cordon induré à ce niveau.
Trépanation de la mastoïde, amélioration. Un peu plus tard, nouveau
frisson, fièvre, vomissements. Incision au niveau du cou ; l'ouverture
de la gaîne de la jugulaire donna issue à une petite quantité de pus. Il
n'y avait pas de thrombose veineuse. Guérison.

Observation CLV

*Mastoïdite de Bezold chez un diabétique syphilitique. Résection complète
de l'apophyse. Ouverture de l'abcès cervical profond. Mort.* —
Luc : *Arch. intern. de lar. et d'ot.*, 1896, p. 7.

M. G., 56 ans. Abondante suppuration de l'oreille datant de deux
mois et demi. Gonflement de la moitié droite du cou, survenu depuis
trois semaines. Perforation du tympan. Gommes syphilitiques ulcérées
au niveau du pavillon de la trompe. Le lendemain, trépanation mastoïdienne. Pus sous le périoste. Antre élargi, plein de pus, s'étendant
jusqu'au voisinage de la pointe mastoïdienne. Ouverture large de la
mastoïde et de la caisse. Pas de fièvre. Trois jours plus tard, le gonflement cervical s'est accru et soulève manifestement le sterno-
mastoïdien. La pression exercée en ce point fait écouler un flot de pus
au voisinage de la pointe de la mastoïde. La plaie est sphacélée par
places. On trouve du sucre dans l'urine.

Nouvelle intervention le lendemain. On voit nettement l'orifice de
la face interne de l'antre par où sort le pus, quand on presse sur le cou.
Résection complète de la pointe mastoïdienne montre une cavité
d'abcès tapissée de fongosités, s'étendant jusqu'aux gros vaisseaux.
Prolongation de l'incision du côté du cou. On récline en avant le

sterno-mastoïdien. La gaîne des vaisseaux est jaunâtre ; on l'ouvre à la sonde cannelée, il s'en écoule du pus. Drain dans la gaîne des vaisseaux. Tamponnement à la gaze iodoformée. Deux jours après l'intervention, élévation de température. Mort le troisième jour.

Observation CLVI

Barnick : *Arch. f. Ohr.*, 1897, T. 42, p. 118.

Homme de 48 ans. Otite moyenne suppurée chronique gauche, avec nécrose du labyrinthe et abcès sous-dural. Trépanation de la mastoïde. Abcès ossifluent le long des gros vaisseaux du cou (1).

Abcès de la Nuque et du Dos.

Ces abcès ne sont pas les moins fréquents, à la suite des suppurations de l'oreille moyenne ; nous en avons réuni trente-deux cas.

Ils peuvent se diviser en superficiels et profonds.

Des *superficiels* nous n'avons pas grand'chose à dire ici, nous les faisons rentrer dans le chapitre des abcès sous-cutanés du cou en général. Nous en avons résumé une observation due à Christinneck (v. obs. LIX) ; une autre inédite, dûe à M. Schwartz (v. obs. LV).

Ducasse en rapporte un dans sa thèse, nous le résumons plus loin (v. obs. CLXIV) ; de Quervain (2) en cite un, dû à Wagenhaüser (3), qui semble se rapporter plutôt à la région du cuir chevelu. Il ne serait pas difficile d'en trouver d'autres exemples. Ils résultent généralement d'un abcès de la région mastoïdienne qui a décollé le périoste en arrière et qui s'est fait jour ou non sous la peau. Ils peuvent résulter aussi d'un abcès profond de la région, qui tend à

---

(1) Voir encore : Wagenhaüser : *Arch. f. Ohr.*, 1888, T. 26, p. 18 : Otite moyenne chronique gauche, destruction du plancher du conduit auditif, infiltration purulente des parties molles et du pourtour de la veine jugulaire qui contient un thrombus purulent. Il est difficile de dire, dans ce cas, si la suppuration intra-veineuse fut la cause ou le résultat de la suppuration périveineuse.

(2) De Quervain : *loc. cit.*

(3) Wagenhaüser : *Arch. f. Ohr.*, 1889, T. 27, p. 173.

gagner la surface extérieure. Ces derniers sont beaucoup plus intéressants.

Les abcès *profonds* de la nuque d'origine otique, résultent ordinairement d'une extension en arrière et en bas d'un abcès sous-rétro-mastoïdien, c'est-à-dire que les altérations osseuses de la pointe de la mastoïde, ou de la rainure digastrique, en seront la cause la plus fréquente. Sur les trente-deux cas réunis par nous, nous trouvons cette étiologie certaine huit fois. Six fois, il y a eu perforation osseuse au niveau de la rainure digastrique ou de la face interne de l'apophyse. Deux fois, la perforation a été trouvée au niveau de la pointe. Dans quatorze cas, on peut considérer les mêmes lésions comme fort probables, ou tout au moins admettre une périostite siégeant au voisinage du sommet de la mastoïde ou à sa face inférieure. Dans certains cas, les abcès profonds de la nuque peuvent résulter d'une mastoïdite ouverte à la face externe, ou d'une périostite siégeant à ce niveau. Le pus, décollant le périoste en arrière, peut s'infiltrer à travers les insertions musculaires, soit directement, soit plutôt en suivant un vaisseau sanguin comme la veine mastoïdienne ou l'artère occipitale ; il peut, du reste, aussi bien suivre la voie inverse et de profond devenir superficiel par le même trajet. Cette périostite externe nous a semblé, dans cinq ou six cas, être la cause des abcès profonds. De Quervain admet qu'une suppuration partie de la mastoïde, soit au niveau de sa face externe, soit à la faveur d'une perforation dans le voisinage de la suture mastoïdienne, peut décoller le périoste et même une partie des insertions musculaires au niveau de l'occipital, pour fuser ensuite plus ou moins profondément entre les muscles de la nuque. Il cite un cas où il a trouvé un foyer sous-périosté à la face inférieure de l'occipital (v. obs. CLXXXVIII). Schwartze, Chipault, Gosse, dans une opération, ont trouvé cet os à nu et ont dû le ruginer pour obtenir la guérison. Cette périostite occipitale se comprend mieux par une propagation de proche en proche partie de la mastoïde au-dessous des insertions musculaires, soit au niveau de la fosse digastrique, soit au voisinage immédiat de la suture occipito-mastoïdienne, comme le dit de Quervain dans sa seconde hypothèse. On peut invoquer aussi, pour expliquer ce fait, un prolongement des cellules mastoïdiennes jusque dans l'occipital.

Dans certains cas rares, on a pu observer une perforation de l'occipital livrant passage à un abcès sous-dure-mérien provenant de la face interne de la mastoïde et ayant fusé dans l'étage inférieur du crâne. Nous reviendrons plus loin sur ce sujet. Nous ne parlerons pas ici des abcès de la nuque provenant d'nne phlébite de la veine mastoïdienne, nous les avons étudiés dans un chapitre spécial. Nous aurons donc surtout en vue les abcès de la nuque résultant d'une ostéo-périostite de la face inféro-postérieure de la mastoïde ou de son sommet, et de la face externe.

A la suite d'une vieille otorrhée qui a subi récemment une poussée aiguë, ou plus souvent au cours d'une otite moyenne de date assez rapprochée, on voit survenir les symptômes douloureux et souvent le cortège fébrile que nous avons décrits à propos des abcès rétro-sous-mastoïdiens. Sauf dans certains cas, la fièvre est modérée ($38°$ à $39°$), il y a de l'inappétence, de l'état saburral de la langue. Mais la tuméfaction, au lieu de rester cantonnée au voisinage de la pointe mastoïdienne, s'étend beaucoup plus en arrière et en bas. Il est très difficile de dire où s'arrête l'abcès rétro-sous-mastoïdien et où commence l'abcès de la nuque ; peu importe au fond, puisque l'un n'est que l'extension de l'autre et que le traitement est analogue. Le malade présente une rigidité de la nuque comparable à celle qu'on observe dans le mal de Pott cervical. Les mouvements de la tête, dans le sens horizontal ou dans le sens vertical sont extrêmement pénibles. Les douleurs spontanées, qu'éprouve le malade, siègent à la nuque et surtout au voisinage des bosses occipitales. Elles peuvent être assez violentes pour empêcher le sommeil. La tuméfaction atteint parfois assez rapidement un volume considérable et s'étend jusqu'à la ligne médiane en arrière Le côté opposé semble s'effacer à côté de la saillie considérable que fait le côté malade. La peau conserve au début sa coloration naturelle. Plus tard, elle devient œdémateuse et plus ou moins rouge. Au palper, la partie tuméfiée est dure, assez bien limitée suivant les cas.

La pression est douloureuse et peut déterminer une issue de pus par le conduit auditif externe. Ce phénomène ne se produit qu'au bout de plusieurs jours, parfois deux semaines et plus ; il précède, dans certains cas, l'apparition de la fluctuation, qui, du reste, est assez peu nette et difficile à sentir. On ne la perçoit bien que lorsque l'abcès a tendance à devenir superficiel. Que se passe-t-il alors ? La suppuration pourrait à la longue perforer spontanément les téguments malgré leur épaisseur, et se faire jour au dehors. Nous n'en connaissons qu'un exemple (obs. CLVII) où il y avait coïncidence d'abcès sous-sterno-mastoïdien qui s'ouvrit au bord antérieur du muscle. Le plus souvent, si une opération radicale d'emblée n'est pas faite, on se borne à une simple incision de la partie fluctuante ; il s'écoule du pus plus ou moins abondamment, le malade est soulagé, il se croit guéri. Mais bientôt, au bout de huit ou quinze jours, les symptômes reparaissent, le gonflement qui avait diminué un peu se reproduit plus volumineux, l'ouverture de l'incision reste ordinairement fistuleuse. Cette récidive n'est pas étonnante, quand on voit le siège extraordinairement profond que peut avoir le pus.

Il y a parfois plusieurs foyers superposés entre les différentes couches musculaires, jusqu'au voisinage de la colonne vertébrale et du trou occipital. Ces évacuations partielles de l'abcès, soit au niveau de la peau, soit par le conduit auditif externe, assurent la chronicité de l'affection sans mouvements fébriles très intenses ; mais le malade n'en continue pas moins à souffrir, à faire de l'infection plus ou moins atténuée, à perdre ses forces et à maigrir. C'est ce qui s'est produit, dans le cas de Luc, de Potherat, jusqu'à ce qu'une intervention énergique soit venue soustraire le malade à la septicémie chronique qui commençait à l'envahir.

La mort pourrait évidemment venir par la cachexie progressive, si un traitement rationnel n'était pas institué. Nous n'en connaissons pas d'exemple. Dans les trois cas où l'issue fatale est survenue, il y a eu phlébite du sinus avec pyémie (obs. CLXXVIII et CLXXXVII), ou abcès du cerveau avec méningite (obs. CLXXXII).

Moos a observé un cas d'abcès de la nuque, avec coïncidence de phlébite du sinus et de la jugulaire, et a guéri son malade par la ligature de la veine avec incisions larges, trépanation de la mastoïde et nettoyage des cavités veineuses..

Dans une observation où le point de départ primitif de l'abcès semblait bien mastoïdien, Chipault a trouvé une ostéite de l'apophyse transverse de l'atlas et a dû la réséquer.

Schwartze signale l'existence d'un foyer d'ostéite de la pointe de l'apophyse ayant occasionné un abcès de la nuque, sans que l'oreille moyenne et le tympan eussent été intéressés, et avec intégrité de l'ouïe (v. obs. CLXX).

OBSERVATION CLVII (Inédite.)

Due à l'obligeance de M. le Docteur Luc. (Communication orale. Cette observation sera publiée ultérieurement avec plus de détails.) — Otite moyenne. Mastoïdite. Abcès profonds du cou et de la nuque. Trépanation avec ouverture large de la caisse. Incisions multiples. Guérison.

Homme, 52 ans, bien portant habituellement, paraissant cependant beaucoup plus âgé qu'il ne l'est réellement, a commencé à souffrir de l'oreille droite dans le courant de novembre 1896. Ecoulement d'oreille non fétide quelques jours après.

Au mois de décembre, il survient un gonflement de la partie latérale droite du cou, s'accompagnant de douleur et de fièvre.

1er janvier 1897. — L'abcès du cou s'ouvre spontanément à la partie supérieure du sterno-cleido-mastoïdien ; il s'écoule une assez grande quantité de pus ; l'ouverture reste fistuleuse.

15 mars. — Le gonflement du cou persiste ; on pratique une contre-ouverture au niveau du bord antérieur du sterno-cleido-mastoïdien à mi-hauteur de ce muscle et on passe un drain allant d'un orifice à l'autre.

L'otorrhée persiste toujours,

Malgré la contre-ouverture, il survient un gonflement de la nuque qui s'accroît de jour en jour et devient nettement fluctuant. La pression en ce point ne fait pas sourdre le pus par les orifices antérieurement faits. M. le Docteur Luc voit le malade à ce moment. Pas de sucre ni d'albumine dans les urines.

23 mars. — Opération. M. Luc pratique une longue incision en arrière du pavillon, commençant à la hauteur du bord supérieur de celui-ci et descendant jusqu'à la contre-ouverture de la partie moyenne du cou. Le périoste n'est pas décollé. la corticale semble saine sur toute la face externe de l'apophyse mastoïde. Ouverture de l'antre qui contient des fongosités et un peu de pus. Ouverture large de l'aditus et de la caisse. Curetage de la caisse.

A la nuque, grande incision légèrement curviligne à concavité interne et longue de douze centimètres environ. On trouve une assez grande quantité de pus collecté sous les muscles ; le périoste de l'occipital est décollé. On réunit les deux premières incisions par une incision transversale tombant sur leur partie moyenne en forme d'H ; on constate alors que la lésion de l'occipital provient d'une altération osseuse de la face interne de l'apophyse mastoïde. Résection de la pointe de l'apophyse.

Suture de la branche transversale de l'H et de la partie supérieure de l'incision postérieure. Drainage à la gaze iodoformée dans la partie inférieure de cette incision, dans la cavité osseuse, dans le conduit auditif et dans la gaîne du sterno-cleido-mastoïdien. Quelques jours après, il se forme un clapier purulent au-dessous de l'incision antérieure, qu'on prolonge par en bas pour bien drainer la poche nouvellement formée.

A partir de ce moment, les symptômes généraux ont été excellents et la maladie a évolué vers la guérison qui est complète au milieu de mai.

OBSERVATION CLVIII (Inédite).

Due à l'obligeance de M. le Docteur POTHERAT, *chirurgien des Hôpitaux. — Otite moyenne aiguë. Périostite mastoïdienne. Phlegmon profond de la nuque. Larges incisions. Guérison.*

X., homme de 55 ans, cultivateur, fort et vigoureux, pas alcoolique, contracte une otite moyenne suppurée droite à la suite de la grippe. Six semaines après, il apparaît de la douleur, de la rougeur et de l'empâtement sur la région mastoïdienne ; les parties molles sont incisées et l'os est ruginé par un praticien de province. Il y a une courte amélioration à la suite de cette intervention ; mais, quelque temps après, survient un gonflement considérable en arrière et un peu au-dessous de l'apophyse mastoïde, dans la direction de la nuque. Fièvre, pas de troubles cérébraux. A trois reprises différentes, on fait des incisions dans cette région, incisions peu profondes, et donnant issue à des quantités peu abondantes de pus. Il y a, à chaque fois, une légère amélioration, suivie bientôt d'une nouvelle récidive s'accompagnant de fièvre.

L'affection dure depuis six mois, lorsque M. Potherat voit le malade pour la première fois. L'écoulement d'oreille a cessé. On voit un gonflement énorme, très œdémateux, de la région latérale du cou, de la région mastoïdienne et surtout de la nuque jusqu'à la ligne médiane en arrière, au-delà de laquelle le côté sain semble effacé. A la surface de la peau, il existe quatre cicatrices des incisions antérieures qui, toutes, sauf une, sont restées fistuleuses. L'état général est mauvais, il y a de la fièvre, de l'inappétence avec état saburral de la langue et un amaigrissement très prononcé.

Une grande incision est pratiquée au niveau de l'apophyse mastoïde dont le périoste est décollé ; on ne trouve pas de lésion apparente de l'os. Une sonde cannelée, introduite dans la plaie, conduit dans un clapier qui s'étend jusqu'au tiers supérieur du bord postérieur du sterno-cleido-mastoïdien. On pratique une contre-ouverture à ce niveau et un drain est passé de haut en bas. Une troisième incision est faite en arrière près de la ligne médiane ; les tissus ont un aspect lardacé. A une grande profondeur, après avoir traversé le tissu cellulaire infiltré et les muscles, on est conduit à la face inférieure de l'occipital. L'os n'est pas à nu, il n'y a pas de lésion du squelette, mais on trouve un foyer purulent très profond, intra-musculaire. Une sonde cannelée, introduite dans l'orifice, pénètre facilement dans le sens transversal jusqu'à la face postérieure de l'apophyse mastoïde, et elle ressort, avec un léger effort, par l'incision mastoïdienne. Drainage.

On pratique journellement des lavages antiseptiques et une grande amélioration survient très vite. Trois semaines après, il s'est formé, derrière l'apophyse mastoïde, un petit clapier qu'on est obligé d'inciser. L'amélioration se poursuit lentement, progressivement. Au bout de six semaines, suppression des drains.

Quatre mois après l'intervention, il existe encore une petite fistule répondant au bord postérieur de l'apophyse ; elle se ferme définitivement au bout de quelque temps et la guérison est complète.

OBSERVATION CLIX

SCHWARTZE : *Arch. f. Ohr.*, 1876, p. 194, 1er vol.

Femme, 24 ans. Otite moyenne aiguë droite. Perforation du tympan. Otorrhée profuse pendant quatorze jours ; gonflement douloureux de la région mastoïdienne, s'étendant jusqu'à l'occiput et à la partie inférieure du cou. Douleur, céphalalgie, fièvre. (La malade était au quatrième mois d'une grossesse.)

Incision, une quantité énorme du pus sans odeur s'écoule. Mastoïde dénudée est trépanée. L'ouverture osseuse laisse écouler beaucoup de pus. Fièvre tombe le soir même.

Guérison complète un an et demi environ après l'intervention.

OBSERVATION CLX

URBANTSCHITSCH : *Tr. des mal. d'or.*, trad. Calmettes, p. 365.

Au cour d'une otite moyenne suppurée, il survint, chez un malade, dans la région occipitale, une tumeur fluctuante qui descendit jusque dans la nuque en déterminant des douleurs terribles. Apophyse insensible et normale. La pression sur la tumeur détermine une issue de pus fétide par une perforation de la membrane tympanique. Incision. Evacuation d'une grande quantité de pus. Guérison en quelques mois. Surdité.

OBSERVATION CLXI

Otite moyenne purulente chronique. Trépanation de l'antre mastoïdien. Abcès ossifluent profond. Guérison. — SCHWARTZE : *Arch. f. Ohr.*, 1876 (2e vol.), p. 154.

Employé de chemin de fer, 30 ans. Otite moyenne purulente gauche datant de huit mois est constatée le 14 janvier 75.

4 février 75 : Fièvre. Trépanation de l'apophyse mastoïde qui est douloureuse, mais non tuméfiée. Antre trouvé à 1 ctm. 2, sans pus. Soulagement.

Fin février. Abcès profond au-dessous de l'oreille, communiquant avec le conduit auditif. Incision. Ecoulement d'une grande quantité de pus. La cavité de l'abcès s'étendait très loin en bas et en arrière jusqu'à la ligne médiane. Drainage. Cessation de la suppuration par le conduit auditif.

8 juin 75 : Contre-ouverture à deux pouces au-dessous de la première ouverture.

2 mars 1876 : Il existe encore une fistule dans laquelle la sonde pénètre jusqu'à l'occiput. Oreille sèche ; ouïe assez bonne. Os non dénudé. Etat général excellent. Compression au niveau de la cavité de l'abcès.

16 avril 1876 : Guérison complète.

OBSERVATION CLXII

SCHWARTZE : *Arch. f. Ohr.*, 1877, p. 134.

Homme 43 ans. A toujours souffert un peu du côté de l'oreille sans otorrhée. Depuis huit semaines, fièvre, douleur. Abcès volumineux derrière l'apophyse mastoïde, jusqu'à l'occiput. Perforation de la membrane du tympan et suppuration de la caisse. Incision profonde, fait écouler beaucoup de sang et de pus. Petite fistule de la corticale ; une sonde pénètre en ce point jusqu'à deux centimètres. Agrandissement du trajet. Drainage.

Cessation des douleurs. Guérison.

OBSERVATION CLXIV

DUCASSE : Thèse, Paris, 1879, p. 38.

Otite moyenne. Mastoïdite. Abcès de la région rétro-mastoïdienne jusqu'à la ligne médiane en arrière. Plusieurs incisions sans succès sur la mastoïde. Trépanation. Guérison.

OBSERVATION CLXV

KIPP : *Monatschr. f. Ohrenh.*, 1880, p. 109, ou *Z. f. Ohr.*, T. VIII, l. 4.

Jeune fille de 16 ans. Ecoulement d'oreille datant de dix ans. Fièvre, formation d'un abcès dans la région mastoïdienne. Formation d'un trajet fistuleux et d'un gros abcès ossifluent à la nuque. Congestion des

deux papilles optiques. Signes de méningite. Guérison après un traitement approprié.

OBSERVATION CLXVI

JACOBY : *Arch. f. Ohr.,* 1880, T. 25, p. 293.

R. 56 ans. Otite moyenne aiguë droite. Mastoïdite. Huit jours
après, apparition d'un abcès ossifluent du côté de la nuque. Incision sur
la mastoïde montre que la corticale est perforée. Elargissement de
l'orifice. Curetage, pendant lequel se produit une abondante évacuation
de pus provenant des cellules mastoïdiennes. Le pus sort à différentes
reprises par l'orifice fistuleux. Erysipèle dans la suite. Guérison.

OBSERVATION CLXVII

HOTZ : *Arch. of Otology,* 1880, p. 164.

H. 35 ans. Otite moyenne aiguë purulente ; mastoïdite. Incision sur
le gonflement mastoïdien sans résultat. La tuméfaction augmente du
côté du cou et de la nuque, presque jusqu'à la ligne médiane. Trépanation. Rien sous le périoste qui est adhérent à l'os. Issue de pus
crémeux à l'ouverture des cellules mastoïdiennes. Guérison en un mois
et demi.

OBSERVATION CLXVIII

SCHWARTZE : *Arch. f. Ohr.,* 1882, p. 275.

Homme de 42 ans, ayant eu, il y a vingt-quatre ans, un abcès du
cou, d'origine mastoïdienne guéri par une incision. Il y a deux ans,
douleurs dans l'oreille et la mastoïde. Actuellement, tuméfaction diffuse
douloureuse vers la pointe de la mastoïde. Trépanation de l'antre, pas
de pus. Trajet fistuleux profond vers la nuque, est ouvert et gratté, un
autre vers le cou jusqu'au voisinage de la clavicule est drainé par une
contre-ouverture. Plaie de la nuque longue de treize centimètres.
Guérison en un mois.

L'auteur croit que, dans ce cas, il y a eu périostite simple.

Observation CLXIX

Schwartze : *Arch. f. Ohr.,* 1882.

T., 63 ans. Otite moyenne aiguë, mastoïdite avec abcès derrière le pavillon, ouvert trois fois en quatre mois. La troisième fois, on incise en même temps une saillie de la paroi postéro-supérieure du conduit.

Douleurs, insomnie, pas de fièvre. Gonflement s'étendant à la nuque jusqu'à la ligne médiane et au cou jusqu'à mi-hauteur environ. Fistule avec point osseux dénudé dans le conduit. Trépanation. Incision et curetage des abcès ossifluents. Amélioration.

Une quinzaine de jours après, infiltration de la nuque, douleurs occipitales. Fièvre modérée (38°4). Incision profonde et large curetage.

Après une amélioration passagère, les symptômes reparaissent. Au bout de trois semaines, une large incision ouvre un foyer purulent et un trajet fistuleux allant jusqu'à l'occipital qui est ruginé. Une incision transversale, qu'on avait été obligé de faire, provoqua un sphacèle limité de la peau.

Guérison en deux mois, après ouverture d'un foyer sous-cutané qui s'était reformé.

Observation CLXX

Schwartze : *Arch. f. Ohr.,* 1883, p. 223.

L. N., 12 ans. Douleur d'oreille depuis six mois. Il y a trois semaines, suppuration du conduit. Depuis quinze jours, gonflement dur, derrière l'oreille, s'étendant en bas et en arrière vers la nuque. Douleur à la pression surtout à la pointe de l'apophyse. Caisse semble libre, ouïe normale. Incision de Wilde donne issue à un peu de pus. Deux trajets purulents, l'un de cinq centimètres au cou et l'autre de sept centimètres vers la nuque, en bas et en arrière. Contre-ouverture. Drainage. Amélioration.

Après quelques semaines, nouvel abcès ossifluent dans le cou. Incision ; on trouve une perforation à la pointe de l'apophyse. Curetage d'une cavité de carie dans la pointe. Guérison. Tympan normal.

Observation CLXXI

Schwartze : *Ibid.,* p. 234.

K. M., 40 ans. Otite moyenne aiguë avec mastoïdite. Tuméfaction du cou et de la nuque. Incision de plusieurs foyers purulents ayant leur origine dans un point d'ostéite du sommet de l'apophyse mastoïde. Les cellules à ce niveau sont pleines de pus. Elargissement de l'ouverture osseuse. Curetage. Drainage. Guérison.

Observation CLXXII

KUHN : *Tagebl. d. Versammlung deutsch Naturf. und Ærtze Freiburg,* 1883 ; résumé *Arch. f. Ohr.,* 1885, dans p. 97.

Trépanation de la mastoïde. Incision d'un abcès de la grosseur d'une pomme au-dessous de l'apophyse. On pouvait le suivre dans la profondeur jusqu'à l'apophyse mastoïde qui fut curetée. Sur la face interne, se trouvaient deux ouvertures à travers lesquelles le pus s'était infiltré entre les muscles de la nuque. Pas de communication avec la caisse, bien qu'il y eût antérieurement un abondant écoulement de pus par l'oreille.

Observation CLXXIII

DE ROSSI : *Arch. f. Ohr.,* 1884, p. 197.

Otite moyenne purulente chronique, carie du temporal, abcès de la région mastoïdienne s'étendant jusqu'à la partie postérieure du cou. Trépanation. Contre-ouverture au cou. Symptômes graves. Fièvre, 40° 5. Frissons. Guérison en deux mois.

Observation CLXXIV

Perforation de l'apophyse mastoïde à sa paroi interne. — KRETSCHMANN : *Arch. f. Ohr.,* 1886, p. 228.

S. T., homme de 48 ans. Otite douloureuse à gauche depuis dix semaines, à la suite d'un refroidissement. Douleurs insupportables. Température très élevée. Abondant écoulement de pus par l'oreille gauche, surtout quand on presse derrière l'oreille sur un gonflement fluctuant. Toute la partie située en arrière du pavillon, jusqu'au milieu du cou en bas et jusqu'à la ligne médiane de la nuque en arrière, est rouge, chaude, infiltrée ; le patient ne peut faire de mouvement de la tête.

Opération : Incision derrière le pavillon. Parties molles infiltrées.

Abcès sous-périosté. Le doigt introduit dans la plaie peut passer en arrière de l'apophyse. Le ciseau, à trois quart de centimètre de profondeur, livre passage à du pus. La sonde introduite en ce point rencontre le doigt passé derrière la mastoïde. Elargissement de l'ouverture osseuse. Drainage. Chute de la fièvre. Au bout de huit jours, la plaie est en bonne voie.

Dix jours plus tard, survient tout à coup de la fièvre, accompagnée de douleurs dans la nuque. Cette région est infiltrée, rouge, douloureuse. Au bout de quatre jours, fluctuation. Incision, écoulement d'une grande quantité de pus. La sonde introduite dans la plaie arrive sur l'os à nu dans la direction de la pointe de l'apophyse. Le liquide de lavage passe de la seconde incision à la première en traversant la mastoïde. Cessation des douleurs. Drainage. Au bout de dix semaines, le malade pouvait sortir.

OBSERVATION CLXXV

KRETSCHMANN : *Arch. f. Ohr.*, 1886, T. 23, p. 225.

Fille de 11 ans. Double écoulement d'oreille à la suite de la diphtérie et de la scarlatine. Quelques semaines plus tard, abcès au cou et à la nuque du côté gauche, qui fut ouvert et mit longtemps à guérir. Il y a quatorze jours, phénomènes de pyémie. Trépanation des deux mastoïdes. Pus dans les deux antres. Guérison en quatre mois.

OBSERVATION CLXXVI

CHOLEWA : *Deutsch med. Woch.*, 1888, p. 1006.

Homme 45 ans. Otite moyenne suppurée, négligée. Mastoïdite ; gonflement du cou jusqu'à l'occiput s'étend en avant jusqu'à la joue. Fluctuation vague à trois centimètres en arrière du sommet de l'apophyse. Pression en ce point provoque une issue de pus par l'oreille. Incision à ce niveau.

La sonde sent une surface osseuse dénudée au sommet de la mastoïde. Le gonflement se reproduit au bout d'un certain temps. Alors, trépanation, pus et granulations dans l'apophyse. Drainage. Guérison en quatre semaines.

Observation CLXXVII

Hessler : *Arch. f. Ohr.*, 1891, p. 34.

Otite moyenne aiguë gauche suite d'influenza. Au bout de cinq semaines, gonflement énorme derrière l'oreille s'étendant du côté de l'œil, au sommet de la tête et à la nuque.

Incision. Ecoulement de pus (trois cuillerées.) Poche purulente intra-musculaire en arrière et en bas. Petite cavité pleine de pus dans la pointe de l'apophyse. Ouverture de l'antre carié. Dure-mère mise à nu ; elle est d'aspect granuleux. Guérison en sept semaines.

Observation CLXXVIII

Grandhomme : Th., Paris, 1890. p. 73.

Femme de 35 ans entre le 20 juillet. Deux mois auparavant, a souffert de l'oreille gauche, sans écoulement. Depuis trois semaines, céphalée surtout à gauche. Fièvre. Depuis quelques jours, vives douleurs et raideur à la nuque. Rien du côté du conduit auditif ni du côté de la région mastoïdienne. Temp. 39° 5. Etat général grave.

25 juillet. — Etat général plus grave. Raideur de la nuque plus marquée. Déglutition difficile. Diarrhée. Délire. T. 40° 1.

On pense à une méningite puis à une arthrite occipito-atloïdienne, puis à un abcès des cellules mastoïdiennes.

31 juillet. — T. 37°, frisson violent après lequel 39° 6. Les jours suivants, diminution de l'œdème mastoïdien ; douleurs de la nuque ne sont plus provoquées par les mouvements. Fièvre avec ascension brusque de la température. Une collection purulente se forme manifestement au niveau du sterno-mastoïdien

La malade passe dans un service de chirurgie où l'abcès mastoïdien est ouvert. Double pleurésie purulente. Gros abcès sous le trapèze droit qui donna issue à beaucoup de pus.

Mort au milieu d'août.

Autopsie. — Pus dans les deux plèvres. Apophyse mastoïde petite, ne présente rien à sa surface externe. Dans la fosse sigmoïde, petite perforation, pus dans la caisse et l'antre mastoïdien. Gros caillot grisâtre occupant tout le sinus latéral s'étendant jusqu'à la partie supérieure de la jugulaire, et aussi dans le sinus du côté opposé.

Énorme abcès au niveau de l'articulation atloïdo-occipitale du côté gauche. La moitié correspondante de l'atlas est dénudée, jusqu'à l'orifice par où passe la vertébrale qui contient un caillot. L'articulation elle-même n'est pas atteinte ; gros abcès sous le trapèze droit.

Observation CLXXIX

Un cas particulier de mastoïdite, dite « mastoïdite de Bezold ». — Vulpius : *Arch. of Otology,* 1893, p. 390.

Jeune femme de 28 ans se présente, le 5 mai 1893, avec un écoulement de l'oreille gauche datant de huit jours. Douleur de tête. Tympan
rouge, avec une petite perforation dans le cadran postéro-inférieur.
Région mastoïdienne sensible et œdémaciée, Elargissement de la perforation fait couler beaucoup de pus. Lavages, applications froides.
Plusieurs paracentèses. Malgré lesquelles un abcès se forme dans la
région mastoïdienne.

15 mai. — Trépanation. Pus sous le périoste et dans l'antre, qui est
cureté. On trouve dans la mastoïde un orifice par où sort du pus en
grande quantité, quand on presse sur la nuque ; il se vide par là un
gros abcès s'étendant sous le sterno-mastoïdien et sous le splénius
jusqu'à la ligne médiane en arrière. Incision de cet abcès et tamponnement à la gaze stérilisée. Guérison.

Observation CLXXX

Grünert : *Arch. f. Ohr.,* 1893, vol. 35 p. 183.

R. B. 17 ans. Suppuration chronique des oreilles. A gauche, carie
et abcès sous-périosté. Gonflement de toute la moitié de la tête et du
cou. Incision. Gros abcès sous-périosté. Corticale perforée. Curetage.
Incision d'un abcès plein de pus fétide dans la nuque.

Observation CLXXXI

*Otorrhée avec perforation du tympan. Suppuration des cellules mastoï-
diennes. Abcès cervical profond. Opération. Guérison.* — Gosse :
The Lancet, 28 avril 1894, p. 1064.

Jeune homme de 19 ans avait eu dans l'enfance un écoulement
d'oreille arrêté depuis quinze mois.

28 avril. — Fièvre. Douleur violente de l'oreille. Méat rétréci.

9 mai. — Ecoulement de pus par le méat. Soulagement temporaire. Le lendemain, frisson prolongé. Fièvre. Apparition d'une mastoïdite les jours suivants.

23 mai. — Incision à travers des parties molles, œdémaciées et saignantes sur la région mastoïdienne. Trépanation. Os dur, épais. Ouverture de l'antre, laisse échapper du pus épais. Incision sur la nuque, qui était sensible, et donnait une sensation de fluctuation profonde.

24 mai. — Prostration. Nouvelle incision à deux travers de doigt en arrière de la première. Drain est passé d'une incision à l'autre.

5 juin. — Fièvre, frissons.

15 juin. — Fluctuation profonde, peu nette entre l'apophyse mastoïde et l'occipital.

17 juin. — Incision à gauche de l'atlas et un peu au-dessous. L'occipital est dénudé. Suppuration profuse.

Les jours suivants prostration complète. Température à forme ectique.

24 juin. — Les frissons reviennent. Sur le côté droit de la nuque, sensibilité très douloureuse.

26 juin. — Nouvelle incision. On trouve un abcès très profond sans communication apparente avec les autres. Evacuation d'un peu de pus. A partir de ce moment, température normale. Convalescence.

L'auteur croit que la mastoïde s'était ouverte au niveau de la fossette digastrique et que le pus avait fusé en arrière le long de l'artère occipitale, à cause de la position couchée du malade.

OBSERVATION CLXXXII

Mastoïdite aiguë gauche. Thrombose du sinus transverse. Abcès profond du cou. Mort par leptoméningite et abcès cérébral latent. — GRADE-NIGO : *Archivio italiano di Otologia,* 1895, p. 484.

Homme, 59 ans. En octobre 1894, otite moyenne aiguë purulente gauche, mastoïdite, abcès sous-périostique. Incision de cet abcès. Fistule mastoïdienne consécutive. Le 10 août 1895, douleurs de tête assez violentes. Rien à l'examen ophthalmoscopique. Ouverture de l'antre mastoïdien ; perforation spontanée de l'os au niveau de l'émergence de la veine mastoïdienne qui est thrombosée. Ouverture et nettoyage de la veine. Thrombose du sinus qu'on n'incise pas, à cause d'absence de manifestations pyémiques. La paroi interne de l'antre est perforée et laisse passer du pus, surtout quand on presse sur les masses musculaires de la nuque. Un stylet courbe, introduit dans l'orifice osseux, pénètre à huit centimètres au-dessous et en arrière de la pointe de l'apophyse ; on peut le sentir sous la peau de la nuque. Incision en ce point. Au bout de trois semaines, le drainage étant insuffisant, on réunit les deux incisions. Fièvre, agitation. Coma, mort le lendemain de cette seconde intervention.

Autopsie : Infiltration purulente sous-pie-mérienne. Abcès cérébelleux de la grosseur d'une noisette à la base de l'hémisphère gauche.

OBSERVATION CLXXXIII

R. Moss : *Zeitschr. f. Ohr.,* 1895, T. 27, p. 302.

Femme de 27 ans ; rougeole, il y a six semaines, puis otite moyenne suppurée. Mastoïdite. Inflammation du tissu cellulaire sous-cutané, de la nuque à la clavicule, par migration du pus à la pointe de la mastoïde. Le cou du côté droit est très tuméfié. Fluctuation. Gonflement de la paroi postéro-supérieure du conduit. Fièvre.

15 août 1894. — Trépanation de la mastoïde, curetage. Ouverture large de l'abcès du cou. Tamponnement. Drainage. Grande amélioration de tous les symptômes.

21 août. — Signes de phlébite de la jugulaire interne.

6 septembre. — Ouverture et nettoyage du sinus et de la jugulaire après ligature. Guérison.

OBSERVATION CLXXXIV

Otite moyenne gauche. Incision de Wilde. Fusées purulentes aboutissant à une nécrose de l'apophyse transverse de l'atlas. Résection de cette apophyse. — CHIPAULT et DEMOULIN : *Ann. des Mal. de l'Or.,* 1895, p. 325.

A. B., 40 ans, vigoureux. Otite moyenne purulente en septembre 1894. Douleurs mastoïdiennes quelque temps après. Deux incisions de Wilde sans grand résultat.

En décembre, le malade vient à l'hôpital. Toute la partie supérolatérale gauche du cou est tendue, indurée, enflammée. Trois fistules s'y trouvent. Par l'antéro-supérieure, on arrive sur la mastoïde dénudée ;

par la postéro-supérieure, sur l'occipital à nu jusqu'à la ligne médiane en arrière et jusqu'au trou vertébral en bas ; par l'inférieure, sur l'apophyse transverse de l'atlas. Ces trois fistules donnent issue à beaucoup de pus et communiquent entre elles par de larges trajets sous-cutanés. Suppuration abondante de l'oreille moyenne, large perforation du tympan.

Dans le courant de janvier, longue incision réunissant les fistules. L'occipital et la mastoïde ont des lésions très superficielles ; rugination légère. L'apophyse transverse de l'atlas est le siège d'une ostéite diffuse. Résection jusqu'à l'arc vertébral sans léser l'artère vertébrale.

Les décollements sont presque complètement réunis quand le malade quitte l'hôpital.

Observation CLXXXV

Mendel : *Arch. internat. de Laryng.*, 1896, p. 297.

M. M., 32 ans. Otite moyenne aiguë grippale. Quinze jours après l'apparition de la suppuration, douleur du cou à trois ou quatre centimètres en arrière du bord postérieur de l'apophyse. Au bout d'un mois, en pressant sur le point douloureux, le malade s'aperçoit qu'il sort du pus en abondance par le conduit. Pas de rougeur ni de fluctuation au niveau du point sensible. L'orifice tympanique ayant tendance à se fermer, les mouvements du cou deviennent plus douloureux. Paracentèses successives. Instillations de glycérine phéniquée au vingtième dans l'oreille après expression de la poche cervicale ; la glycérine pénètre jusque dans cette poche. Guérison en trois mois.

Observation CLXXXVI

H.-L. Swain : *Arch. f. Ohr.*, 1897, p. 40.

W. H., 33 ans. Otite moyenne chronique purulente droite. Gonflement fluctuant s'étendant à la protubérance occipitale droite. Incision. Issue d'une once de pus. En quelques mois, l'abcès se reforma plusieurs fois et fut incisé à différentes reprises. On constata qu'il s'étendait sous les muscles superficiels de la nuque. Trépanation de la mastoïde. Pus et granulations dans l'antre. Trajet fistuleux à la paroi interne de la pointe de l'apophyse, s'étendant jusque sous le trapèze. Curetage. Contre-ouverture. Guérison.

Les abcès que nous venons d'étudier, ne restent pas toujours limités au cou et à la nuque ; ils peuvent fuser dans la direction du dos soit dans le tissu cellulaire sous-cutané, soit au-dessous du trapéze, le long des muscles des gouttières vertébrales. La marche est ordinairement dans ces cas beaucoup plus rapide que celle décrite par nous précédemment.

M. Brun a eu l'obligeance de nous communiquer une observation, où l'extension des lésions a été vraiment extraordinaire ; c'est la plus curieuse qu'il nous a été donné de rencontrer dans toutes nos recherches. La suppuration, après avoir envahi la nuque et le cou du côté malade, s'est étendue à tout le dos du même côté et a gagné la partie supérieure de la cuisse. Il y avait, en même temps, une fusée purulente sous l'omoplate, du côté de l'aisselle, et une autre dans le médiastin, avec coïncidence de thromhose du sinus et de la jugulaire (v. obs. CLXXXVII). L'infection semble ici avoir été particulièrement virulente.

On peut rapprocher de ce cas, un autre relaté par de Quervain, où le pus gagna la région lombaire (v. obs. CLXXXVIII).

Moos a observé aussi une infiltration des tissus du dos, mais beaucoup moins étendue (v. obs. CLXXXIX). Bezold (1) signale un cas semblable où la suppuration s'était étendue aux premières vertèbres dorsales.

Observation CLXXXVII (Inédite).

Due à l'obligeance de M. le Docteur Brun, *chirurgien de l'Hôpital des Enfants Malades. — Otorrhée ancienne. Poussée aiguë de Mastoïdite avec phlegmon profond du cou. Trépanation. Ouverture large de la caisse. Phlegmon de la nuque et du dos à allure gangréneuse. Incisions multiples. Mort.*

B. Alphonse, 12 ans, entre à l'Hôpital des Enfants Malades, salle Molland, lit n° 9, le 21 décembre 1896, avec des phénomènes de mastoïdite aiguë s'accompagnant de fièvre. Température 41° 2. Il a un écou-

(1) Bezold : *Manuel des Maladies d'Oreille,* de Schwartze, T. II, p. 320,

lement de l'oreille gauche depuis neuf ans, et a commencé à souffrir depuis le mercredi 16 décembre. Les douleurs en arrière de l'oreille gauche empêchent le sommeil ; l'enfant est agité ; il a vomi deux fois, le 17 décembre, et une fois le 19. Il est pâle, abattu et a l'air profondément infecté.

22 décembre : La température du matin est encore de 40° 6. Le pouls est régulier à 120. On observe un gonflement de la région latérale gauche du cou descendant à trois ou quatre centimètres au-dessous de la pointe de la mastoïde. La région mastoïdienne n'est pas tuméfiée, la peau n'y présente pas de rougeur appréciable ; mais cette région, ainsi que la tuméfaction du cou, sont extrêmement douloureuses à la pression. Du côté de l'œil gauche, on observe une légère stase se manifestant par un bord diffus de la papille et une légère dilatation des veines.

L'enfant n'a pas vomi depuis hier au soir ; il est allé à la selle dans la nuit. On ne trouve rien à l'auscultation pulmonaire.

Diagnostic porté : Phlébite du sinus consécutive à une mastoïdite.

Opération le jour même. Incision le long du sillon rétro-auriculaire et incision transversale de trois centimètres. La corticale est d'apparence verdâtre sur une grande étendue ; l'os semble nécrosé ; ouverture large de la mastoïde dont la paroi externe est très épaissie mais non indurée. Jusqu'à l'ouverture de l'antre, on ne trouve pas de pus. La cavité de l'antre n'est rencontrée qu'à une profondeur de un centimètre ; elle est assez large et remplie de pus ; on procède à son curetage et, après l'avoir bien nettoyée, on met le sinus à nu. Il n'y a pas trace de pus à ce niveau ; le sinus a une paroi souple, on ne l'ouvre pas.

On fait sauter sans protecteur le pont osseux qui sépare l'antre de la caisse ; celle-ci est ouverte et curetée ; une mèche de gaze est passée dans le conduit et amenée au dehors par la plaie. Un stylet, introduit dans la cavité de l'antre par en bas, dans la direction de la pointe de la mastoïde, s'enfonce à une grande profondeur dans les tissus du cou. L'incision est prolongée par en bas, de façon à drainer une collection profonde au niveau de la face interne de la mastoïde.

L'apparence souple du sinus et la lésion de la face interne de l'apophyse font penser qu'il s'agit simplement d'un phlegmon profond d'origine auriculaire à forme de Bezold. Pendant toute l'opération, les tissus ont abondamment saigné. Quelques pinces à forcipressure sont laissées en place dans le pansement.

Le soir, la température descend à 38°.

23 décembre. — Le pansement est très fétide ; les pinces sont enlevées. En retirant la gaze qui tamponnait la plaie, il s'échappe un flot de sang veineux qui est arrêté par la compression avec de la gaze iodoformée. Temp. m. 38° 2 ; soir, 39°.

24 décembre. — Douleur vive exagérée par la pression et gonflement à la partie postérieure du cou à gauche. Douleur et gonflement au niveau du dos, le long du bord interne de l'omoplate du même côté. Temp. m. 39° 4 ; s. 40° 4.

25 décembre. — La zone gonflée et douloureuse s'est étendue jusqu'à la région lombaire en restant limitée au côté gauche de la colonne vertébrale. T. m. 40° ; s. 40° 4. L'œdème est plus accusé à la partie inférieure ; les tissus gardent l'empreinte du doigt, deux ponctions exploratrices sont pratiquées à ce niveau ; elle ne donnent que de la sérosité.

26 décembre. — La partie inférieure du cou n'est plus douloureuse. L'œdème a gagné le bord axillaire de l'omoplate. A ce niveau, la peau est soulevée par l'œdème du tissu cellulaire mais ne prend pas l'empreinte du doigt. On trouve quelques ganglions axillaires tuméfiés, Dans toute l'étendue du dos, la peau est pâle, l'œdème est considérable et garde l'empreinte des vêtements.

En certains points, on a une vague sensation de fluctuation. L'auscultation, pratiquée par M. Marfan, ne décèle rien d'anormal. T. m. 39° 1. Le soir, la température est à 39° 4. La peau est soulevée au niveau du rebord axillaire de l'omoplate par une tuméfaction atteignant presque le volume du poing. Elle est partout plus pâle que le matin. La face est pâle, il n'y a pas d'œdème des jambes. Les battements du cœur sont fréquents et faibles.

Deux incisions de quatre centimètres de long sont faites, l'une à la partie inférieure du rebord axillaire de l'omoplate, l'autre à la partie inférieure de l'œdème. La première ne donne que de la sérosité et montre du tissu cellulaire infiltré de sérosité, l'autre donne du pus fétide en petite quantité et fait voir des tissus infiltrés verdâtres.

27 décembre. — Diminution des douleurs. Légère extension de l'œdème à la partie supérieure de la cuisse gauche. Crépitation gazeuse en certains points. Agrandissement au thermo des deux incisions de la veille, sous chloroforme. Cinq nouvelles incisions sont faites a diflérents niveaux. Une heure après l'opération, grand frisson d'un quart d'heure. T. m. 38° 4 ; s. 37° 8.

28 décembre. — Nouveau frisson un peu moins fort que celui de la veille à 9 heures. Le pansement et l'alèze du lit sont imprégnés de sérosité fétide. Deux pansements dans la journée. Les plaies inférieures sont pansées à l'eau oxygénée. Impossibilité d'avoir des urines depuis trois jours ; le malade les perd dans son lit. T. m. 37° 6 ; s. 37° 2.

29 décembre. — Respiration haletante, avec expiration geignante. Râle trachéal. Regard terne. Souffrances vives. Pas de troubles digestifs. Décès à 9 h. 10, le matin, avec une température de 41°.

Autopsie. — Putréfaction des parties infiltrées. Muscles du thorax et de l'abdomen sont sains en avant. Fusée purulente sous le sternum. jusqu'au diaphragme. Péricarde sain.

Adhérences pleurales lâches dans toute l'étendue des deux poumons. Dans la plèvre droite, quarante à cinquante grammes de liquide purulent dans trois ou quatre petites loges pariétales et diaphragmatiques.

Dans chaque poumon on trouve, à la surface, deux points ramollis ; chacun d'eux répond à une caverne remplie de liquide noirâtre ayant la même odeur, que les autres lésions.

Rien dans les méninges, ni dans le cerveau et le cervelet. La partie inférieure du sinus latéral gauche est oblitérée par un caillot de cinq à six centimètres de long s'étendant dans la partie supérieure de la jugulaire interne du même côté, qui est entourée de tissu infiltré, purulent et d'aspect gangréneux.

L'extrémité du sinus est remplie de matière liquide noirâtre, et communique largement avec l'excavation faite dans la mastoïde.

Les recherches bactériologiques faites avec le pus recueilli dans ce cas semblent prouver que l'infection n'était pas due à un agent ordinaire de la suppuration ; ces recherches n'ont pu être poussées assez loin pour qu'on puisse déterminer les micro-organismes en cause. Il ne s'agissait sûrement pas du vibrion septique, malgré l'apparence gangréneuse des lésions.

Observation CLXXXVIII

De Quervain : *Sem. méd.,* 21 avril 1897, p. 136.

Jeune homme atteint d'otorrhée ancienne. Poussée aiguë dont l'écoulement s'arrête brusquement. Il survient alors de la fièvre, des frissons, des vomissements. A droite, tuméfaction de la nuque, dure, œdémateuse, peu sensible à la pression. La pression sur l'insertion du trapèze gauche provoque du gargouillement et l'issue de pus mélangé de gaz par une petite fistule en arrière du pavillon. Infiltration dure de la moitié supérieure du sterno-mastoïdien, granulations dans le méat auditif.

Opération. On trouve deux perforations sur la paroi externe de l'apophyse. Ablation d'un énorme cholestéatome des cellules et de la caisse. Incision profonde à la nuque découvre une collection purulente et gazeuse sous le périoste de l'occipital. L'os est à nu depuis le voisinage du trou occipital jusqu'à la ligne courbe supérieure.

Au bout de quelques jours, incision d'un abcès sous-mastoïdien, communiquant avec la cavité de l'apophyse, probablement au niveau de la rainure digastrique. Phlegmon gazeux sous-cutané et intermusculaire sur le dos jusqu'à la région iliaque. Incisions profondes évacuent beaucoup de pus. Guérison presque complète au bout de deux mois.

OBSERVATION CLXXXIX

Sur une conséquence non encore décrite d'une maladie de l'apophyse mastoïde. — Moos : Comm. au 2ᵉ congrés des otol. allemands, Francfort. — *Zeitschr. für Ohrenh.,* 1893. p. 314, et *Arch. f. Ohr.,* 1893, T. 35, p. 130.

A. C., 39 ans, brasseur, robuste ; a eu dans son enfance une double otite moyenne suppurée à la suite de la scarlatine.

En février 1892, influenza, puis écoulement de l'oreille droite, s'accompagnant de douleur et de gonflement de la région mastoïdienne. Quand l'écoulement est peu abondant, il y a des douleurs de tête assez fortes. Depuis un certain temps, augmentation de volume de la nuque, douleur, raideur à ce niveau et dans tout le dos.

31 mai 1892. — Pus dans le conduit auditif droit ; petite perforation au centre du tympan. Beaucoup de pus dans la caisse. En arrière et un peu à la partie moyenne de l'apophyse mastoïde, se trouve une tuméfaction de la grosseur d'une noix, de consistance pâteuse, non rouge, à peine douloureuse. La pression sur elle augmente un peu l'écoulement d'oreille.

Mouvements de la tête impossibles ; raideur de la colonne vertébrale et de la nuque. Paracentèse du tympan, lavages boriqués. Ecoulement très abondant de pus, où on trouve du staphylocoque par l'examen sur lamelles.

4 juin. — Incision sur l'apophyse mastoïde jusqu'au niveau de la tuméfaction. Hémorragie abondante ; au-dessous et en arrière, les tissus sont infiltrés, sans cependant qu'on y trouve du pus. L'os est sclérosé de part en part, on l'ouvre au ciseau, et on s'arrête à un centimètre 8 de profondeur. Tamponnement à la gaze iodoformée.

5 juin. — Pas de fièvre, pas d'écoulement.

8 juin. — Ecoulement abondant et subit par l'oreille. La nuque est un peu dégagée.

9 juin. — Le matin, suppuration modérée ; le soir, écoulement abondant tout à coup. Les mouvements de la nuque se font mieux.

Du 17 au 20 juin, l'écoulement est plus abondant que dans la dernière semaine. Massage de la région mastoïdienne et des parties voisines.

28 juin. — Un peu au-dessous et en arrière du point où on a opéré, apparaît de l'empâtement et de la tuméfaction et, tout à coup, un abondant écoulement de pus se renouvelle. Il diminue jusqu'au 29 juin pour disparaître complètement. Le gonflement est diminué par le massage ; on continue cette manœuvre, jusqu'à ce qu'il sorte un peu de sang à la place de pus. Pendant le massage, il se produit du vertige et des bourdonnements ; après le massage, sensation de soulagement.

30 juin. — Pas d'écoulement d'oreille même pendant le massage. Pour la première fois, celui-ci ne provoque pas de vertige ni de bourdonnements.

28 juillet. — Guérison complète.

Abcès d'Origine sous-dure-mérienne.

Nous décrivons à part ces abcès à cause de leur étiologie très spéciale et nous plaçons ici cette description parce que c'est surtout à la nuque qu'ils se manifestent. Ils résultent, comme nous l'avons dit à la pathogénie, d'une perforation, ou d'une périostite (la dure-mère faisant office de périoste) de la face interne de l'apophyse au niveau de la gouttière du sinus latéral, plus rarement en un autre point (face supérieure du rocher, cas de Meuriot). Le pus peut ne pas provoquer immédiatement une thrombose septique du sinus, mais s'accumuler entre la dure-mère et l'os, et fuser plus ou moins loin, en suivant généralement le trajet du sinus. Il peut ainsi aller former un abcès sous-dure-mérien dans la fosse occipitale : c'est ce qui arrive le plus souvent ; ou aller sortir par le trou déchiré postérieur et fuser le long des gros vaisseaux du cou (de Rossi). Dans ce second trajet, il occasionne un phlegmon profond du cou. Dans le premier, son contact avec l'occipital occasionne une ostéite qui ne tarde pas à se manifester à l'extérieur par une collection sous-périostée siégeant à différents niveaux, à l'occiput ou à la suture occipito-mastoïdienne. Peu à peu, l'os s'altère et une perforation se produit, mettant en communication l'abcès intra-crânien avec le foyer extra-crânien. Celui-ci peut, à un moment donné, fuser entre les muscles de la nuque où il se décèle par un phlegmon analogue à ceux que nous avons décrits ci-dessus.

Le seul signe qui semble un peu particulier dans ces cas, c'est la violence de la céphalalgie et la douleur bien localisée à l'occiput. Des abcès de ce genre ont été décrits par Grünert et Meier, par Knapp, Stacke ; nous donnons ci-après un résumé de leurs observations. Dans tous les cas, sauf un de Knapp, l'ouverture large de l'abcès, et la trépanation de l'occipital ou l'agrandissement d'une fistule déjà existante dans cet os, ont suffi à amener la guérison.

Pour Bonain (1), ces abcès résulteraient presque toujours d'une périostite avec collection sous-durale à la face interne de l'apophyse mastoïde ; ce n'est que secondairement que ces abcès communiqueraient avec l'antre à cause de leur tendance à gagner l'extérieur. Ils viendraient aussi fréquemment s'ouvrir au niveau de la fossette digastrique et détermineraient ainsi des abcès du cou à forme de Bezold, sans altération proprement dite de la mastoïde. Nous croyons à la possibilité de cette ouverture des abcès sous-dure-mériens, dans la fosse digastrique ; Knapp en a cité un cas, mais il y avait lésion de la mastoïde en même temps. Il est possible aussi

(1) BONAIN : Communication à la Société française de Laryngologie, 1897.

qu'une périostite intra-crânienne se forme comme une périostite externe ; mais nous ne croyons guère à l'intégrité de la paroi interne dans ces cas. S'il n'y a pas de perforation nette dès le début, l'os est toujours plus ou moins altéré.

Au point de vue symptomatique, l'apparition de l'abcès du cou d'origine sous-durale est précédé par les signes d'une otorrhée chronique plus ou moins ancienne, et plus rarement d'une otite moyenne aiguë, par une céphalalgie violente, fixe, siégeant surtout au niveau de l'occiput, réveillée par la pression et la percussion. Cette douleur est en rapport avec la formation de l'abcès intra-crânien. Elle peut s'accompagner de fièvre, de frissons ; mais parfois le début est apyrétique, et le malade, tout en souffrant, continue à vaquer à ses occupations. Un examen attentif de l'oreille pourra faire soupçonner la cause des douleurs, et provoquer un traitement approprié, qui devra être fait rapidement pour éviter une infection du sinus. Jansen (1) a signalé la raideur de la nuque, quand l'abcès siège dans la fosse cérébelleuse ; cette raideur coexiste généralement avec un commencement d'infiltration des muscles de la région. Il peut y avoir aussi des vertiges, des vomissements. Tous ces signes sont trop peu précis pour permettre de faire un diagnostic au début ; la céphalalgie est le plus important, mais elle peut très bien être confondue avec celle de la mastoïdite.

C'est seulement par l'intervention qu'on reconnaîtra ordinairement l'origine sous-durale de l'abcès du cou.

OBSERVATION CXC

STACKE : *Arch. f. Ohr.*, 1884, vol. 20, p. 282.

Frédérick M., 16 ans, souffre d'un écoulement de l'oreille droite depuis son enfance. Depuis cinq jours, céphalalgie, fièvre, frisson, douleur à la pression sur l'apophyse, douleur très violente, s'étendant à l'occiput, un peu d'œdème en ce point. Abla-

(1) JANSEN : *Berl. Klin. Woeh.* 1891, n° 49.

tion d'un polype obturant le conduit. Apparition d'une tuméfaction fluctuante à la partie de l'occiput où la douleur est plus forte. Incision, le 12 mai, fait sortir du pus fétide. Os à nu laisse voir en un point une perforation qu'on élargit à la curette. Curetage de l'abcès sous-périosté. Drainage. Pendant les premiers jours, la fièvre persiste, mais disparait bientôt. Disparition du cordon induré qu'on sentait sur le trajet de la veine jugulaire interne. Lavage au cathéter dans la caisse, ressort par l'ouverture osseuse. Amélioration. Le 12 décembre, il y a encore un peu de suppuration mais pas de fongosités.

OBSERVATION CXCI

KNAPP : *Zeits. f. Ohr.*, 1894, p. 79.

H. P., 29 ans, souffrait de l'oreille depuis deux ou trois mois ; fistule survenue à la suite d'un abcès derrière l'oreille. Ecoulement par le conduit auditif externe qui cessa au bout de quelque temps. Alors apparut un gonflement fluctuant à cinq centimètres en arrière et deux centimètres au-dessus du conduit auditif externe. Incision en ce point donne issue à une masse de pus. La sonde peut pénétrer dans l'os jusqu'à deux centimètres de profondeur et arrive au contact de la dure-mère. Drainage. Deux mois après, gonflement au niveau de la pointe de la mastoïde, qui disparait par des applications chaudes.

Guérison.

OBSERVATION CXCII

KNAPP : *Zeits. f. Ohrenh.*, 1894, p. 79.

Homme, 39 ans, ressentit, le 6 août 1892, une douleur dans l'oreille droite à la suite d'un bain de mer. Céphalalgie. Tympan rouge, pas de fièvre. Mastoïde normale. Paracentèse, écoulement abondant. Douleur diminue. Quelques jours après, la douleur revient surtout dans la partie droite de l'occiput. Quatre semaines plus tard, gonflement et fluctuation en ce point. Incision, laisse écouler du pus en abondance. Ouverture de quatre millimètres de diamètre se montre dans l'os et va dans le crâne où on peut enfoncer une sonde. Drainage. Amélioration.

Mort cinq mois après le début de la maladie, à la suite d'accidents encéphaliques.

Autopsie : Apophyse mastoïde saine extérieurement. Perforation du côté interne. Fistule le long de la paroi externe du sinus jusqu'à l'orifice osseux de l'occipital. Abcès du cervelet.

OBSERVATION CXCIII

GRÜNERT et MEIER : *Arch. f. Ohr.*, 1895, T. 38, p. 216.

M. P., 42 ans, soigné du 23 octobre au 20 décembre 1895, pour un catarrhe subaigu de l'oreille gauche avec inflammation de l'apophyse mastoïde. Pendant cette période, il eut de violentes douleurs de tête, des frissons, de la fièvre, et une douleur à la pression, à la pointe de l'apophyse mastoïde. Traitement, médical surtout, et paracentèse du tympan avec cathétérisme de la trompe. Amélioration.

Le malade revient le *28 février* avec un gonflement derrière l'oreille datant de quinze jours, s'étendant jusqu'à la ligne médiane en arrière. Ganglions du cou tuméfiés au niveau du bord postérieur du sterno-mastoïdien gauche.

8 mars : Opération. Incision de quinze centimètres de long se dirigeant en bas et en arrière, à travers la peau et les parties molles infiltrées. A quatre centimètres de profondeur, on trouve du pus qui s'écoule quand on presse de haut en bas. La cavité de l'abcès est au-dessous de la base du crâne, au voisinage de l'occipital. Os à nu en ce point. A égale distance de la crête occipitale externe et de la mastoïde, l'os est détruit et perforé. Agrandissement de l'orifice ; mise à nu de la dure-mère. Nettoyage de la paroi de l'abcès. Guérison.

OBSERVATION CXCIV

BUYS : 6ᵉ Réunion des oto-laryngol. belges, 1895. — *Revue internat. de rhin., otol.,* 1896, p. 228.

Homme de 70 ans. Otite moyenne aiguë, mastoïdite, Trépanation, curetage de l'antre plein de pus et de fongosités. Quelques jours après, tuméfaction dans la partie supérieure du sterno-mastoïdien. Le pus avait fusé par un point de carie de la face interne de la mastoïde. Résection d'une grande partie de l'apophyse ; ultérieurement pour obtenir la guérison complète, on dut enlever plusieurs séquestres provenant de l'occipital. Dure-mère à nu. Il y a eu probablement pachyméningite externe avec intégrité du sinus. Guérison.

Observation CXCV

Luc et Gérard Marchant : *Arch. intern. de laryng.*, 1896, p. 20.

Homme, 60 ans. Otite moyenne suppurée subaiguë. Gonflement profond de la moitié latérale du cou. La pression en arrière du sterno-mastoïdien provoque l'issue de pus par le conduit. Trépanation de l'antre plein de pus. Contre-ouverture à la nuque. Le doigt introduit dans la plaie constate une large perforation de l'occipital à égale distance du trou occipital et de la mastoïde. Abcès subdural communiquant probablement avec la cavité mastoïdienne et la caisse.

Observation CXCVI

Reyher : *St-Petersb. med. Woch.*, 1879, p. 425.

Otite moyenne suppurée ancienne. Violente céphalée. Gonflement fluctuant derrière l'apophyse mastoïde. Trépanation près de l'abcès. Pendant l'opération, on voit le pus s'écouler par la suture occipito-mastoïdienne Trépanation de l'écaille de l'occipital entre la suture et le trou occipital. Ecoulement de pus en assez grande quantité, provenant probablement d'un abcès encéphalique. Drainage. Guérison.

Observation CXCVII

Stacke : *Corresp. Blœtter des allg. Ærƶtl. Vereins Von Thüringen,* 1893, xxii, p. 118, et *Arch. f. Ohr.,* 1896, v. 40, p. 65.

Suppuration chronique de l'oreille gauche. Abcès extra-dural de la fosse postérieure du crâne, en contact avec le sinus transverse, fistule osseuse à l'occiput. Fièvre, frissons. Douleur de tête et de nuque. Gonflement de la paroi postéro-supérieure du conduit. Infiltration de la région mastoïdienne. Abcès profond du cou. Ouverture de l'abcès, curetage de l'attique. Guérison.

Hedinger (1) a publié une observation où trois abcès successifs

(1) Hedinger : *Réunion des Otologistes de l'Allemagne du Sud,* 11 avril 1887 ; *Arch. f. Ohr.* 1887, T. 25, p.90

se formèrent au voisinage de l'apophyse mastoïde ; à l'autopsie, on trouva une carie du rocher avec deux perforations au niveau de la région occipitale, causées probablement par un abcès sous-dural ; il y avait, du reste, coïncidence de phlébite du sinus. Un autre cas de Stacke est plus complexe, il y a eu, en même temps, apparemment une thrombose du sinus et de la jugulaire qui aurait rétrocédé. Il n'y a pas eu à proprement parler abcès de la nuque, mais abcès de l'occiput. Nous le citons, à cause du mécanisme tout particulier de cet abcès, mécanisme identique à celui des cas précédents. C'est à ce titre aussi que nous citons les deux observations de Knapp qui viennent à la suite. Dans le cas de Stacke, une injection faite dans la caisse suivait le trajet intra-crânien de l'abcès et ressortait par l'orifice artificiel pratiqué dans l'occipital.

De Rossi a pu constater sur le cadavre la fusée d'un abcès sous-dural à travers le trou déchiré postérieur (v. obs. cxcix). Dans une autre observation que nous citons ci-après, le même auteur relate un cas analogue observé sur le vivant. Il y a eu guérison ; on n'a pas constaté anatomiquement le point par où le pus de l'abcès dure-mérien fusait dans les tissus profonds du cou. Des phénomènes en tout point analogues à ceux observés dans ce cas pourraient s'expliquer aussi bien par la coïncidence d'un abcès sous-dural très peu étendu et d'une perforation de la mastoïde au niveau de la fosse digastrique. En tous cas, il est intéressant de constater la coexistence de la collection intra-crânienne avec une fusée purulente au cou, rappelant absolument la forme de Bezold.

OBSERVATION CXCVIII

Issue intra-crânienne du pus au cours de la carie du temporal avec abcès par congestion au cou. — DE ROSSI : *R. Acad. med. di Roma,* anno xv, vol. iv, série ii, 1888 et *Arch. f. Ohr.,* 1889, T. 28, p. 109.

Homme, 43 ans, présente à gauche de l'otite moyenne puis des signes de mastoïdite avec violente céphalalgie et gonflement du cou s'étendant à la clavicule, à la ligne médiane en arrière, et au côté de la tête.

Trépanation de la mastoïde. Corticale saine, épaisse. On tombe sur une cavité contenant des granulations et à la face interne de laquelle suinte du pus quand on presse sur le cou. Une sonde, introduite dans un des orifices où sort le pus, pénètre à un centimètre et rencontre une résistance élastique. *Diagnostic :* Otite moyenne purulente suraiguë, sans perforation du tympan, carie de la mastoïde et du sulcus transversus, abcès sous-dural, abcès ossifluent profond du cou. A la suite de l'intervention, amélioration. Huit jours après, on ouvre un foyer purulent au-dessus de la clavicule, et, le lendemain, un autre au voisinage de la fossette sternale.

Observation CXCIX

De Rossi : *Ibid.*

Cas d'abcès ossifluent du cou. La pression sur la tumeur augmentait l'écoulement de l'oreille. Mastoïdite. Trépanation de l'apophyse. Après avoir pénétré à un centimètre dans du tissu compact, on cesse l'intervention. Mort. A l'autopsie, collection purulente dans l'antre mastoïdien situé profondément. Carie du sillon sigmoïde. Abcès sousdural avec fusée du pus le long du faisceau vasculo-nerveux, à travers le trou déchiré postérieur.

Nous avons cité plus haut (v. obs. CLIV) un cas de Green où une fusée purulente s'est faite dans la gaîne de la jugulaire ; l'auteur l'explique par la formation d'un abcès sous-dural ayant fusé par le trou déchiré postérieur.

Le cas suivant est très complexe ; nous le citons ici pour montrer que les abcès sous-duraux peuvent aller s'ouvrir en des points fort divers ; celui-ci est venu perforer l'écaille du temporal, après être sorti des cavités de l'oreille au niveau de la face supérieure du rocher. Il y a eu, en même temps, formation d'un abcès latéropharyngien. Cette observation nous servira de transition pour l'étude de ces derniers abcès.

Observation CC

Carie du rocher. Abcès du cerveau. Fusées purulentes multiples. —
Meuriot : *Soc. anatomique,* 1886, p. 226.

Vieillard, otorrhée droite depuis dix ans. Diminution de l'écoulement coïncide avec une gêne de la marche. Douleur dans l'oreille droite, paralysie faciale, état général mauvais. Incision d'un abcès au-dessus de l'apophyse zygomatique. Crachats purulents semblant venir du pharynx. Mort dans le marasme.

Autopsie : Fusée purulente entre le muscle crotaphyte et l'os temporal perforé au niveau de la portion écailleuse. Vaste cavité pleine de pus, communiquant avec la bouche par une ouverture située sur la paroi latérale droite du pharynx, en arrière et au-dessus du voile du palais. Le pus s'est infiltré entre l'apophyse transverse de la première vertèbre cervicale d'une part, et le muscle ptérygoïdien interne d'autre part, et a atteint ainsi la partie postéro-externe droite du pharynx. Fusée purulente sur la partie latérale droite du cou entre le larynx et le sterno-mastoïdien. Autre fusée derrière l'os malaire, descendant à un centimètre au-dessous du bord inférieur de cet os. Articulation temporo-maxillaire pleine de pus. Masses caséeuses dans l'oreille moyenne et les cellules mastoïdiennes. Dure-mère intacte au niveau de la perforation. Abcès du cerveau dans le lobe sphénoïdal, dans un point correspondant à une perforation du rocher. Tubercules au sommet des deux poumons.

L'auteur pense que le pus, après avoir perforé la face supérieure du rocher, a fusé sous la dure-mère, perforé l'écaille, s'est répandu dans la fosse temporale et de là a fusé vers le pharynx.

ABCÈS LATÉRO ET RÉTRO-PHARYNGIENS

Cette sorte d'abcès reconnaît parfois une origine otique et a une allure si spéciale qu'elle mérite une description à part.

Grüber (1), dès 1863, à propos des abcès siégeant au voisinage du conduit auditif, signale la relation pouvant exister entre les abcès rétro-pharyngiens et l'oreille, et cite un cas de collection purulente de ce genre ouverte dans le conduit auditif (v. obs. cciii). Il conclut que certaines inflammations amygdaliennes ou péria-mygdaliennes se terminant par la mort, surtout chez les enfants, peuvent être la conséquence d'une otite moyenne et qu'il est

______

(1) Grüber : *Sur les abcès du voisinage du conduit auditif.—Œster. Zeitschr. f. prakt. Heilk.*, 1863, et *Arch. f. Ohr.*, T. ii, p. 71.

indiqué de faire l'examen de l'oreille même dans les cas d'affection primitive du pharynx.

Bokaï (1), en 1876, signale les inflammations de l'oreille comme cause de ces abcès rétro-pharyngiens qui seraient dûs surtout à une inflammation des ganglions lymphatiques.

Kohts (2) dit, dans le *Traité* de Gerhardt, que les abcès rétro-pharyngiens se voient souvent à la suite des inflammations de l'oreille moyenne.

Pour Kornmann (3), une grande partie des abcès rétro-pharyngiens chez les enfants est dûe à ce que leur caisse du tympan est très prédisposée à s'enflammer et à suppurer. Sur cent quatre-vingt-treize cas d'adénite rétro-pharyngienne de causes diverses, il a trouvé dix fois comme cause une inflammation de l'oreille, et particulièrement de l'oreille moyenne. Ses recherches n'ont porté, du reste, que sur dix cas d'otite. Pour lui, c'est un fait banal de trouver, au cours des otites, un gonflement des ganglions lymphatiques derrière l'amygdale d'un ou des deux côtés.

Weil (4) a observé un abcès de ce genre occasionné par une adénite suppurée, ayant son point de départ dans une otite moyenne, et terminé par la mort (v. obs. ccvi).

Nous avons pu retrouver, dans la littérature médicale, vingt-et-une observations d'abcès latéro ou rétro-pharyngien d'origine otique, mais tous ne sont pas d'origine lymphatique, tant s'en faut. Broca soupçonne un adéno-phlegmon dans un cas publié par lui. On peut incriminer la même cause chez le malade de Plateau où la suppuration gagna le côté opposé à l'oreille malade (v. obs. cci), chez celui de Thomas et de Natier, et peut-être aussi chez celui de Ferrer (v. obs. ccix) où il y eut plusieurs abcès du cou après une trépanation mastoïdienne.

(1) Bokaï : *Yahrbuch f. Kinderheilk.*, N. F., T. x, 1876, p. 108, p. 123.

(2) Kohts *in* Gerhardt : *Handbuch des Kinderkrankheiten.*

(3) Kornmann : *Central Zeit. für Kinderheilk.*, 1er déc. 1877, n° 5, p. 67.

(4) Weil : Observation relative à un point de l'étiologie des abcès rétro-pharyngiens. — *Monatschr. f. Ohrenh.*, 1881, p. 43.

Dans dix autres cas, il s'agissait très probablement d'une propagation directe du pus provenant : de la face inférieure de la mastoïde et de la rainure digastrique (Kiesselbach, Burnett, Guye, Broklyn, Peugniez), de la suture pétro-squammeuse et de l'apophyse basilaire de l'occipital prise secondairement (Schubert), d'une ostéite du conduit au voisinage du plancher de la caisse (Broca, Kottmann), d'un trajet purulent suivant la gouttière du muscle du marteau (Knapp), d'un abcès sous-dure-mérien ayant perforé l'écaille du temporal et fusé dans la fosse temporale (Meuriot).

Dans les autres cas, les détails manquent pour permettre de faire même une hypothèse étiologique.

Sept fois, il s'agissait d'enfants dont cinq du sexe féminin, et, dans les autres cas, sauf trois dont nous n'avons pu avoir les détails, il s'agissait d'hommes adultes ou de vieillards.

Dans onze cas, une otorrhée chronique ou subaiguë datant de plusieurs mois a précédé les symptômes pharyngiens. Pour les autres, il s'agissait d'otite aiguë.

Le début des accidents peut passer inaperçu surtout chez les enfants et l'abcès rétro-pharyngien se manifeste par ses symptômes habituels, troubles de la déglutition et de la respiration, crises d'étouffement, etc. Dans le cas de Kottmann, ces phénomènes sont apparus au moment où cessait l'écoulement d'oreille jusque-là assez abondant. Dans d'autres cas, le début se fait d'une façon plus lente. Au cours d'une otorrhée, on voit apparaître de la douleur au-dessous ou au niveau de la mastoïde, parfois franchement dans le cou. Le malade éprouve de la gêne dans les mouvements de la tête, accompagnée de douleurs à la déglutition, à la mastication, et parfois de douleurs spontanées très intenses s'irradiant dans tout le côté de la tête ; il a de la difficulté à avaler sa salive, et crache fréquemment des mucosités filantes, mélangées parfois de pus. Il y a en même temps de la fièvre ordinairement peu élevée (38° 5 — 39°), de l'inappétence, des troubles gastro-intestinaux, de l'abattement.

Si l'on vient à examiner le malade, on observera des troubles divers du côté de l'oreille (surdité, écoulement, altérations du tympan, du conduit, etc.) et quelquefois aussi des signes de mastoïdite, comme dans le cas de Burnett, de Guye, de Broklyn, de Knapp, de Broca. Le cou et parfois la nuque sont plus ou moins tuméfiés, empâtés, mais surtout au niveau et en arrière de la partie supérieure du sterno-mastoïdien et au-dessous de l'angle de la mâchoire.

La pression sur ce gonflement est très douloureuse ; on ne peut que vaguement sentir la fluctuation quand elle existe ; parfois, la pression déterminèra un abondant écoulement de pus par l'oreille. (Grüber, Kiesselbach, Guye, Burnett, Broca).

Si le malade peut ouvrir la bouche suffisamment, on verra, du côté affecté, une rougeur anormale du pharynx, du voile du palais, des piliers, de l'amygdale. Toutes ces parties sont tuméfiées et comme propulsées dans la cavité pharyngée, où elles font une saillie souvent très considérable. Parfois, la paroi postérieure du pharynx est seule refoulée en avant ; mais cette tuméfaction est toujours plus latérale que médiane. Knapp dit ne pas avoir observé, dans son cas, plus de tuméfaction que dans une angine ordinaire. Le gonflement affecte parfois une disposition particulière, bien signalée par Grüber, Broklyn : il siège surtout au niveau du voile du palais, au-dessus et derrière l'amygdale.

Nous pensons que cet aspect tout spécial se produit, lorsque le pus s'est infiltré au voisinage de la trompe et qu'il a suivi les muscles péristaphylins.

Au toucher, la saillie du pharynx, empâtée au début, donne plus tard une sensation de mollesse, de dépressibilité, ou même de fluctuation, si l'on met deux doigts dans la bouche. Parfois, on pourra obtenir cette sensation avec un doigt sur la tumeur pharyngée et les doigts de l'autre main appliqués à la face latérale du cou. Il va sans dire que cette exploration provoque ordinairement des douleurs fort vives. La pression sur la poche pharyngée détermine parfois une augmentation de l'écoulement par le conduit auditif (Broklyn), de même que la pression sur le gonflement externe du cou.

De quelle façon évolue l'abcès latéro-pharyngien abandonné à lui-même ? Souvent, et surtout chez les enfants, il peut provoquer de l'œdème de la glotte et des phénomènes dyspnéiques capables d'amener la mort. Dans d'autres cas, il peut s'ouvrir spontanément, ce qui calme pour un temps les phénomènes aigus ; il y a alors du pus et parfois un peu de sang dans les crachats rendus par le malade.

Dans le cas de Plateau, l'ouverture spontanée s'est faite au sommet de l'angle formé par la luette et le voile du palais. Broklyn signale la présence d'une ouverture spontanée en dehors de l'amygdale, au niveau de la partie antérieure de l'arc palatin. Meuriot a trouvé une perforation de la paroi latérale du pharynx en arrière et au-dessus du voile du palais. Dans le cas de Broca et Schmid, la poche, déjà ouverte par la voie cutanée, s'est perforée au niveau de la paroi latérale du pharynx, sous l'influence d'une pression exagérée, due à une hémorragie de la carotide interne rapidement mortelle. Dans le cas de Brigth, la mort est survenue par phlébite du sinus et de la jugulaire ; dans celui de Meuriot, par abcès cérébral, et, dans celui de Knapp, par méningite de la face interne et de la partie supérieure des hémisphères, méningite, qui, d'après l'auteur, se serait propagée par le trajet de l'hypophyse. Sur dix-neuf cas, où les détails sont suffisamment explicites, il y a eu huit morts, et quatre fois seulement la mort a été due à une complication directe de l'abcès rétro-pharyngien.

La guérison survient ordinairement assez vite par une intervention chirurgicale bien conduite, comme nous le verrons au traitement.

Le cas le plus curieux à signaler est celui de Plateau, dans lequel un abcès latéro-pharyngien est survenu du côté opposé à l'otite ; on ne peut nier la relation qui existait entre l'oreille malade et la cavité de l'abcès, puisqu'une injection colorée faite dans cette dernière ressortait par le conduit auditif de l'autre côté. Voici, du reste, l'observation qu'a bien voulu nous transmettre l'auteur.

OBSERVATION CCI

Abcès latéro-rétro-pharyngien d'origine otique. — Docteur PLATEAU :
Société médicale de l'Elysée, séance du 13 avril 1885.

M. X, architecte, âgé de 60 ans, vient me consulter, le 30 octobre 1884, pour une otite purulente gauche dont le début remonte à deux mois. Le malade a eu de l'ictère, il y a huit ans. Depuis six à sept ans, sucre dans les urines. Divers traitements ont été institués ; au mois d'octobre 1884, l'examen des urines révèle à peine un demi gramme par litre. L'aspect général est assez satisfaisant.

Voici l'histoire de la maladie actuelle :

Le 22 août 1884, à la suite d'un courant d'air en wagon, X éprouve des douleurs lancinantes et profondes dans l'oreille gauche. Ces douleurs s'accompagnent bientôt d'une surdité assez prononcée à gauche.

Le 25 septembre. — Le malade se décide à consulter. Depuis huit jours, écoulement purulent par le conduit auditif gauche. Traitement approprié n'amène aucun résultat.

30 octobre. — Perforation du tympan à gauche, écoulement purulent assez abondant, surdité très prononcée de ce côté. A droite, un examen attentif ne révèle rien, quoique le malade accuse des douleurs profondes et intermittentes de ce côté. Diagnostic : otite moyenne purulente chronique gauche ; rien à droite. Ce diagnostic est confirmé, dans les premiers jours de novembre, par M. le professeur Tillaux.

15 décembre. — X se plaint de vives douleurs dans la région auriculaire droite, du côté opposé à l'otite. Rien d'anormal, on conclut à des douleurs névralgiques à droite, l'otite gauche subsistant d'ailleurs sans amélioration. M. le professeur Tillaux, de nouveau consulté, ne trouve, lui non plus, rien à droite. Quelques jours plus tard, le 22 décembre, léger empâtement de toute la région mastoïdienne droite, et cet empâtement, augmentant jusqu'au 28 décembre, présente les signes d'une collection purulente profonde. Rien au pharynx.

28 décembre. — Décidé à débarrasser le malade des souffrances atroces qu'il éprouve depuis deux ou trois jours, et quoique le point où je dois enfoncer le bistouri soit encore bien vague, je pratique une incision de deux centimètres à la partie latérale du cou, à deux centimètres environ de l'angle de la mâchoire, à trois centimètres au-dessous de l'apophyse mastoïde, enfin en rapport avec le bord postérieur du muscle sterno-cleido-mastoïdien et au niveau de la jugulaire interne et de la carotide interne. A six ou sept centimètres de profondeur, j'arrive avec la sonde cannelée à un foyer que je vide à grand'peine ; ce foyer contient peu de pus grumeleux et sans odeur. Pose d'un drain, injections phéniquées, et, à ce moment, le malade, accuse une douleur subite et aiguë dans l'oreille gauche.

Nous examinons l'oreille et nous ne trouvons rien de ce côté qui explique cette douleur. L'examen du pharynx fait par la bouche ne nous montre aucune saillie, aucune perforation. Cependant, il est manifeste que la collection qui vient d'être ouverte est en connexion étroite avec ce conduit. Le stylet, engagé dans la plaie, se dirige profondément vers ses parois latérales. Nous pensons, avec M. le Docteur Jarjavay, qu'il s'agit là d'une sensation réflexe due à la nature du liquide injecté (sol. phén. à 5 %) et au siège même de la collection purulente. Un mieux sensible, qui se continue, suit immédiatement cette opération.

Cette plaie est soigneusement et antiseptiquement pansée chaque jour. Dans le courant de janvier, érysipèle ambulant de la face qui dure environ trois semaines et se termine heureusement sans atteindre la plaie.

15 janvier. — Ascite avec diarrhée et douleurs abdominales excessives ; constatation d'une cirrhose atrophique du foie.

Dans les premiers jours de février, je constate qu'en poussant mon injection par le drain à droite, le liquide injecté sort avec un peu de pus par l'oreille gauche. Le malade n'en sent nullement la présence dans le pharynx où, d'ailleurs, on ne constate rien.

8 février. — M. le Docteur Félizet constate ce phénomème et le constatera plusieurs fois dans la suite. M. le Docteur Brissaud le constate également le 13 février.

23 février. — Une ulcération se produit dans le fond du pharynx, au niveau du sommet de l'angle formé par la luette et le voile du palais, à droite, et le liquide injecté, ainsi que le pus, sortent simultanément par cette plaie pharyngienne et l'oreille gauche. Je dois noter que, depuis quelque temps, je colore mes injections avec une solution d'aniline pour éviter toute chance d'erreur dans l'observation de ce fait. De même, je supprime la solution phéniquée quand le pharynx s'ulcère, et je me sers d'eau alcoolisée.

Le 4 mars, M. le Docteur Hermet examine le malade et constate sur le tympan gauche une petite perforation linéaire occupant le segment inférieur, à travers laquelle on voit passer le liquide coloré de l'injection poussée par la plaie du cou à droite. Le reste du tympan est sillonné de petits vaisseaux sanguins. Plus de triangle lumineux, trompe libre. Myringite aiguë. A droite, le tympan est normal. La rhinoscopie postérieure permet de voir les pavillons des trompes qui ne sont en rien affectées.

25 mars. — L'état général du malade empire chaque jour. J'ai fait plusieurs ponctions abdominales. Et cependant je noterai ce fait, que le malade répare et cicatrise plusieurs petites plaies qui s'étaient produites spontanément, paraphimosis avec ulcération, pustule d'ecthyma, ou écorchures à la cuisse. A cette époque, la lésion chirurgicale présente un aspect très satisfaisant. Le liquide, injecté par la plaie du cou à droite, ne sort que par le pharynx, ainsi qu'un peu de pus. Le trajet paraît cicatrisé du pharynx à l'oreille gauche, et en très bonne voie, du pharynx à la plaie du cou à droite.

1ᵉʳ avril. — Mort. Pas d'autopsie.

La lésion initiale devait être à la base du crâne ; nous pouvons spécifier, au niveau du rocher. Mais ce qui, pour nous, reste inexpliqué, c'est la voie suivie par le pus, c'est l'apparition d'une collection purulente en un point diamétralement opposé à celui de la lésion initiale.

Pour expliquer ce cas, en l'absence d'autopsie, on ne peut évidemment faire que des hypothèses. Pour l'auteur, il y a eu ostéite de la face inférieure du rocher.

Un fait à peu près certain, c'est que le trajet, mettant en rapport le foyer de l'abcès et l'oreille malade, devait siéger en arrière ou au-dessus du pharynx nasal, puisque le malade n'a jamais eu de lésion apparente de la paroi postérieure du pharynx buccal. Il est possible qu'une ostéite de la base du rocher se soit propagée jusqu'à l'apophyse basilaire, et que le pus ait fusé du côté opposé ou infecté les ganglions de ce côté.

A un certain moment, le malade s'est plaint de l'oreille et de la mastoïde droite ; peut-être a-t-il fait alors une infection localisée, soit au niveau du plancher de la caisse, soit au pourtour de la trompe ; cette infection a occasionné une fusée purulente ou une adénite suppurée droite, laquelle se serait mise ultérieurement en rapport avec le foyer d'ostéite du côté opposé, soit par voie directe, soit par l'intermédiaire des lymphatiques.

OBSERVATION CCII

BRIGTH : *Med. Reports*, T. II, p. 66, cité par Bruce, *Arch. gén. de Médecine*, 3ᵉ série, T. XI, p. 82, (1841).

Boulanger ayant eu une portion de la voûte palatine détruite par la syphilis. Otite moyenne aiguë droite. Violente céphalalgie. Mort. Abcès fétide derrière l'oreille droite. Pus dans le sinus du côté droit et la veine jugulaire. Tuniques de la veine grisâtres. Foyer purulent derrière le pharynx. Abcès pulmonaires. Pus dans plèvre et péricarde.

OBSERVATION CCIII

GRÜBER : *Œster. Zeitschr. f. prakt. Heilk*, 1863 (1, 2, 3, 6), et *Arch. f. Ohr.*, T. II, p. 71.

Gonflement du voile du palais aussi marqué en avant qu'en arrière ; on pouvait le voir aussi bien extérieurement qu'on pouvait l'explorer par la bouche avec un cathéter.

La pression sur la tuméfaction faisait sortir du pus par le conduit auditif externe, mais ne faisait pas venir le pus dans le pharynx ; le pavillon de la trompe devait être obturé. La ponction de l'abcès par la paroi antérieure du voile du palais donne deux cuillerées de pus épais. Fièvre tombe à partir de ce moment. Guérison.

OBSERVATION CCIV

ORNE GREEN : *The Boston med. and shurg. Journal*, 1874, 22 janv. — *Arch. f. Ohr.*, 1875, p. 125.

3 juillet 1871. — Enfant de 8 ans. Antécédents tuberculeux. Otorrhée double ayant débuté quatre semaines avant. Gonflement de la région mastoïdienne. Trépanation de l'apophyse. Fièvre continue malgré l'intervention. Amélioration de l'état général. Incision d'un abcès à l'omoplate gauche. Frissons. Pneumonie. Dilatation de l'ouverture de l'abcès, évacuation du pus calme les symptômes.

Quelques jours après, abcès du côté gauche de la nuque qui s'ouvre spontanément. Plus tard, abcès rétro-pharyngien qui se vide seul. Abcès du côté opposé de la nuque et de la partie postérieure de la tête. Erysipèle du visage. On dut encore ouvrir deux fois la plaie de l'apophyse mastoïde sans trouver d'altération osseuse.

Six mois après, nouvelle incision au niveau de l'apophyse mastoïde, laisse écouler du pus. Fistule est agrandie au ciseau, irrigations. Guérison rapide, à part une otorrhée qui persiste encore.

Observation CCV

Un cas d'otite moyenne purulente avec formation d'une fistule qui s'est ouverte dans le pharynx. — MATHEWSON-BROKLYN : *Arch. f. Ohr.,* 1876, p. 74.

Homme, 32 ans, vigoureux, se présente, le 7 mai, avec une otite moyenne purulente droite datant de six mois. Tympan perforé au centre, rouge. Ecoulement de pus épais à ce niveau. Incision de Wilde, maintenue ouverte pendant deux semaines. Le malade disant que du pus s'écoule dans sa gorge, un examen approfondi fait trouver un orifice par où suintait du pus, au dehors de l'amygdale droite, au niveau de la partie antérieure de l'arc palatin. Par la pression en ce point, on fit apparaître du pus à la paroi inférieure du conduit auditif tout près du tympan. Malgré un examen approfondi avec des sondes et des bougies fines, on ne put trouver ni du côté du pharynx, ni du côté de l'oreille le trajet de la fistule. L'ouverture large de la bouche et la pression sur le côté de la nuque au-dessous de l'apophyse mastoïde déterminaient un abondant écoulement de pus par le conduit auditif. Incision derrière l'apophyse mastoïde dans la direction de la nuque, n'arrive pas sur une collection purulente. Trépanation de l'apophyse mastoïde ; extirpation d'un petit séquestre, pas de pus. Suites bonnes. Guérison quelques mois après.

Observation CCVI

Sur l'étiologie des Abcès rétro-pharyngiens. — WEIL : *Monatsch. für Ohrenh.,* 1881, p. 43.

Petite fille de 9 mois, ayant un double écoulement d'oreille depuis un certain temps, est prise, le 17 juin, d'oppression et refuse la nourriture. Le 19 juin, dyspnée, un peu de fièvre, pas d'enrouement. Ecoulement abondant de pus par les deux oreilles. Les ganglions du cou sont très volumineux. Impossible de voir la gorge de l'enfant ; on l'examine par le toucher et on trouve à la paroi postérieure du pharynx un gonflement tendu, mais non fluctuant. Une ponction exploratrice ramène du pus ; on fait alors une incision par laquelle le pus sort en abondance. Tous les symptômes disparaissent, l'enfant dort bien. Quelques jours après, la dyspnée réapparait. On constate que l'abcès s'est reformé, on l'incise.

Jusqu'au 24 juin, l'enfant va bien ; lavages d'oreilles à l'eau boriquée. Les parents cessent la douche d'air. Ce jour-là, la dyspnée revient. L'abcès s'est reproduit mais il n'est pas assez volumineux pour expliquer l'oppression. Grande incision qui donne peu de pus. La gêne de la respiration persiste ; il y a un œdème secondaire de la glotte. L'enfant meurt le lendemain.

Autopsie : La cause de la mort est bien l'œdème ; l'abcès, un peu à gauche de la ligne médiane, est complètement vidé. Il avait été produit par une suppuration des ganglions, consécutive elle-même à la suppuration de l'oreille. Les deux caisses tympaniques étaient pleines de pus. Aucune autre lésion en dehors de l'œdème de la glotte.

OBSERVATION CCVII

CALMETTES : *Traité d'Urbantschitsch*, traduction, p. 365.

Homme déjà âgé. Otorrhée droite. Frissons, anorexie, fièvre, difficulté d'avaler, raideur de la nuque. Destruction de la membrane du tympan. Intégrité apparente de l'apophyse. Abcès rétro-pharyngien occupant exactement la moitié droite de la paroi postérieure du pharynx. Relation évidente avec la caisse. Large incision donne issue à du pus abondant et fétide. Disparition des troubles généraux et guérison de l'otorrhée.

OBSERVATION CCVIII

SCHUBERT : *Arch. f. Ohr.*, 1890, vol. 30, p. 63.

Anna N, 2 ans et demi. Otorrhée gauche depuis un an et demi. Fistule mastoïdienne datant de neuf mois. Opération, ablation d'un séquestre de cinq à six millimètres de diamètre. Au bout de quelques jours, raideur de la nuque. Mort.

Autopsie : Un peu d'hydrocéphalie. Le sinus gauche contient un thrombus purulent. Apophyse basilaire de l'occipital, cariée sur une grande étendue. La dure-mère recouvre en ce point un abcès de cinq centimètres de long sur trois de large. L'apophyse articulaire gauche de l'occipital est cariée, de même que l'arc postérieur de l'atlas et la surface articulaire droite de cet os avec l'occipital. A gauche, foyer de carie en dehors de la masse latérale. De ce point, le pus formé au niveau de la carie est descendu en formant un abcès rétro-pharyngien qui n'a pas été reconnu pendant la vie. Il s'étend jusqu'à la partie supérieure du larynx.

OBSERVATION CCIX

FERRER : *Zeitschr. f. Ohr.,* 1890, p. 252.

M. N., 35 ans, est vu, pour la première fois, le 3 mars 1886. Il a un écoulement de l'oreille gauche depuis plusieurs semaines. Douleurs, écoulement profus, léger gonflement du conduit. Douleur à la pression sur la mastoïde non tuméfiée. Signes de tuberculose pulmonaire.

17 mars : Gonflement de l'apophyse mastoïde, douleurs violentes. Trépanation. Pus dans l'antre. Curetage.

5 juin : Nouveau curetage pour enlever des fongosités.

26 juillet : Ouverture d'un abcès de la région occipitale, nouveau curetage de la mastoïde. Drain dans l'ouverture de l'occiput ressort par l'apophyse mastoïde.

18 septembre : suppression du drain. Amélioration.

5 février : Paralysie de la langue et des muscles du pharynx occasionnée par un *abcès rétro-pharyngien.* L'incision de cet abcès fait écouler une grande quantité de pus. Les injections pratiquées dans la cavité purulente montrent qu'elle communique avec le conduit auditif externe. Cessation des lavages ; le malade pouvait parler et déglutir la nourriture.

Mort, un an après le début de la maladie d'oreille.

OBSERVATION CCX

Ouverture dans le pharynx d'un abcès ossifluent provenant de l'apophyse mastoïde. — KIESSELBACH : 10ᵉ réunion des otologistes de l'Allemagne du sud, 1890 ; *Z. f. Ohr.,* 1891, p. 114.

K., 27 ans, avait, au commencement de mars 1889, un écoulement de l'oreille gauche. En septembre, otite moyenne purulente gauche avec gonflement et saillie de la paroi postéro-supérieure du conduit auditif, tuméfaction de la partie supérieure de l'apophyse mastoïde. Quand on pressait sur cette tumeur, elle diminuait de volume et il s'écoulait par le méat un pus crémeux non fétide en assez grande abondance. La pression sur la partie postéro-latérale du cou produisait le même phénomène.

Le *7 octobre 1889* : Ouverture de l'antre mastoïdien, amélioration. Il persistait néanmoins un écoulement purulent quand on pressait sur le cou latéralement et en arrière.

Le *16 décembre,* le malade revenait à l'hôpital avec une suppuration abondante par l'orifice osseux de la première opération. Une sonde courbe introduite dans le trajet pénétrait en haut et en avant dans l'antre, en dedans et en bas elle s'enfonçait dans une fistule osseuse à quelques centimètres de profondeur et se dirigeait en bas et en avant. La pression sur le cou en arrière et au-dessous de l'apophyse mastoïde faisait couler du pus par la plaie. On observait du côté gauche une tuméfaction rétro-pharyngienne.

Une incision fut pratiquée en arrière et au-dessous de l'apophyse mastoïde au point où la pression faisait écouler du pus. On ne trouva pas de pus jusqu'à la partie postérieure de l'incisure mastoïdienne.

26 décembre : Fluctuation certaine à la paroi postérieure du pharynx, incision, écoulement de pus non fétide.

Une irrigation dans la cavité mastoïdienne provoquait la sortie du liquide par l'ouverture de la paroi postérieure du pharynx.

En janvier 1890, signes de tuberculose pulmonaire. Lavages boriqués, traitement général à la créosote, amélioration, guérison.

OBSERVATION CCXI

Ozène chronique. Otorrhée de courte durée. Perforation spontanée à la partie interne de l'apophyse mastoïde. Violente céphalalgie. Ouverture de l'antre. Abcès rétro-pharyngien. Guérison après opération. — GUYE : *Zeitschr. für Ohr.,* 1892, p. 42.

Homme de 65 ans, catarrhe chronique du nez et ozène depuis cinq ou six ans ; en juin 1890, otorrhée qui guérit. L'apophyse mastoïde resta douloureuse à la pression. Soigné pendant quatre mois par un masseur, le patient éprouva une céphalalgie de plus en plus forte, de la fièvre, et du gonflement à la partie inférieure du crâne.

Le *27 janvier 1891* : Aucun écoulement d'oreille. La paroi postérieure du conduit auditif est refoulée en avant. Pas de douleur à l'apophyse mastoïde, mais violente douleur de tête dans tout le côté gauche.
Gonflement dur et douloureux au cou.

7 février : Opération. Corticale épaisse et dure. L'antre est ouvert
et laisse écouler du pus. La cavité est très grande. Lavage. Drainage.
Amélioration.

Deux semaines après, gonflement fluctuant en arrière et au-dessous
de l'apophyse mastoïde, s'étendant jusqu'à la nuque. La pression en ce
point déterminait un jet de pus par la fistule.

10 mars : Longue et profonde incision en arrière et en bas, intéressant le périoste. Il ne s'écoule pas de pus. Persistance d'une fistule, qui
donne du pus et se tarit alternativement. Troubles de déglutition.

L'examen du pharynx fait découvrir sur la moitié gauche un gros
abcès rétro-pharyngien, fluctuant, qui est incisé le jour même au
bistouri et laisse écouler une grande quantité de pus. L'abcès est main-
tenu ouvert et irrigué tous les jours. L'eau passe de la plaie dans le
pharynx. Quatre jours plus tard, difficulté à avaler ; un nouveau gonflement profond apparaît dans le pharynx et ce second abcès est incisé
au bistouri courbe ; il donne beaucoup de pus. L'incision est maintenue
ouverte jusqu'au *30 avril.*

20 juin : Paracentèse du tympan. Douche d'air de Politzer.

31 décembre : Le malade est complètement guéri.

OBSERVATION CCXII

Peugniez : *Revue intern. de Rhinol., Otol., et Laryng.,* 1893, n°3, p. 27.

D., 34 ans, étudiant en médecine, est pris, deux mois environ après
la guérison d'une otite moyenne aiguë, de douleurs violentes dans les
régions mastoïdienne et occipitale. Trépanation mastoïdienne ; on
trouve du pus dans l'antre. Persistance d'une fistule. Au bout de quelque temps, empâtement douloureux derrière le sterno-mastoïdien.

Incision, dans le service de M. Blum, à Saint-Antoine. On ne
trouve pas de pus ; mais, le lendemain, le pansement est imbibé. Au
bout de deux jours, abcès rétro-pharyngien et abcès dans le creux sus-
claviculaire. Incision ; guérison au bout de trois mois.

Observation CCXIII

Abcès latéro-pharyngien consécutif à une otite moyenne suppurée. —
NATIER : Statistique de la polyclinique d'otol.; *Revue internat. de*
rhin., ot., 1894, n° 17, p. CXXXV.

Enfant de 1 an. Ecoulement d'oreille. Adénite de la région mastoïdienne, depuis quinze jours. Troubles de la déglutition. Tuméfaction
du volume d'un œuf derrière l'angle de la mâchoire. Fluctuation. Saillie
de l'amygdale et du pilier gauche. Incision sur le bord antérieur du
sterno-mastoïdien. Ouverture de l'abcès sous le muscle. La pression
sur l'amygdale achève de vider l'abcès. Plus d'écoulement d'oreille.
Guérison.

Observation CCXIV

Sur un cas de mastoïdite avec perforation de la paroi interne de l'apophyse
et abcès ossifluent dans la région rétro-pharyngienne. — BURNETT :
The Philadelphia Polyclinic, 23 nov. 1895, et *Z. f. Ohr.,* 1896,
T. 27, p. 335.

Médecin de 62 ans. Otite moyenne purulente chronique gauche,
compliquée de mastoïdite. Incision de Wilde et ouverture de l'attique
par une incision de la membrane de Shrapnell. Etat satisfaisant pendant
un mois. Au bout de ce temps, gonflement et rougeur du cou au-
dessous de l'oreille. Ecoulement de pus par le conduit auditif, surtout
pendant la contraction du buccinateur, ou la pression sur la partie tuméfiée du cou.

Incision en arrière et au-dessous de l'apophyse mastoïde dans la
région de la nuque donna issue à du pus. Symptômes de pyémie.

L'épreuve de Vasalva produisait quelques bulles dans la caisse et
faisait sortir de l'air et du pus au niveau de la paroi cartilagineuse du
conduit et de la plaie du cou.

Incision d'une grande cavité purulente dans la région pharyngienne.
Nettoyage de cette cavité par une incision au-dessous du maxillaire.
Ablation de la corticale de la mastoïde, nettoyage de l'antre. Guérison
avec perte de l'ouïe.

Observation CCXV

Abcès rétro-pharyngien d'origine otique. — Knapp : *Z. f. Ohr.,* 1895,
T. 27, p. 4.

M. G., 24 ans. Le 29 novembre 1894, otite moyenne aiguë purulente gauche ; lavages, amélioration. En décembre, mastoïdite.

12 décembre. — Ouverture régulière de l'apophyse mastoïde. On
trouve un peu de pus au voisinage de la pointe. Curetage de nombreuses fongosités. Audition nulle.

21 décembre. — Aucune amélioration. Opération radicale. Curetage
de nombreuses granulations. Hémorragie abondante provenant du sinus.
Tamponnement. L'opération n'est pas continuée.

25 décembre. — Douleur à la percussion à trois centimètres et demi
au-dessus du conduit auditif ; douleur à la déglutition, sensation de
gonflement dans la gorge. La paroi du pharynx est rouge et tuméfiée,
mais pas plus que dans les cas de pharyngite catarrhale.

26 décembre. — Aucune amélioration. Crâniotomie. On fait d'abord
un curetage de l'attique et la curette ramène un morceau du muscle
tenseur du tympan. La dure-mère mise à nu est normale. Des ponctions
aspiratrices faites en différents sens ne donnent rien. Tamponnement
pour arrêter une hémorragie artérielle.

28 décembre. — Température 38° 8. Sensation de corps étranger
dans le pharynx, impossibilité d'avaler. Vomissements verdâtres. Nouvelle intervention. La plaie est réouverte ; la dure-mère, incisée. Une
aiguille assez volumineuse est enfoncée dans le lobe temporo-sphénoïdal,
sans rien ramener. Une lame de bistouri enfoncée à trois centimètres ne
donne rien. On ouvre l'étage postérieur du crâne sans rien trouver. On
fait communiquer largement la cavité mastoïdienne avec la caisse.
Hémorragie veineuse. Tamponnement. Les jours suivants, la température s'élève, le malade meurt dans le coma le 3 janvier.

Autopsie : Pus à la face interne et à la partie supérieure des deux
lobes antérieurs. Veines sont congestionnées en ces points. Le pus
est sous l'arachnoïde, mais ne pénètre pas la substance cérébrale.
Rien dans le reste du cerveau ou du cervelet.

La partie supérieure de la caisse était pleine de pus qui pénétrait
dans la gouttière du tenseur du tympan, s'étalait dans le tissu cellulaire
du voisinage de la trompe et venait faire saillie à la partie supérieure
du pharynx. Une sonde introduite en ce point suivait le trajet purulent

et venait faire saillie dans la moitié gauche du voile du palais, où l'index introduit par la bouche pouvait la sentir. Une section du voile du palais et de la partie supérieure du pharynx permit de bien constater que l'abcès était d'origine auriculaire. En enlevant la trompe et les tissus voisins, on pouvait voir que le pus n'avait pas suivi le canal de la trompe, mais le tissu cellulaire voisin et la gouttière du tenseur du tympan. L'exploration digitale et la vue n'avaient pas permis de trouver autre chose qu'une pharyngite catarrhale pendant la vie.

Knapp pense que l'abcès a infecté le cerveau par le trajet de l'hypophyse. Le chiasma des nerfs optiques présentait un léger gonflement.

Observation CCXVI

Fistule mastoïdienne. Abcès latéro-pharyngien. Trépanation de l'apophyse et de la caisse. Incision de l'abcès. Guérison. — Broca et Lubet-Barbon : *Les Suppurations de l'ap. mast. et leur traitement,* Paris, 1895, p. 52.

Cr. Emilienne, 3 ans et demi, est présentée, le 24 avril 1893, à la consultation de l'Hôpital Trousseau. Elle aurait eu, en 1892, la coqueluche, puis la rougeole et la fièvre typhoïde (?). Depuis, elle ne s'est jamais rétablie, a eu de la gourme, des maux d'yeux, des croûtes dans le nez. Six mois après, otorrhée, puis gonflement rétro-auriculaire, incisé deux fois ; depuis deux mois, il persiste une fistule.

L'enfant est malingre ; fièvre de temps en temps. Fistule rétro-auriculaire à droite.

Le 25 avril, respiration gênée, mal de gorge ; on trouve en arrière de l'amygdale droite un gonflement rénitent, dont l'incision au bistouri donne issue à un flot de pus. Membrane détruite, caisse pleine de granulations. Amélioration.

Le 1er mai, l'abcès s'est reproduit.

Le 2 mai, trépanation de l'apophyse et de la caisse, ablation des osselets malades : puis, séance tenante, incision, le long du bord postérieur du sterno-mastoïdien et drainage large de l'abcès latéro-pharyngien. Le doigt introduit dans la poche alla jusqu'au pharynx ; mais en se portant vers la face interne de la mastoïde, il n'y sentit aucune dénudation.

Le 4 juin, guérison presque complète.

En décembre, incision d'un adéno-phlegmon sous-maxillaire gauche (carie dentaire). Guérison le 15 janvier.

Revue en septembre 1894. Etat local et général excellent.

Observation CCXVII

Thomas : *Revue intern. de rhin., d'otologie,* 1896, p. 171.

Enfant 17 mois, faible constitution. Après trois jours de fièvre, écoulement purulent de l'oreille gauche. Le dixième jour, abcès rétro-pharyngien incisé. Streptococcie généralisée avec éruption scarlatiniforme. Du quinzième au dix-septième jour, éruption de huit dents. Phlegmon sous-mentonier. Phénomènes méningitiques ; mort, le quarante-unième jour. Dans le pus de l'oreille, on trouve des streptocoques et des staphylocoques dorés.

Observation CCXVIII

Broca et Schmid : *Arch. intern. de lar. et d'otol.,* 1896, p, 575.

H., 22 ans, éprouve, à la suite d'un coryza, des douleurs dans le côté droit de la tête, avec raideur du cou du même côté, gêne de la déglutition et tuméfaction ganglionnaire vers l'angle de la mâchoire. Après amélioration légère de ces accidents, apparaissent, au bout d'un mois et demi environ, des signes d'otite moyenne pour lesquels on fait une paracentèse du tympan. Malgré cette intervention, surviennent de la fièvre, des frissons, de l'inappétence, de la diarrhée, des vomissements, de la dysphagie et de la difficulté de la parole, symptômes qui décident le malade à entrer à l'hôpital, un mois après le début des accidents du côté de l'oreille.

On note alors un gonflement diffus des régions sterno-mastoïdienne et sous-maxillaire droite. Inclinaison de la tête de ce côté. Par le conduit auditif, écoulement purulent abondant qui augmente quand on presse de bas en haut dans la région sous-angulo-maxillaire. Sur le côté droit du pharynx, tumeur molle, dépressible, douloureuse, soulevant l'amygdale et les piliers. Le malade crache souvent de la salive mélangée de pus. T. 38° 6. Somnolence. Incision dans la région parotidienne. Ouverture avec le doigt et la sonde cannelée de la poche purulente séparée de la cavité pharyngienne par la muqueuse seule. La poche se prolongeait au-devant du rachis. Aucune lésion de l'apophyse ; mais ostéite de la face inférieure du rocher au fond du conduit auditif. Réaction fébrile intense le soir même (40°6) ; amélioration dès le lendemain et, deux jours après, température normale. Léger louche d'albumine dans les urines. Trois jours après l'intervention, hémorragie buccale abondante qu'on calme momentanément et qui reparaît au bout de quelques heures pour emporter le malade en dix minutes.

Autopsie : La poche maxillo-pharyngienne s'étendait en arrière du pharynx. Ulcération de cinq millimètres sur la carotide interne. Léger orifice de la paroi pharyngienne faisant communiquer la poche avec le pharynx. Ostéite du conduit auditif externe. Muqueuse de la caisse rouge, friable, épaissie.

Observation CCXIX

Kottmann, cité par de Quervain : *Sem. méd.*, 97, 135.

Petite fille de 2 ans. Otite moyenne purulente aiguë, suite de scarlatine. Pas de mastoïdite. Dysphagie et étouffements apparaissent au bout de quelques jours, au moment de la cessation de l'écoulement d'oreille. Abcès rétro-pharyngien sans tuméfaction ganglionnaire. Incision par voie buccale. Soulagement. L'abcès se reforme. Incision par voie cutanée. Guérison.

Observation CCXX

Abcès rétro-pharyngien simultané avec écoulement purulent de l'oreille droite. — Ingals : *Journal of american med. Ass.; Journal of Laryngol.*, sept., 1886.

Observation CCXXI

Cas d'otorrhée chronique consécutive à la scarlatine ; mastoïdite ; carie du corps de la troisième vertèbre cervicale. Abcès rétro-pharyngien. Guérison (1). — Gundrum : *Medical News,* Philadelphie, 1882, p. 231-233.

ABCÈS OUVERT AU LARYNX OU A LA TRACHÉE

Il est rare que les abcès du cou d'origine otique viennent se mettre en connexion avec l'arbre laryngo-trachéal ; de pareilles

(1) Voir aussi Schwartze : *Manuel des maladies de l'oreille,* T. ii, p. 841. — Parker : *Abcès de l'apophyse mastoïde en connexion avec un abcès rétro-pharyngien. Trépanation. Guérison. — Trans. South. Car. med. Ass. Charleston.* 1881, xxxi 104-106.

complications ont cependant été observées ; c'est surtout en cas de fusée purulente sous le sterno-mastoïdien que cela peut se produire. Nous avons pu en trouver quelques observations. La mort a toujours été la conséquence plus ou moins rapide de cette irruption du pus dans les voies respiratoires ; elle survient, soit par spasme ou œdème de la glotte, soit par obstruction de la trachée, soit par infection secondaire des petites bronches ou du poumon. On a donné comme exemple un cas de Ballance (1) qui, à notre avis, n'est pas très démonstratif. Il s'agit d'une jeune fille de 14 ans qui, à la suite d'une otorrhée ancienne, fit une thrombose des sinus. Ballance pratiqua la ligature de la jugulaire assez bas, à cause de l'existence d'un thrombus dans la veine, et, quelques jours après, l'opérée mourut très rapidement avec des phénomènes de spasme de la glotte. On trouva à l'autopsie un petit abcès intra-laryngé. L'auteur ne parle pas du tout de l'existence antérieure d'une fusée purulente au cou. La formation de l'abcès laryngé peut très bien avoir été produite par l'acte opératoire, qui a lié et sectionné au voisinage du larynx une veine contenant un thrombus probablement septique.

Une observation de Thiry et une autre de Jacoby sont plus intéressantes. Dans la première, l'abcès s'est ouvert au larynx et a donné lieu à des expectorations purulentes fétides, simulant la gangrène pulmonaire ; dans la seconde, il y a eu obstruction de la trachée par infiltration du tissu sous-muqueux.

Observation CCXXII

Suppuration de l'Oreille simulant une gangrène pulmonaire. — Thiry :
Neuvième réunion des Otologistes de l'Allemagne du Sud, 1889 :
Zeitsch. f. Ohr., 1890, p. 77.

Fille de 10 ans qui avait, depuis sa deuxième année, un double écoulement d'oreille, fétide du côté gauche, consécutif à la rougeole.

(1) Ballance : Med. Soc., London, 31 mars 1890, in *British med. Journal, 5 avril 1890, p. 783.*

Depuis quelque temps, douleur de la nuque du côté gauche qui s'accompagnait de fièvre, de plusieurs frissons et de céphalalgie. Au bout de quelques jours, toux incessante, expectoration purulente fétide, oppression, râles dans le poumon gauche. On diagnostique une gangrène du poumon. A l'autopsie : pleurésie fibrineuse à gauche, bronchite des deux côtés et plusieurs infarctus hémorragiques. L'apophyse mastoïde, creusée par la carie, s'ouvrait par deux orifices arrondis de sept millimètres de diamètre en dehors et en dedans, dans le sillon sigmoïde. Du bord postérieur du processus mastoïdien partait un large trajet fistuleux qui allait, en s'étalant derrière le muscle sterno-cleido-mastoïdien, jusqu'au voisinage de la clavicule en bas. Ce trajet s'ouvrait, chemin faisant, sur le bord de l'aile gauche du cartilage thyroïde dans le larynx par un orifice de quatre millimètres de large. Il était rempli, ainsi que la cavité mastoïdienne, de pus semblable à celui que la malade crachait. La paroi du sinus était épaissie, sa lumière très rétrécie, mais sans thrombose. Rien de pathologique dans la cavité du crâne ni dans le reste du corps.

OBSERVATION CCXXIII

JACOBY : *Arch. f. Ohr.*, 1880, p. 286.

W. P., 52 ans, garçon boulanger. Otite moyenne aiguë. Mastoïdite. Incision de Wilde malgré laquelle les douleurs persistent. Formation d'un abcès en arrière de l'incision ; on l'ouvre et on trouve l'os altéré au-dessous. Douze jours après, incision d'un abcès qui a la grosseur d'une pomme et se trouve dans la fosse rétro-maxillaire. L'exploration avec le doigt et la sonde ne font pas trouver de relation entre la cavité de l'abcès et l'apophyse mastoïde. Cessation de la douleur et de la fièvre. Deux semaines plus tard, il se développe, dans le côté gauche du cou, immédiatement au-dessous du larynx, une tuméfaction qui augmente rapidement de volume et amène, par compression de la trachée, une grande dyspnée accompagnée de cyanose. Trachéotomie dès le lendemain ; mort le jour même.

Autopsie : Le tissu cellulaire sous-cutané, interstitiel, extra et intramusculaire du côté gauche du cou jusqu'à la trachée, est infiltré de sérosité purulente. Le tissu sous-muqueux de la trachée est infiltré de la même façon. Dans la fosse sphéno-palatine, pus caséeux en quantité moyenne. Pas d'autre cause d'abcès que la mastoïdite. Pas de méningite ni d'abcès cérébral, ni de thrombose des sinus.

Dans un cas de Jacoby, au cours d'une mastoïdite de Bezold, il se fit une fusée purulente sur les parties latérales du cartilage thyroïde jusqu'à la ligne médiane, mais l'incision de cet abcès l'empêcha de se propager du côté des voies aériennes.

Nous n'avons pas trouvé de cas d'ouverture d'abcès latéro ou rétro-pharyngien dans les voies aériennes. Ces abcès occasionnent de la gêne de la parole, surtout à cause de la douleur et du rétrécissement siégeant au niveau de l'isthme du gosier. On conçoit très bien cependant que pareille complication puisse survenir au cours de ces abcès, surtout si on les laissait évoluer. Dans un cas de Weil, la mort est survenue par œdème de la glotte au voisinage de l'abcès rétro-pharyngien (v. obs. ccvi).

ABCÈS DU MÉDIASTIN ET DE LA PLÈVRE

Les fusées purulentes dans le thorax ne s'observent pas souvent dans les phlegmons du cou, surtout pour ceux qui sont situés en dehors de l'aponévrose moyenne qui forme ordinairement une barrière suffisante par son insertion à la clavicule. A plus forte raison, cette complication est-elle rare dans les abcès d'origine otique. Schwartze, dans son *Traité*, dit avoir observé un cas où la fusée purulente descendait jusqu'à la plèvre pariétale et avait occasionné une pleurésie purulente avec pyo-pneumo-thorax. Dans une observation de M. Brun, que nous rapportons tout au long et dans laquelle l'extention du pus a marché avec une extrême rapidité, on a trouvé, à l'autopsie, une fusée purulente sous le sternum, jusqu'au voisinage du diaphragme.

Wilson a eu aussi l'occasion de voir un trajet fistuleux allant de la base du crâne dans le médiastin.

OBSERVATION CCXXIV

Wilson : *Transact. of the amer. otol. Soc.*, 27ᵉ ann. meeting, vol. vi, part. i, 1894 ; — *Arch. f. Ohr.*, 1894, vol. 40, p. 31.

Otite moyenne. Mastoïdite. Thrombose purulente du sinus avec abcès métastatique du poumon gauche. A l'autopsie : Lepto-méningite purulente au-dessous du *tegmen tympani* et de l'antre et dans la fosse sigmoïde. Altération de l'os en ce point, s'étendant assez loin. Perforation à la base du crâne qui conduisait dans un trajet purulent s'étendant derrière le muscle sterno-mastoïdien et jusque dans le médiastin.

ABCÈS PAR ACTINOMYCOSE

Les localisations de l'actinomycose sur l'oreille moyenne sont assez rares ; néanmoins, on en a trouvé des exemples ; elles peuvent gagner la mastoïde et de là occasionner un abcès du cou par propagation directe dans les tissus. La cause bien spéciale de ces sortes d'abcès, leur marche assez caractéristique nous ont déterminé à les signaler à part.

Ces abcès peuvent ne pas être précédés d'écoulement par le conduit auditif. Zaufal a noté, dans un cas de ce genre, simplement un peu de dureté de l'ouïe, au début, du côté malade, avec audition plus forte du diapason vertex de ce côté. Plus tard, la surdité s'est accentuée. Il apparaît, généralement sans grande douleur, une tuméfaction en arrière ou au-dessous de l'apophyse mastoïde. Cette tuméfaction s'étend graduellement par en bas, ordinairement le long du sterno-mastoïdien, et finit par envahir toute la partie latérale du cou jusqu'à la clavicule. Ce gonflement est généralement dur, peu douloureux (Ten Siethoff), au lieu d'être unique, il peut être formé de plusieurs tuméfactions voisines. À la longue, le pus peut se collecter à l'intérieur et la fluctuation apparaître ; la peau ne tarde pas à prendre une teinte livide et à se laisser perforer ; il s'écoule alors du pus grumeleux jaune-verdâtre assez caractéristique, dans lequel on peut, au microscope, trouver des actinomycètes. Il persiste alors une fistule qui peut être le point de départ d'un envahissement cutané.

Ce qui caractérise cette forme d'abcès, c'est sa marche lente, son envahissement progressif de tout le cou, l'absence de fluctuation pendant longtemps, le peu d'intensité des douleurs locales et des symptômes généraux : Zaufal en a publié une observation très intéressante. Ten Siethoff (1) dit en avoir vu un cas guéri rapidement par l'iodure de potassium. Reinhardt a cité récemment une observation ou le diagnostic ne fut fait que sur l'examen du pus.

Observation CCXXV

Actinomycose de l'oreille moyenne. Abcès actinomycosique au voisinage de l'apophyse mastoïde. — ZAUFAL : Prager medic. Wochenschr., 5 juillet 1894, p. 331, et 19 juillet, p. 369.

Cultivateur de 54 ans. Toujours bien portant. En novembre 1893, remarque un gonflement entre la partie postérieure de l'apophyse mastoïde et l'occiput, dans la partie latérale de la nuque. Au commencement, cette tuméfaction était dure et non douloureuse ; plus tard, elle devint molle. Quelques semaines avant l'entrée du malade, un nouveau gonflement se produisit au-dessous de la pointe de l'apophyse mastoïde gauche, au-dessus et au-dessous de la partie supérieure du sterno-mastoïdien. Ouverture spontanée à trois centimètres au-dessous de la pointe de la mastoïde ; écoulement de pus. Surdité peu de temps après l'apparition du premier gonflement.

24 avril. — Examen de la poitrine ne fait rien découvrir d'anormal. Nerfs crâniens intacts. Rien du côté des yeux. Rhinite hypertrophique. Rien de pathologique dans le naso-pharynx, ni dans la bouche, à part quelques caries dentaires. Amygdale gauche n'a rien ; on en extrait quelques détritus ressemblant à des actinomycètes.

Pas de sécrétion dans l'oreille gauche. La paroi postéro-supérieure du conduit auditif est très gonflée et ne laisse qu'une lumière en forme de fente par où on aperçoit une petite partie du tympan grisâtre. Rien à droite.

Le pavillon gauche est très écarté du crâne. Œdème de la région mastoïdienne qui n'est pas sensible à la pression ni à la percussion. Entre le bord postérieur de l'apophyse mastoïde et la partie inférieure de l'écaille de l'occipal, jusqu'au voisinage de la colonne vertébrale est un gonflement où la fluctuation n'est pas nette et où les téguments sont d'un rouge livide. Une seconde tuméfaction, séparée de la

(1) TEN SIETHOFF : Réunion des Otolog. de l'Allemagne du Nord ; *Monatschr, f. Ohr.,* 1897, n° 2, p. 31.

première par une zône étroite, s'étend de la moitié inférieure de l'apophyse mastoïde jusqu'à trois travers de doigts au-dessous de la pointe et gagne profondément au-dessous du muscle sterno-mastoïdien. Ouverture fistuleuse rouge livide à ce niveau ; la pression fait sortir en ce point des grains verdâtres et du pus.

Formation d'une induration, qui devient bientôt fluctuante, dans la fosse rétro-maxillaire. La pression en ce point ne fait pas écouler de pus par la fistule. La sonde s'engage dans cette fistule à quatre centimètres en haut et en arrière, sans arriver sur une surface osseuse dénudée.

4 mai. — Plusieurs incisions ouvrent l'abcès et mettent la mastoïde à nu. Il s'écoule du pus épais en abondance. La corticale n'est altérée en aucun point. Ouverture de l'antre et des cellules. On trouve au-dessous de la ligne temporale une grosse cellule pleine de tissu de granulations et de grains verts de la grosseur d'un grain de millet. Curetage. Ouverture de l'abcès de la région parotidienne qui contient du pus épais et jaune.

Réunion de la partie supérieure de l'incision. Tamponnement. Suites bonnes, malgré quelques douleurs dans la région opérée. Les grains trouvés dans le pus examinés au microscope sont bien des granulations d'actinomycose.

Une seconde opération a permis de retirer de la caisse des actinomycètes bien caractérisés au microscope.

On est donc bien en présence d'un cas d'actinomycose de l'oreille moyenne, propagé aux cellules mastoïdiennes et ayant provoqué des abcès du cou en pénétrant dans les tissus sous-musculaires par l'incisure mastoïdienne.

OBSERVATION CCXXVI

REINHARDT : *Abcès cervical profond à la suite d'une otite moyenne purulente.* — Réunion des otologistes de l'Allemagne du Nord, Utrecht, mai 1896. — *Ann. des mal. de l'or.*, 1897, p. 264.

Infiltration très étendue non fluctuante atteignant la clavicule et le manche du sternum. Le 25 mars, on ouvre l'apophyse mastoïde et on y trouve une perforation grosse comme un pois d'où s'échappe du pus jaunâtre. Incision et drainage de l'abcès, le 10 et le 23 avril. Il existe encore de l'infiltration et des granulations.

Le pus du malade, examiné au microscope, permet de reconnaître l'actinomycose.

FORMES CLINIQUES

MARCHE — COMPLICATIONS — PRONOSTIC

Nous avons classé les observations précédentes d'après les symptômes marquants qu'elles nous ont semblé présenter, mais nous ne nous dissimulons pas que tel cas, mis dans tel groupe, pourrait presque aussi bien être mis dans un groupe voisin.

En dehors des constatations anatomiques, il n'existe pas de caractère bien net pouvant permette une classification rigoureuse.

Très souvent, nous avons pu constater la coexistence d'une localisation purulente d'une région avec celle d'une région voisine : c'est ainsi qu'on peut trouver un abcès de la nuque coexistant avec un abcès de la région sous-sterno-mastoïdienne, un abcès superficiel avec un abcès profond, etc.

G. Bacon (1) a décrit un cas de ce genre, où, à la suite d'une suppuration de la pointe, il se fit une fusée purulente profonde vers la troisième vertèbre cervicale et une autre vers l'angle de la mâchoire.

Ce qui est vrai pour les abcès par propagation directe, l'est aussi pour les abcès d'origine lymphatique ou d'origine veineuse. Il n'y a rien d'extraordinaire à voir coïncider un phlegmon au pourtour des anastomoses de la veine mastoïdienne, et un abcès

(1) G. Bacon : *Zeit. f. Ohrenh.*, 1891, p. 63.

profond périjugulaire. Le rôle des lymphatiques est toujours considérable dans la propagation des infections ; nous avons noté, dans bien des cas, un engorgement ganglionnaire coïncidant avec une fusée purulente directe ou avec une périphlébite. Les différents groupes d'abcès que nous avons distingués pour la commodité de la description peuvent donc s'amalgamer de façon très complexe et très embarrassante pour le diagnostic.

Dans un cas d'Habermann (1), par exemple, nous voyons un abcès ganglionnaire ou par propagation directe coïncider avec une thrombose de la jugulaire interne et tous les symptômes s'améliorent à la suite d'une ouverture spontanée dans le conduit auditif.

Knapp (2), signale un cas presque analogue où il n'y eut pas d'abcès mais une infiltration de la peau et du tissu sous-cutané de la région rétro-maxillaire, avec une mastoïde en apparence normale qui fut néanmoins trépanée ; il trouva du pus en abondance dans l'antre et le malade guérit, malgré des signes de thrombose de la jugulaire (corde dure sur le trajet de la veine et congestion de la papille).

Reinhardt et Ludewig (3), ont observé chez un enfant de 6 ans, à la suite d'une mastoïdite, un abcès du cou, avec œdème du tissu cellulaire sous-cutané de la région et de la partie supérieure de la poitrine. L'abcès communiquait avec une collection sous-périostée ouverte dans le conduit auditif. La mort survint cinq jours après une trépanation mastoïdienne ; il y avait trhombo-phlébite du sinus et abcès du cervelet.

D'après un examen anatomo-pathologique, fait par Kirchner (4), sur une femme de 38 ans, on pouvait constater l'existence d'une mastoïdite de Bezold avec perforation au niveau de l'incisure

(1) Habermann : *Arch. f. Ohr.nh.*, 1882, p. 87.

(2) Knapp : Cas de thrombose du sinus et de pyémie guéri par une trépanation de l'ap. mast.; *Zeitschr. f. Ohrenh.*, 1894, p. 84.

(3) Reinhard et Ludewig : *Arch. f. Ohr.*, 1889, T. 27, p. 218.

(4) Kirchner : Sur les fistules osseuses à l'apoph. mast.; *Virch. Arch.*, 1891 H. 1, ou *Monatschr. f. Ohrenh.*, 1893, p. 71.

Voir aussi Buck : *N.-Y. med. Record*, 30 juin 1894.

mastoïdienne et en même temps une thrombo-phlébite du sinus et une méningite.

Reyher (1) a rapporté une observation dans laquelle il y avait infiltration phlegmoneuse de la fosse sphéno-palatine, de la face, du cou, de la nuque occasionnée par une mastoïdite. Le malade est mort de septicémie.

Nous citons le cas suivant pour montrer combien les lésions sont parfois complexes :

OBSERVATION CCXXVII

Un cas de mastoïdite de Be{old : Ouverture de l'apophyse mastoïde. Mort. Abcès du lobe temporal et du cervelet. Thrombose du sinus de l'autre côté. — KNAPP : Zeitschr. für Ohrenh., 1893, p. 161.

M. M., femme de 25 ans. Double otite moyenne aiguë catarrhale, le 25 septembre 1891.

23 décembre 91 : Douleur violente de tête, perte d'appétit, étourdissement.

En *janvier 92,* survient derrière l'oreille droite un gonflement douloureux qui s'étend au cou.

Le *17 janvier,* une incision pratiquée en ce point fait écouler beaucoup de pus.

29 janvier : Longue incision de sept centimètres à la partie supérieure du sterno-cleido-mastoïdien. Les parties molles sont infiltrées de sérosité sanguinolente. Trépanation de la mastoïde, corticale saine en apparence. Une cavité contenant du pus est ouverte vers la base. Lavage au sublimé ; drainage.

31 janvier : Pleurésie droite. Ecoulement de la plaie a diminué beaucoup, le gonflement a disparu.

Le malade va beaucoup mieux pendant deux semaines. Mais alors surviennent des signes cérébraux. Douleurs de tête violentes, perte de l'appétit, perte de la parole.

12 mars : Gonflement à la partie supérieure du sterno-cleido-mastoïdien gauche, s'étendant sur une longueur de deux pouces. L'oreille gauche et l'apophyse mastoïde sont normales. Pas de névrite optique.

(1) REYHER : *St-Petersb. med. Woch.,* 1879, p. 425.

La cavité de la mastoïde droite est maintenue ouverte par un drain, le curetage ne ramène rien, le pourtour de l'apophyse de ce côté est sain.

20 mars : Le gonflement du côté gauche a complètement disparu, stupeur, céphalalgie, perte d'appétit, nausées, embarras de la parole, pouls lent, élévation de la température, signes de névrite optique.

29 mars : Mêmes symptômes. Le gonflement le long du sterno-cleido-mastoïdien gauche est revenu. L'oreille et la mastoïde sont saines.

5 avril : Persistance des mêmes signes. Grande incision sur l'ancienne cicatrice ; rien dans la mastoïde ; aucun abcès sous-dure-mérien ; le sinus est normal. Ouverture dans la partie squammeuse du temporal, à un centimètre au-dessus de l'apophyse zygomatique, directement au-dessus du méat. On ne trouve pas de pus, on incise la dure-mère, la pie-mère et la partie superficielle du cerveau sans plus de résultat. Mort le jour même.

Autopsie : Rien à la surface du cerveau ; un peu de pus sur la tente du cervelet. Le pressoir d'Hérophile, le sinus longitudinal supérieur, le sinus latéral gauche étaient pleins de pus. Le pus s'étendait jusque dans la veine jugulaire gauche et, quand on pressait sur le sterno-cleido-mastoïdien de ce côté, le pus s'écoulait par le trou déchiré dans l'étage postérieur du crâne. Du côté droit il y avait un abcès dans le lobe temporal et dans le lobe correspondant du cervelet.

A la partie moyenne de la pointe de l'apophyse mastoïde, se trouvait une petite perforation osseuse qui conduisait au voisinage du muscle digastrique.

Les cultures de l'abcès du cervelet restèrent stériles ; celles du cerveau donnèrent du staphylocoque blanc et doré et un bacille court.

Ce qu'il y a de remarquable dans cette observation, c'est l'absence d'otorrhée pendant toute la durée de la maladie.

L'auteur pense que la thrombose du sinus du côté gauche a été consécutive aux abcès du cerveau et du cervelet à droite.

Il nous semble qu'il eût été plus rationnel de faire porter la seconde intervention sur le côté gauche où la présence du pus se manifestait par un gonflement de la région sterno-mastoïdienne.

Nous ne multiplierons pas davantage ces exemples ; ils suffisent à prouver que les abcès du cou d'origine otique peuvent revêtir les formes les plus diverses et les plus variées et que dans certains cas le diagnostic précis de la cause sera fort difficile à faire.

Dans notre description des différentes formes d'abcès du cou, surtout pour les abcès par propagation directe et pour la mastoïdite de Bezold en particulier, nous avons pris comme type les cas les plus fréquents où l'évolution de l'abcès se fait d'une façon aiguë ou subaiguë, avec des phénomènes fébriles de moyenne intensité. Il n'en est pas toujours ainsi. A côté de cette forme relativement lente dans sa marche, il en est d'autres où l'évolution des accidents est beaucoup plus rapide ou beaucoup plus lente. Au point de vue de la marche de la maladie, on peut donc distinguer une forme rapide, une forme ordinaire et une forme lente.

Dans la première, on observe parfois des accidents de sphacèle du côté des tissus envahis par la suppuration ; c'est la forme gangréneuse. Dans d'autres cas, l'envahissement des tissus par les agents infectieux s'accompagne de phénomènes fébriles avec grandes oscillations de la température ou de la formation d'abcès métastatiques ; c'est la forme pyoémique.

Forme gangréneuse. — Cette forme se caractérise par un envahissement rapide des tissus par le processus morbide ; du jour au lendemain, on constate que l'infiltration inflammatoire a progressé d'une façon notable. Une région, saine la veille, est, en moins de vingt-quatre heures, œdémateuse, douloureuse à la pression, et, au bout de quelques jours, on peut y percevoir une crépitation gazeuse ; si l'on incise les tissus ainsi envahis, on les trouve infiltrés d'une sérosité assez claire au début, plus ou moins louche et purulente ensuite ; un peu plus tard, ils ont un aspect lardacé spécial et ne tardent pas à prendre une teinte grisâtre plus ou moins foncée : la sérosité qui s'écoule a une odeur fétide, parfois repoussante. Un exemple bien typique de cette forme est l'observation de M. Brun, que nous avons citée plus haut (v. obs. CLXXXVII). En quelques jours, l'infiltration phlegmoneuse s'est étendue du cou, à la nuque, au dos et jusqu'à la partie supérieure de la cuisse. En une semaine, le malade a été emporté, malgré une très large intervention au niveau de la mastoïde et des incisions multiples.

Dans le cas de Causit, que nous résumons ci-après, la mort est survenue en dix jours.

Schwartze (1) en a publié une observation ayant trait à un enfant de 4 ans environ qui, au cours d'une otorrhée chronique, fut pris d'accidents aigus s'accompagnant de gangrène du cou, de la région mastoïdienne et du pavillon de l'oreille. Il y avait destruction de l'oreille moyenne et de l'oreille interne et altération profonde des tissus jusqu'aux larynx.

Homolle (2) a vu, sur un enfant d'un an, une otorrhée fétide et sanieuse s'accompagnant de phlegmon préparotidien de mauvaise nature et de paralysie faciale. La mort survint en trente-six heures. A l'autopsie, il trouva un foyer de suppuration gangréneuse dans toute la région péri-auriculaire et mastoïdienne. La veine jugulaire était comme disséquée et entourée de détritus sanieux. Dans son intérieur, il y avait un caillot putrilagineux, se prolongeant vers le sinus latéral mais s'atténuant dès son entrée dans le crâne. L'oreillette droite et les artères pulmonaires contenaient des débris fibrineux fétides.

Pierce (3) a observé un cas analogue, il y avait une gangrène de presque tout le temporal, des muscles de la région parotidienne, du pavillon de l'oreille et d'une partie de la mâchoire inférieure.

Dans un cas de Moos (4), sur une femme de 44 ans, la mort est survenue en neuf jours ; il y avait destruction de tous les tissus péri-auriculaires et notamment de la parotide (v. obs. CXIX).

<hr>

(1) Schwartze : *Arch. f. Ohr.*, T. II, p. 295.

(2) Homolle : Otite interne. Thrombose de la jug. int. Embolies septiques dans les poumons. — Soc. anatomique, 1873, p. 314.

(3) Pierce, cité par Honcamp : Thèse de Wurtzbourg, 1885, p. 23.

(4) Moos : *Arch. f. Ohr.*, 1870, p. 231.

Kirchner a présenté à la Société des médecins de Würtzbourg un cas de gangrène d'origine auriculaire dont nous résumons l'observation :

Observation CCXXVIII.

Kirchner : Compte rendu de l'association des médecins de Würtzbourg, 27 juin 1885. — *Arch. f. Ohr.*, 1887, t. 24, p. 61.

Jeune homme opéré à la clinique chirurgicale pour une gangrène des muscles du cou. Le doigt, introduit dans la plaie, pouvait constater que la cause de la gangrène siégeait dans l'apophyse mastoïde altérée et en partie détruite.

L'autopsie montra que la mastoïde avait disparu, sauf en un point peu étendu. Le sinus était à nu sur une étendue de trois centimètres ; une grande partie du conduit auditif était détruite. Le tympan était encore conservé ; la caisse contenait un peu de pus, sa muqueuse était un peu épaissie.

Observation CCXXIX

Carie du rocher. Gangrène de l'oreille et des régions temporale et parotidienne correspondantes. Paralysie faciale du même côté. — Causit : Société anatomique, 1866, p. 230.

Fille de 7 ans, chétive. Ecoulement de l'oreille droite, datant de cinq ans. Rougeole il y a quatre semaines. A la suite, douleur dans l'oreille droite et gonflement des parties molles voisines. Tuméfaction de la région parotidienne et mastoïdienne ; couleur rouge livide ; deux plaques gangrèneuses, l'une en avant du lobule, l'autre en arrière du pavillon. Ecoulement fétide par le conduit. Paralysie faciale droite. Pas de phénomènes méningés. Cachexie progressive. Mort en dix jours environ.

Autopsie. — Face inférieure du rocher noirâtre. Paroi inférieure du conduit en partie détruite. Dans le trou stylo-mastoïdien, débris gangrèneux du nerf facial et de l'artère stylo-mastoïdienne. Artère carotide interne sphacélée contient un caillot. Cavités de l'oreille moyenne et des cellules mastoïdiennes pleines de liquide grisâtre. Dans l'aqueduc de Fallope le facial est gangrèné. Thrombose des sinus.

Parties molles des régions parotidienne et temporale, complètement sphacélées et infiltrées d'un liquide sanieux fétide.

Tous ces cas se sont accompagnés de thrombose de la jugulaire, ce qui explique les accidents foudroyants qu'on peut observer comme dans l'observation d'Homolle.

Forme pyoémique. — Dans cette forme, si les accidents sont parfois rapides ; ils sont généralement moins graves que dans la forme précédente. Au cours d'une otite aiguë, plus rarement d'une otorrhée chronique à poussée aiguë, on voit survenir avec des douleurs vives dans l'oreille s'irradiant dans tout le côté de la tête, un gonflement, soit du côté du cou, soit du côté de la région mastoïdienne. En même temps, la fièvre se montre avec des oscillations de température de plusieurs degrés parfois, des frissons, des troubles digestifs, urinaires (oligurie, anurie, albuminurie), etc.

On peut voir apparaître des manifestations inflammatoires métastatiques au voisinage des grandes articulations (coude, épaule, genou, hanche) produites évidemment par de petites embolies infectieuses. Ces poussées inflammatoires métastatiques peuvent se résoudre ou arriver à la purulence. Si le gonflement du cou se propage le long du sterno-mastoïdien dans la région de la jugulaire interne, il sera très facile de confondre cette forme avec une phlébite du sinus et de la jugulaire.

Dans le cas où un traitement chirurgical approprié et énergique s'adresse à l'abcès du cou et à la lésion otique initiale, cette forme peut guérir. Elle peut même guérir presque spontanément comme le montre le cas suivant :

OBSERVATION CCXXX

SUTPHEN : *Tr. of am. ot. Soc.*, 1892, et *Arch. f. Ohr.*, 1893, t. 35, p. 99.

Fille de 16 ans, atteinte d'otorrhée chronique gauche. Depuis peu de temps, exacerbation aiguë. Douleur violente dans la moitié de la tête, fièvre. Pus épais dans le conduit. Rien à la mastoïde ; pupilles réagissent à la lumière. Veines rétiniennes engorgées, pas de névrite optique. Au bout de deux jours, temp. 36° 7 va à 40° 9. Frisson, vomissement. En même temps apparition d'une tuméfaction très douloureuse au cou, qui s'étend de l'oreille au sterno-mastoïdien qu'elle longe. Le lendemain, tuméfaction douloureuse à l'avant-bras droit. Au bout de vingt-quatre heures, on fait la trépanation de l'apophyse mastoïde ; il s'écoule une ou deux gouttes de pus. Pendant une semaine, il n'y a pas d'amélioration ; la temp. est toujours entre 37° 8 et 40°. Tendance au sommeil, pas de frisson ni de vomissement. Le gonflement du cou persiste. Le huitième jour, abondant écoulement de pus à travers la plaie mastoïdienne ; tous les symptômes s'améliorent rapidement ; guérison.

Dans le cas suivant, dû à Hegetschweiler, la durée a été beaucoup plus longue ; il y eut une période d'apyrexie entre deux poussées métastatiques. Le streptocoque semble avoir été la cause réelle des accidents.

Observation CCXXXI

Hegetschweiler : *Un cas de mastoïdite de Bezold avec complications pyémiques (Soc. otol. et lar. suisse) ; Zeitsch. f. Ohrenh.*, XXIX, p. 215, et *Arch. f. Ohr.*, 1897, 73.

Vieillard de 64 ans. Otite moyenne aiguë. Au bout de quatre semaines, frissons, douleurs dans l'épaule et le flanc gauche. Pointe de l'apophyse mastoïde un peu sensible à la pression. Fièvre à grandes oscillations. L'intervention opératoire est refusée. Résolution de l'inflammation de l'épaule. Incision de l'abcès du flanc. Après huit jours d'apyrexie, nouvelle poussée fébrile, thrombose phlébitique du mollet gauche. Un mois plus tard, infiltration douloureuse dans la fosse rétromaxillaire, qui descend dans le cou jusqu'à la ligne médiane devant le cartilage thyroïde. Gonflement à la face externe de l'apophyse. Ouverture spontanée de cet abcès dans le conduit auditif externe. Incision de l'abcès du cou. Guérison avec persistance d'une fistule. Streptocoques dans l'abcès du flanc comme dans le pus de l'oreille.

Dans un cas d'Emerson (1), les phénomènes pyémiques appa-

(1) Emerson : *Tr. of am. ot. Soc.*, 1892, et *Arch. f. Ohr.*, 1893, t. 35, p. 101.

rurent quelques jours après un écoulement d'oreille et six abcès métastatiques en des endroits divers coïncidèrent avec un abcès profond du cou qui était peut-être lui-même de la même origine. On se borna à faire des incisions multiples et la malade guérit au bout de quatre mois. Dans ce cas, la maladie, malgré ses allures rapides du début, eut une durée inaccoutumée.

Brieger (1) a publié récemment une observation dans laquelle une mastoïdite de Bezold s'occompagnait de grands frissons répétés pouvant faire croire à une phlébite de la jugulaire.

Moos (2) a observé un cas de mastoïdite de Bezold où les accidents de pyémie durèrent environ un mois, malgré une trépanatiou de l'apophyse. Il n'y eut pas de métastase.

En somme, cette forme pyoémique est souvent beaucoup moins grave qu'on ne pourrait le craindre en voyant les symptômes inquiétants du début ; si elle mérite d'être placée dans les formes rapides à cause de son apparition subite à allure grave d'emblée, elle se rapproche de la forme subaiguë par sa durée parfois très longue.

Dans certains cas rares, la fièvre, au lieu d'avoir de grandes oscillations, se maintient à une température assez élevée sans rémissions bien marquées. La concomitance de troubles gastro-intestinaux pourrait en imposer pour une fièvre typhoïde, si on négligeait d'examiner soigneusement le cou et les oreilles du malade. Plusieurs erreurs de ce genre ont été faites. Nous classerons ces cas sous le nom de *forme typhoïde*, sans cependant attribuer à cette forme plus d'importance qu'elle n'en mérite à cause de sa rareté.

Forme sub-aiguë. — C'est elle que nous avons prise principalement comme type de nos descriptions, nous n'y reviendrons pas ; elle se caractérise par des phénomènes douloureux assez intenses

---

(1) BRIEGER : Sur l'Infection générale pyémique d'origine otique ; *Zeitschr. f. Ohr.*, XXIX, p. 97, et *Arch. intern. de laryng.*, 1896, p. 524.

(2) MOOS : *Zeitsch. f. Ohr.* 1890, p. 47.

accompagnés d'une fièvre modérée dépassant rarement 39°. Elle peut, du reste, à certains moments, prendre l'allure pyoémique, si elle n'est pas convenablement traitée.

Forme lente. — Cette forme est assez fréquente dans la mastoïdite de Bezold ; c'est elle que Luc a eu surtout en vue dans la description qu'il a donnée de cette affection. Elle apparaît d'une façon insidieuse, alors que les douleurs de l'otite initiale ont presque complètement disparu. Le malade éprouve un endolorissement en arrière ou au-dessous de la pointe de l'apophyse mastoïde et peu à peu un gonflement dur se manifeste en cette région. La fièvre n'existe pas ordinairement. Peu à peu, le gonflement prend de l'extension, soulève davantage le sterno-mastoïdien, le déborde en avant ou en arrière et occasionne un œdème dur des téguments. A la longue, la fluctuation peut apparaître et la pression sur la tumeur occasionner l'issue d'un flot de pus par le conduit auditif. Les douleurs, peu intenses au début, peuvent croître progressivement, la fièvre s'allume et la maladie prend alors l'allure de la forme décrite précédemment.

Dans certains cas, comme celui de Mendel, par exemple, l'affection est pour ainsi dire *latente ;* elle n'a été révélée au malade que par une douleur sourde très modérée, presque sans gonflement, et l'issue de pus par le conduit, lorsqu'on pressait sur le point sensible, a été le seul symptôme pouvant faire penser à un abcès d'origine auriculaire.

Abcès froids. — La mastoïde et les différentes parties du rocher peuvent être atteintes de tuberculose primitive au même titre qu'un autre os et cette affection peut donner naissance à un véritable abcès froid qui fusera plus ou moins profondément dans le cou. Cet abcès débute insidieusement comme l'abcès de la forme lente de la mastoïdite de Bezold avec lequel on peut le confondre ; toutefois, il a moins de tendance à diffuser, il est mieux collecté que ce dernier et la fluctuation s'y fait sentir d'une façon plus nette. Il peut coïncider ou non avec une otite m oyenne tuberculeuse. Le diagnostic d'un abcès de ce genre ne pourra guère se faire d'une façon certaine que par l'examen bactériologique du pus ou son inoculation aux animaux. Urbantschitsch a tout récemment observé deux cas de ce genre :

Observation CCXXXII

Urbantschitsch : Réunion des Otologistes autrichiens du 26 janvier 1897. — *Monatschr. f. Ohr.*, 1897, n° 2, p. 69.

Cas de tuberculose de l'oreille droite avec formation d'un abcès ossifluent du côté du pharynx. Lorsqu'on pressait sur cet abcès, il sortait aussitôt une grande quantité de pus par le conduit auditif externe.

Urbantschitsch vide l'abcès par la pression et met une émulsion de glycérine iodoformée dans le conduit auditif. L'émulsion est aspirée par la cavité de l'abcès. Guérison.

Observation CCXXXIII
Ibid.

Dans un autre cas d'abcès ossifluent, une sonde introduite par une fistule mastoïdienne pouvait pénétrer jusqu'à six centimètres de profondeur. La cavité de l'abcès s'étendait entre la carotide et la jugulaire.

Injections de glycérine iodoformée avec un heureux résultat.

La *nature de l'agent microbien* causant l'infection auriculaire et l'abcès du cou n'a évidemment qu'un rôle très secondaire dans la localisation de la fusée purulente ; mais elle doit avoir en revanche une importance de premier ordre dans la marche de l'affection et dans le retentissement plus ou moins considérable sur l'état général. Il n'y a aucun doute, que le micro-organisme trouvé dans la forme gangréneuse, par exemple, ne soit fort différent de celui qu'on trouvera dans la forme lente. Les recherches ne sont malheureusement pas assez nombreuses dans ce sens pour qu'on puisse tirer une conclusion.

Dans le cas de mastoïdite de Bezold que nous avons observé

et qui s'est terminé par la guérison, les recherches bactériologiques sur le pus de la mastoïde ont fait trouver du staphylocoque doré ; nous ignorons si ce même micro-organisme se trouvait dans les tissus infiltrés au-dessous de la mastoïde.

Le staphylocoque blanc a été trouvé par Bulling dans un abcès de la partie supérieure du sterno-mastoïdien et des cellules mastoïdiennes, abcès qui a guéri assez rapidement.

Dans un abcès profond du cou, opéré par Knapp, et où la mort survint par thrombose du sinus, il y avait des staphylocoques blancs et dorés associés à un bacille court indéterminé.

Le *bacterium coli commune* était dans l'adéno-phlegmon parotidien opéré par Mathias et Grasser ; le malade avait eu récemment la dysenterie. La guérison a suivi l'intervention. Krepuska a trouvé le bacille de Koch dans un abcès de la face inférieure du rocher. et de Quervain le pneumocoque de Frænkel dans un abcès sous-mastoïdien qui a guéri.

Dans un cas d'infection généralisée à point de départ otique, avec abcès de la gaîne du sterno-mastoïdien, Weichselbaum a trouvé le bacille encapsulé de Friedlander.

Le streptocoque seul a été trouvé dans trois cas qui ont guéri ; dans l'un, observé par Hegetschweiler, l'abcès du cou s'est accompagné d'accidents pyoémiques avec métastases ; dans l'autre, dû à Politzer, il y a eu aussi des métastases avec pyoémie. Il y avait un abcès périjugulaire ; le streptocoque a été trouvé dans le sang du sinus ; dans le troisième, il s'agissait d'un malade de Gradenigo présentant une mastoïdite avec tuméfaction sous-maxillaire.

Le streptocoque était associé au staphylocoque blanc dans une observation de thrombose du sinus avec infiltration autour de la jugulaire, chez un malade de Netter et Delpeuch.

Dans le cas d'Hamon du Fougeray, adéno-phlegmon suite d'otite, il y avait du streptocoque associé aux deux staphylocoques blanc et doré dans le pus de l'oreille et du streptocoque seul dans le pus de l'abcès. Thomas a trouvé aussi l'association du streptocoque et du staphylocoque doré ; son malade est mort de streptococcie généralisée.

Dans la remarquable observation à forme gangréneuse due à M. Brun, on n'a pas trouvé les agents ordinaires de la suppuration, pas plus que le vibrion septique ; l'espèce microbienne en cause n'a pu être déterminée.

Il semble, d'après ces résultats, aussi imparfaits qu'ils sont, que le streptocoque est le microorganisme le plus fréquemment trouvé, isolé ou associé. Dans deux cas où il y a eu des métastases, il était seul en jeu. Nous ne pouvons cependant conclure qu'il est le seul agent de ces sortes d'accidents ; cette conclusion serait beaucoup trop prématurée. Le même agent infectieux a été trouvé dans des cas bénins et dans des cas malins ; on peut donc dire que ce n'est pas exclusivement l'espèce microbienne qui communiquera à l'affection son caractère plus ou moins grave ; c'est surtout la *virulence* du microbe en jeu, qui aura de l'importance dans l'extension plus ou moins rapide de l'infection. La *résistance de l'organisme* est aussi un facteur des plus sérieux dans la propagation des lésions. Dans presque tous les cas où la forme gangréneuse a été observée, il s'agissait soit d'enfants malingres, chétifs, ou plus ou moins affaiblis par une maladie antérieure, soit d'adultes en état de déchéance physique, comme la femme aliénée dont parle Moos.

Les *tares organiques* des différents sujets ne sont pas souvent signalées dans les observations que nous avons parcourues. Dans les cas où il en est fait mention, voici les résultats que nous avons obtenus. Sur quinze tuberculeux atteints d'abcès du cou, trois seulement ont guéri ; l'un avait un abcès rétro-pharyngien qui fut incisé par Kiesselbach ; les deux autres n'étaient atteints que d'adénite suppurée ; trois autres ont guéri de leur abcès du cou, mais sont morts peu de temps après d'une poussée de tuberculose. Tous les autres sont morts au cours de leur affection auriculaire, soit par une complication de cette affection, soit par une tuberculose généralisée ou simplement pulmonaire. Il ne faudrait pas cependant tirer de ces chiffres une conclusion dont ils ne font pas la preuve. Nous ne pouvons dire qu'une chose, c'est que les suppurations auriculaires se compliquant d'abcès du cou ne sont pas très rares chez les tuberculeux et que, si elles ne tuent pas toujours le malade par elles-mêmes, elles peuvent donner un coup de fouet à la maladie initiale.

L'albumine dans les urines a été trouvée chez quatre malades : tous les quatre sont morts. Chez l'un d'eux, l'examen n'a été fait qu'après le développement d'accidents fébriles graves, on ne peut dire, dans ce cas, si le symptôme albuminurie a été la cause ou l'effet de l'allure sévère des accidents. Dans un cas de syphilis assez récente, le malade a fait de la thrombose du sinus en même temps qu'un abcès rétro-pharyngien et la terminaison a été fatale. Sur cinq diabétiques, un a guéri, un autre est mort de cirrhose, son abcès du cou étant en bonne voie de guérison ; les trois autres sont morts. Enfin, les alcooliques figurent au nombre de deux dans notre liste, l'un est mort de méningite au cours d'une mastoïdite de Bezold latente ; l'autre a guéri après avoir présenté du délire à forme grave à la suite de l'opération. Ces chiffres sont trop restreints dans le cas particulier pour permettre de tirer une conclusion ferme ; néanmoins, nous devons leur attribuer une grande valeur, puisqu'ils sont d'accord avec les données de la pathologie générale. Il n'y a rien d'extraordinaire à ce qu'une tare constitutionnelle aggrave les symptômes d'une infection locale ; on devra donc tenir grand compte de cette donnée pour le pronostic.

Nous avons signalé, chemin faisant, les *complications* directes auxquelles pouvaient donner lieu les abcès du cou d'origine otique ; nous n'y insisterons pas ici. Ce sont les ostéites de voisinage par contact du pus (1), les fusées purulentes à long trajet, pouvant infecter tout l'organisme par leur grande étendue, ou par leur propagation dans un point difficile à traiter chirurgicalement, comme

(1) Buys : Nécrose d'une partie de l'occipital à la suite d'une mastoïdite. — 6e Réun. des Otol. belges, Bruxelles, juin 1895.

la plèvre ou le médiastin. La propagation dans la direction des voies aériennes peut provoquer la mort par asphyxie (œdème ou spasme de la glotte, obstruction de la trachée), ou par infection des bronches et des poumons (ouverture d'un foyer septique dans la trachée). Du côté des vaisseaux, on a noté l'ulcération de la carotide, la thrombo-phlébite de la jugulaire, ou la perforation de cette veine ; ajoutons que les vaisseaux peuvent séjourner parfois assez longtemps au milieu d'un foyer purulent sans être intéressés directement. Les nerfs englobés par le pus ont présenté, dans certains cas, des troubles de compression ou de névrite. La paralysie faciale se place au premier rang comme fréquence. Les troubles fonctionnels dans la sphère de distribution du pneumo-gastrique, du glosso-pharyngien, du spinal, de l'hypoglosse, du grand sympathique, du plexus brachial ont été signalés mais sont exceptionnels. En somme, toutes ces complications sont rares et le facteur de gravité des abcès du cou d'origine otique ne reposera pas essentiellement sur elles mais bien plutôt sur la concomitance d'autres lésions du côté du sinus, des méninges ou du cerveau.

Pronostic. — Le *pronostic,* pour reposer sur des bases solides, devra tenir compte des tares individuelles, de la durée de la maladie, des symptômes généraux qui l'accompagnent, des troubles divers qui peuvent surgir du côté de l'appareil circulatoire, respiratoire, urinaire, ou du système nerveux. La forme clinique fournira aussi de très bons éléments pour apprécier la gravité de l'affection, les formes à marche rapide forceront évidemment à assombrir le tableau.

L'examen bactériologique du pus de l'oreille ou de l'abcès pourra aussi permettre d'être renseigné sur le plus ou ou moins de malignité de l'agent causal ; malheureusement, ces recherches sont parfois longues et difficiles, surtout lorsqu'il est besoin de recourir aux inoculations sur les animaux.

Les abcès d'origine lymphatique sont, en général, peu graves par eux-mêmes ; mais ils peuvent coïncider avec des lésions profondes, ou avec une suppuration d'origine veineuse qui sera d'un pronostic plus sévère. Sur quatorze adéno-phlegmons, nous trouvons deux morts, l'une par abcès cérébral, l'autre par méningite tuberculeuse.

Les abcès périphlébitiques jugulaires, provenant d'un thrombus infectieux, seront évidemment très graves. La plupart du temps, ces abcès étaient autrefois des trouvailles d'autopsie ; sur douze cas où il n'y a pas eu intervention opératoire, nous trouvons douze morts. Nous avons trouvé onze observations où l'on était intervenu pour des abcès de ce genre ; il y a eu cinq guérisons et six morts. Sur ces six morts, cinq se produisirent après des interventions évidemment incomplètes : trépanation simple de la mastoïde, ou incision simple de l'abcès ; une survint par abcès cérébral malgré l'ouverture du sinus et la ligature de la jugulaire. Les cinq guérisons furent amenées par une trépanation large avec mise à nu du sinus qui fut ouvert et cureté dans deux cas, et par une incision du cou jusque sur la jugulaire qui fut liée, dans trois cas (1). Dans deux cas d'abcés intraveineux qui furent incisés, et pour lesquels on fit le nettoyage du sinus, il y a eu une guérison (Broca) et une mort (Barnick).

Les abcès périphlébitiques au pourtour de la veine mastoïdienne et de ses anastomoses sont aussi très graves, non pas tant par eux-mêmes que par la phlébite du sinus dont ils sont un des symptômes. Sur neuf cas, nous ne trouvons que deux guérisons, obtenues par l'incision de l'abcès et la trépanation au niveau du sinus (Elly), et même l'ouverture de ce dernier (Reinhardt).

Nous pouvons donc conclure que le pronostic de ces abcès d'origine veineuse est fort grave, à cause des lésions profondes dans le système veineux intra-crânien ou jugulaire dont ils sont accompagnés.

Les abcès par propagation directe sont beaucoup plus bénins.

(1) Ces cinq cas sont de Herczel, Makins, Politzer, Wolf et Kretschmann (v. obs.)

Les abcès superficiels ont toujours guéri, même ceux qui ont été traités par une simple incision. Sur trente cas d'abcès de la gaîne du sterno-mastoïdien, nous trouvons six morts : deux par méningite, une par infection générale due au pneumocoque de Friedlander chez une diabétique, une par phlébite du sinus, une par abcès du cervelet, une par tuberculose généralisée.

Les abcès rétro-sous-mastoïdiens, de la loge rétro-maxillaire, de la région sous-maxillaire, au nombre de trente-deux, ont fourni six morts : trois par thrombose des sinus, une par abcès cérébral, une par méningite et une par gangrène.

Sur soixante-six cas d'abcès cervical profond et d'abcès de la nuque et du dos, nous trouvons seize morts dont nous avons donné les détails à propos des observations, et, sur dix-huit abcès rétro-pharyngiens, nous avons six morts.

Les abcès d'origine sous-dure-mérienne nous donnent une proportion de trois morts sur dix cas. Les phlegmons du cou consécutifs à la carie du rocher sont une complication sérieuse, à cause de leur situation profonde et de leur tendance à la récidive.

Bien souvent, la mort n'est pas due à une complication de l'abcès du cou, mais à l'existence d'une autre lésion, le plus souvent intra-crânienne, qui relève de la même cause que l'abcés lui-même, foyer d'ostéite situé en un point variable, et résultant souvent d'une infection de l'oreille moyenne ou de la mastoïde, rarement d'une autre cause.

Il sera donc important dans le diagnostic de savoir en présence de quelle variété d'abcès on se trouve, pour ne pas se contenter de soigner l'abcès seulement, mais pour remonter à son origine et atteindre celle-ci aussi loin qu'elle se trouve, même dans le sinus, si cela est nécessaire.

Nous ne revenons pas sur le pronostic des formes gangréneuses pyoémiques ou lentes indiqué chemin faisant.

DIAGNOSTIC

Il est ordinairement facile de reconnaître un abcès ou un phlegmon du cou ; il est des cas cependant où l'évolution lente de l'abcès, sa situation profonde, la difficulté fréquente de percevoir la fluctuation, peuvent embarrasser le meilleur clinicien. Une fois l'existence d'une collection purulente bien établie, il sera souvent fort difficile de dire si elle reconnaît pour cause une lésion de l'oreille, ou si elle ne dépend pas d'une inflammation d'un organe voisin, passée inaperçue. Enfin, quand on aura reconnu que la suppuration provient de l'oreille, ou d'une des cavités accessoires de l'appareil auditif, le problème ne sera pas complètement résolu ; on devra s'efforcer de déterminer le mécanisme par lequel la lésion primitive a pu se propager au cou, quelle en a été la cause première, quelles lésions capables d'aggraver l'affection peuvent coïncider.

Nous tâcherons, dans ce diagnostic, de répondre à trois questions : 1° Existe-t-il une suppuration du cou ? 2° Est-elle d'origine otique ? 3° Quelle en est la variété, la cause ?

Existe-t-il une Suppuration du Cou ?

Il semble puéril, au premier abord, de poser cette question. Les phlegmons, les abcès de différente nature dans les diverses régions ont des caractères nets et tranchés, qui permettent facilement de les reconnaître. Certainement, lorsqu'elle est superficielle, rien de plus facile que de reconnaître une collection purulente ; mais, quand elle profonde, quand elle est recouverte par des masses musculaires épaisses, quand elle est au début et quand le pus, au lieu d'être collecté, n'est pas encore formé, mais n'est représenté que par une suffusion exsudative des tissus ; quand, au lieu d'avoir une marche aiguë franchement inflammatoire, l'infiltration purulente se fait d'une façon sourde et insidieuse, rien de plus difficile que de dire : il va se former là du pus, ou même il y a là une collection purulente. Les plus habiles cliniciens s'y sont trompés.

Nous ne nous attarderons pas à faire le diagnostic entre l'abcès superficiel naissant et la *lymphangite de la région, l'érysipèle* ; ces deux dernières affections ont des caractères nets, qu'on reconnaîtra aisément. La raideur de la nuque dans la *méningite* et d'autres *affections cérébrales* ne sera pas confondue avec l'immobilisation de la tête, qui accompagne, parfois dès le début, la propagation au cou d'une suppuration de l'oreille. Les *torticolis* de diverse nature autre qu'une lésion auriculaire, seront aussi facilement reconnus par l'examen attentif du malade.

Il peut sembler ridicule, au premier abord, de faire le diagnostic avec la *fièvre typhoïde*. Nous avons vu qu'il peut exister une forme de mastoïdite de Bezold simulant cette maladie.

Brieger (1) a vu un malade, au cours d'une otorrhée, être pris de fièvre rémittente, avec diarrhée, taches rosées, hypertrophie de la rate, pouls dicrote, fond de l'œil normal, qui le firent considérer comme un typhique, jusqu'au jour où apparut une tuméfaction de la région mastoïdienne et le long de la jugulaire interne. Plusieurs auteurs, Jonhson entre autres, ont cité des autopsies de malades morts avec le diagnostic de fièvre typhoïde et porteurs d'une suppu-

____

(1) BRIEGER : *Zeitsch. f. Ohr.;* XXIX, p. 97, et *Arch. internat. de laryng.,* 1896, p. 524.

ration de l'oreille, s'accompagnant d'abcès du cou et de thrombo-phlébite des sinus.

Dans le cas de Jonhson (1), le diagnostic était : « fièvre typhoïde avec adénite du cou », et on trouva à l'autopsie une suppuration autour de la jugulaire et du sinus thrombosés.

En face de symptômes rappelant la fièvre typhoïde, on ne devra donc pas négliger l'examen de l'oreille et du cou du malade. Si les lésions ne sont pas nettes, on devra pratiquer l'épreuve du séro-diagnostic de Widal, qui rendra de grands services dans les cas douteux. Cette recherche pourra déceler aussi l'existence d'une fièvre typhoïde au cours d'un abcès du cou d'origine otique. Les faits de ce genre sont rares, pour notre part nous n'en connaissons pas d'exemple, mais les otites moyennes ont été signalées dans la fièvre typhoïde ; il n'y a rien d'impossible à ce qu'elles se compliquent d'abcès du cou dans ces circonstances.

Les *oreillons*, chez les enfants, pourront parfois embarrasser le praticien, s'ils se développent au cours d'une otorrhée. Les petits malades rendent mal compte de leurs sensations douloureuses. L'existence d'une épidémie ourlienne et l'examen objectif permettront seul le diagnostic. Le gonflement s'étend aussi bien en avant du méat qu'au dessous, il apparaît rapidement avec une élévation thermique parfois très forte et il est ordinairement bilatéral.

Lorsque l'abcès est nettement constitué, on ne le confondra pas avec un *kyste sébacé* de la région ou un kyste dermoïde plus ou moins enflammé, pas plus du reste qu'avec une *pneumatocéle,* résultant d'une insufflation mal faite dans la trompe d'Eustache (2), ou d'une déhiscence spontanée des cellules mastoïdiennes (Wernher) (3). La sonorité de la tumeur, la crépitation gazeuse spéciale écarteront l'idée d'une collection purulente. Un phlegmon

---

(1) JONHSON : *Trans. of. amer. otol. Soc.,* 1896.

(2) Voir VOLTOLINI : Sur l'emphysème par la douche d'air dans l'oreille moyenne ; *Mon. f. Ohr.,* 1873, 1, n° 10, et *Arch. f. Ohr.,* 1875, 124.

(3) WERNER : *Arch. f. Ohr.,* 1875, p. 117.

à contenu gazeux s'accompagnerait de phénomènes généraux autrement graves. Il est possible que l'emphysème ainsi produit s'accompagne de suppuration ; nous n'en connaissons pas d'exemple.

La *myosite du sterno-mastoïdien*, au cours d'une mastoïdite, a été signalée par Jonquière (1), comme pouvant simuler une fusée purulente. Cette infiltration au niveau du muscle peut très bien être le premier stade de formation d'un abcès d'origine mastoïdienne ; en tous cas, on devra la considérer comme telle, et diriger le traitement en conséquence. S'il n'y avait pas de lésion mastoïdienne nette, le diagnostic serait plus difficile, mais de pareilles myosites primitives sont rares et on devrait soigneusement examiner l'oreille du malade, pour né pas laisser passer sans la traiter une affection otique risquant de se compliquer de la sorte.

Une collection purulente nettement fluctuante, à la face externe de la mastoïde, peut coïncider avec un gonflement du cou formé par un abcès sous-mastoïdien, lequel peut être pris pour un simple *œdème de voisinage,* comme le rapporte Luc (2). Dans tous les cas analogues, on devra soigneusement examiner la tuméfaction du cou, rechercher si on y perçoit une sensation de fluctuation profonde, si elle est très douloureuse et en quel point elle est plus douloureuse. Si le maximum de douleur à la pression est perçu au niveau ou au-dessous de la pointe de la mastoïde, ou un peu en arrière de son bord postérieur, on devra songer à la possibilité d'une collection purulente en ce point, et prolonger jusque-là l'incision mastoïdienne, ou pratiquer une ponction, et mieux, une incision exploratrice.

Bezold (3) a observé un cas d'*œdème douloureux* se développant dans la région sous-mastoïdienne au cours d'une ostéite aiguë ; croyant à un abcès, il fit une intervention inutile. Stern (4) a fait

(1) JONQUIÈRE : *Monatschr. f. Orhenh.,* 1896, oct. et *Ann. des mal. de l'or.,* déc. 1896, p. 567.
(2) LUC : *Arch. internat. de Laryng.,* 1896, p. 18.
(3) BEZOLD : *Traité de Schwartze,* T. II, p. 322.
(4) STERN : *Revue hebd. de Laryng.,* 12 décembre 1896, et *Revue intern. de Laryng.,* 1897, p. 122.

une incision dans une tuméfaction douloureuse du cou, sans trouver de pus. Nous pouvons rapprocher de ces faits un certain nombre d'observations recueillies par Gellé (1) sous le nom d'*œdème phlegmoneux sous-cutané périotique*. Cet œdème peut survenir assez brusquement, au niveau de la région mastoïdienne, du pavillon, du conduit qui est obturé par le gonflement du revêtement cutané ; il s'étend souvent à la face, au cou, au cuir chevelu. La peau est tendue, chaude, très douloureuse à la pression. Les douleurs à caractère névralgique sont vives. Il peut y avoir coïncidence de paralysie faciale, de vertiges, de bourdonnements, d'œdème du pharynx avec rougeur intense de la muqueuse. L'affaiblissement de l'ouïe est marqué. Il n'y a pas de fluctuation, pas d'éruption cutanée, pas d'engorgement ganglionnaire. L'auteur n'attire pas l'attention sur les phénomènes fébriles qui peuvent se développer en même temps et que nous trouvons signalés dans quelques-unes de ses observations. Ces œdèmes aigus peuvent se développer sous l'influence d'un trouble du système nerveux, d'une poussée subaiguë de goutte ou de rhumatisme ; ils n'ont pas alors plus d'importance que les poussées analogues survenant en d'autres points du corps ; mais ils peuvent indiquer aussi une affection plus profonde de nature rhumatismale ou infectieuse : ostéo-périostite du rocher, pétro-Fallopiite (inflammation du canal de Fallope) d'où paralysie faciale. Les manifestations articulaires ou péri-articulaires, qui peuvent coïncider, pourraient faire croire à une mastoïdite à forme pyoémique avec commencement d'abcès du cou et métastase ; dans ces cas, les phénomènes fébriles seront très intenses et il y aura des frissons avec grandes oscillations thermiques. L'absence de tout phénomène antérieur du côté de l'oreille, sera en faveur de l'œdème simple ; mais, dans tous les cas, on devra pratiquer un examen très attentif de l'oreille. L'exploration du conduit, quand elle sera possible, permettra de constater l'intégrité du tympan. Le stylet, en écartant ou refoulant l'œdème de la paroi, rendra momen-

(1) GELLÉ : *Annales des Mal. de l'Or., du Lar.*, 1895, juin, p. 544.

tanément au conduit sa perméabilité et fera recouvrer en partie l'acuité auditive ; il permettra aussi de voir si on est en présence d'une otite externe, ou d'un furoncle du conduit.

De toute façon, cet œdème phlegmoneux à début brusque, surtout s'il y a eu otorrhée antérieure, devra être considéré comme très suspect. Souvent, une mastoïdite avec commencement de propagation infectieuse du côté du cou, ou avec ostéo-périostite de la face inférieure, débute de la même façon. La résolution de l'œdème vers le huitième ou le dixième jour sera parfois le seul signe qui le fera reconnaître. On devra donc surveiller journellement le malade et le suivre de très près, après avoir soigneusement interrogé ses antécédents au point de vue de l'arthritisme, de la goutte, du rhumatisme ; la température sera prise matin et soir, et si, au bout de quelques jours, les symptômes ont tendance à prendre de l'extension surtout du côté du cou, ou si la résolution ne survient pas, on ne devra pas hésiter à intervenir. En supposant qu'on fasse une intervention inutile, prudemment conduite elle ne sera jamais dangereuse pour le malade ; bien plus dangereuse serait l'erreur inverse qui, sous prétexte d'œdème phlegmoneux périotique, laisserait évoluer une lésion intra-crânienne grave.

L'abcès du cou consécutif à une mastoïdite sera parfois fort difficile à distinguer d'une *tumeur maligne* développée dans l'oreille moyenne ou la mastoïde, et envoyant des prolongements dans la partie supérieure du cou. L'épithélioma (Ferreri, Rondot), le sarcome (Moos, Schwidop, Stetter, Kirchner), peuvent se développer primitivement dans cette région. Kirchner (1) a cité un cas de sarcome de l'apophyse mastoïde survenu après une vieille otite moyenne purulente. Moos (2), Schwidop (3), Stetter (4), Kuhn (5)

(1) KIRCHNER : 5ᵉ Congr. d'otol., 1895 ; *Ann. des mal. de l'or.*, 1896, p. 45.

(2) Moos, cité par Schwidop.

(3) SCHWIDOP : Un cas de sarcome de la base du crâne ; *Arch. f. Ohr.*, 1893, T. 35, p. 39.

(4) STETTER : *Arch. f. Ohr.*, T. 34, 1ᵉʳ fasc., et *Ann. des mal. de l'or.*, 1893, p. 525.

(5) KUHN : Deux cas de sarcome de l'oreille ; Réunion des otol. allemands, 1896 ; *Zeitschrift f. Ohr.*, 1896, T. 28, p. 368.

ont signalé des cas de sarcome, qui ont été précédés d'un écoulement purulent de l'oreille, avant l'apparition nette de la tumeur. Sexton a vu un lymphadénome du cou, compliquant une otite moyenne suppurée (1). Il peut y avoir simultanément des douleurs d'oreille, des bourdonnements, de la paralysie faciale, ou du trijumeau, en même temps que l'apparition d'une tumeur plus ou moins molle sous la partie supérieure du sterno-mastoïdien, ou entre le maxillaire inférieur et l'apophyse mastoïde. Dans un des cas de Moos, il s'agissait d'un jeune homme de 19 ans. Dans un autre de Schmiegelow (2), le sarcome de la mastoïde s'était développé sur un enfant de 8 ans. Dans celui de Schwidop, le malade avait 39 ans. Il eut d'abord un gonflement œdémateux au pourtour de l'oreille et des signes de parotidite qui disparurent. Au bout de trois mois, il y eut des troubles de l'ouïe et un double écoulement purulent, qui furent suivis de l'apparition d'une tuméfaction douloureuse, sans fluctuation nette, avec rougeur de la peau, en arrière de l'apophyse mastoïde, à la partie latérale de la nuque. On crut à un abcès d'origine mastoïdienne, et une incision descendant jusqu'au milieu du cou fut pratiquée sur la tumeur, qui ne donna que du sang et continua à évoluer. L'hypoglosse, les nerfs moteurs de l'œil, le glosso-pharyngien furent paralysés ultérieurement. A l'autopsie, on trouva un sarcome à myéloplaxe de la base du crâne.

Le malade de Stetter avait 30 ans : Il présenta des symptômes analogues, mais eut dès le début une paralysie du nerf acoustique, une paralysie de la corde vocale du même côté et de l'œsophage. Il avait en même temps de la fièvre, puis survint une parésie du bras et de l'épaule du côté malade. Un gonflement œdémateux partait de l'apophyse et descendait en avant du sterno-mastoïdien. Il y eut aussi une tentative opératoire chez ce malade, qui mourut plus tard de cachexie et présenta à l'autopsie un sarcome de la base du crâne.

(1) Sexton : Otite moy. pur. compliquée de lymphad. du cou, etc. ; *Trans. am. ot. Soc.*, New-Bedfort Mass, 1885, p. 368.

(2) Schmiegelow : *Arch. of Otol.*, 1894, nᵒˢ 1 et 2.

Ces deux exemples suffiront à prouver combien, dans certains cas, est difficile le diagnostic d'un abcès du cou d'origine mastoïdienne.

On ne devra tenir aucun compte de l'âge du malade.

En faveur de la tumeur maligne, il y aura l'apparition de paralysie de certains nerfs crâniens à une époque parfois très précoce, la persistance des douleurs, l'absence de fièvre qui n'est pas constante, comme nous l'avons vu dans le cas de Stetter, et la cachexie progressive.

En faveur de l'abcès du cou, il y aura l'existence de symptômes inflammatoires plus francs, une marche un peu plus rapide, des phénomènes fébriles plus accentués, la sensation d'une fluctuation profonde au bout d'un certain temps. Mais nous ne nous dissimulons pas que certains abcès, à marche lente et torpide, seront extrêmement difficiles à distinguer d'un sarcome évoluant dans les conditions signalées plus haut.

Dans ces cas embarrassants, si on ne veut pas aller jusqu'à l'incision exploratrice, on pourra toujours pratiquer une ponction aspiratrice qui permettra d'affirmer qu'on est en présence d'un abcès si on retire du pus, et qui sera absolument inoffensive dans le cas de tumeur.

A côté de ces causes d'erreur, il en est d'autres qui tiennent à la façon lente et insidieuse dont se développent certains abcès du cou d'origine otique ; l'attention du médecin peut n'être pas attirée par une douleur peu aiguë dont se plaint le malade, par un gonflement difficile à percevoir. Dans le cas de Mendel, la tuméfaction était peu visible ; le seul signe était un peu de douleur et l'écoulement par le conduit, quand on pressait sur le point sensible.

D'autres fois, il existe en même temps d'autres lésions du côté du crâne (méningite, thrombose du sinus, abcès cérébral), dont les symptômes graves masquent complètement ceux de l'abcès du cou. Plusieurs fois, dans les autopsies, on a trouvé ainsi des collections purulentes du cou, qui avaient passé inaperçues pendant la vie.

Enfin, une complication de ces abcès, comme l'ouverture dans la plèvre ou dans les voies respiratoires, peut attirer à son profit toute l'attention et faire méconnaître la cause première des accidents, comme dans le cas de Thiry où on crut à une gangrène pulmonaire. Ces causes d'erreur nous prouvent que la sagacité du praticien doit toujours être tenue en éveil, que l'interrogatoire du malade doit être fait très soigneusement, et qu'on ne doit pas négliger de parti-pris, sans rechercher leur cause, certains symptômes en apparence peu importants, comme une gêne dans les mouvements du cou, une légère douleur ou un gonflement peu marqué à ce niveau.

La Suppuration du Cou provient-elle de l'Oreille ?

Nous supposons que, par les signes énumérés précédemment, on soit arrivé à reconnaître un phlegmon ou un abcès bien collecté du cou ; nous devrons rechercher maintenant s'il est en relation avec l'oreille et s'il a eu pour cause une affection de l'organe de l'ouïe ou de ses dépendances.

Si la relation avec l'oreille n'est pas très évidente, et même au cas où elle le serait, on devra examiner soigneusement toutes les régions capables de donner lieu, par une lésion quelconque, à un adéno-phlegmon de la partie du cou qui est intéressée. On visitera avec attention la bouche, le pharynx, les fosses nasales, le rhino-pharynx, la face, le cuir chevelu. On se gardera bien de conclure, parce que l'abcès siège loin de la mastoïde et de l'oreille, qu'il n'a pas pour origine une altération de ces parties ; nous avons vu que des abcès d'origine otique pouvaient fuser au niveau de la clavicule, dans le dos jusqu'aux lombes, dans le médiastin et la plèvre.

Le siège de la collection purulente ne devra donc pas faire éliminer d'emblée une lésion de l'organe de l'ouïe. Enfin, même si l'attention n'est pas attirée de ce côté, on devra explorer le conduit auditif, palper la mastoïde au niveau de sa face externe, de sa pointe, de son bord postérieur et au voisinage du trou mastoïdien.

Il sera bon de pratiquer aussi la percussion de cette région. Ce procédé d'exploration pouvant révéler, par une douleur spéciale ou un son mat, une ostéite centrale ou une collection latente des cellules mastoïdiennes, comme on en a signalé des cas, avec intégrité du tympan et de la caisse (1). On emploiera pour cela soit le doigt, soit de préférence un petit marteau caoutchouté ou métallique. Ce mode d'exploration n'est pas toujours fidèle, surtout quand ses résultats sont négatifs ; une collection purulente peut passer inaperçue ; néanmoins il rend parfois des services. Moos lui attribue de l'importance ; c'est aussi l'avis de Kœrner et Wild (2). L'auscultation est moins utile.

On aura, dans certaines *altérations osseuses de la base du crâne*, beaucoup de peine à reconnaître la provenance d'un abcès du cou, surtout quand la lésion primitive qui lui a donné naissance, coïncide avec une otorrhée du côté malade, mais otorrhée absolument indépendante de la cause productrice de l'abcès. C'est ainsi que Scholz (3) a cité un cas d'abcès profond de la fosse sphéno-maxillaire résultant d'une carie du sphénoïde et coïncidant avec une otorrhée chronique. Schmiegelow (4) a observé, chez un homme de 46 ans, une ostéite de la base du crâne s'accompagnant d'abcès du lobe temporal et d'abcès sous-dural ayant fusé par le trou déchiré antérieur et envahi la fosse rétro-maxillaire, les muscles de la région et la parotide. Deux trépanations de la mastoïde n'eurent d'autre résultat que de calmer un peu les douleurs du malade. Les premiers symptômes de l'affection furent de la surdité du côté malade, une paralysie du trijumeau et du facial, puis, un peu plus tard, un écoulement d'oreille. Wagenhaüser (5) a fait l'autopsie d'une vieille femme

(1) LUBET-BARBON : Abcès mastoïdiens sans suppuration de la caisse ; *Revue internat. de rhin., otol.*, 1896, p. 387.

(2) KŒRNER et WILD : La percussion de l'apophyse mastoïde ; *Zeitschr. f. Ohr.*, 1892, p. 234, et *Arch. of otol.*, 1894, nᵒˢ 1 et 2.

(3) SCHOLZ : *Berlin. Klin. Wochenschr.*, 1872, p. 516.

(4) SCHMIEGELOW : *Arch. f. Ohrenh*, 1888, t. 26, p. 84.

(5) WAGENHAÜSER : *Arch. f. Ohrenh.*, 1888, t. 26, p. 21.

morte avec des accidents cérébraux et ayant eu un abcès ossifluent profond du cou du côté droit. Il a trouvé des altérations osseuses au pourtour de la pointe du rocher et du trou occipital ; le condyle occipital était en partie détruit, le sinus droit thrombosé, avec un abcès sous-dural à sa face externe ; mais aucune communication n'existait entre ces foyers purulents et l'oreille moyenne qui était pleine de pus des deux côtés. Pour Wagenhaüser, la lésion otique était secondaire à l'affection crânienne. Si un diagnostic de ce genre est difficile sur la table d'autopsie, à plus forte raison le sera-t-il sur le vivant. En faveur d'une lésion primitive du crâne, il y aura l'existence de douleurs profondes, de paralysie d'un nerf crânien précédant l'otorrhée ; mais, si ce symptôme a été le premier observé, on sera tout naturellement amené à le considérer comme la cause des accidents ultérieurs et de l'abcès du cou.

Les *ostéites* ou *ostéo-arthrites de la colonne cervicale*, la tuberculose des vertèbres cervicales ou de l'articulation occipito-atloïdienne donnent fréquemment lieu à la formation d'abcès profonds du cou ou d'abcès rétro-pharyngiens. S'il n'y a pas d'otorrhée, l'abcès sera facilement rapporté à sa cause par l'immobilisation spéciale du cou, les douleurs limitées en un point fixe de la colonne cervicale, qu'on palpera soigneusement par l'extérieur et par le pharynx. Mais, s'il existe un écoulement d'oreille ayant précédé l'apparition de l'abcès et l'apparition des phénomènes cervicaux, on pourra très bien mettre l'abcès sur le compte d'une mastoïdite de Bezold à forme plus ou moins lente. Le diagnostic pourra être fait si, en pressant sur l'abcès du cou, on détermine une issue de pus par le conduit auditif externe. Dans le cas où ce signe manquera, et il est loin d'être constant, l'acte opératoire seul pourra faire préciser la nature des lésions, et comme, de toute façon, il faut vider l'abcès, une incision large sur la tumeur permettra de se rendre compte de l'existence d'une ostéite des vertèbres cervicales ou d'une altération de la face inférieure de la mastoïde ou du rocher. Parfois on trouvera une coïncidence de plusieurs lésions ; nous avons cité précédemment des cas de fusées purulentes d'origine otique ayant déterminé, par contact prolongé du liquide septique, une altération secondaire en différents points de la colonne cervicale, principale-ment au niveau de l'apophyse transverse de l'atlas.

Nous venons de parler d'un symptôme qui mérite de fixer un peu notre attention, c'est l'*issue abondante de pus par le conduit auditif externe, quand on presse sur la tumeur du cou*. Nous avons vu, à propos des observations, que le pus peut suivre différents chemins pour aller du cou dans le méat auditif. Il peut rentrer dans les cellules mastoïdiennes, gagner l'antre, l'aditus et la caisse d'où il sort par une perforation de la membrane tympanique. Il peut arriver encore dans le conduit à la faveur d'une trépanation spontanée des cellules limitrophes, ayant créé un orifice fistuleux sur la paroi postéro-supérieure du conduit. Une communication intra ou extra-mastoïdienne existe parfois entre un abcès profond du cou et un abcès sous-périosté de la face externe de l'apophyse, lequel peut aller s'ouvrir dans l'oreille externe au niveau de la paroi postérieure. Enfin, un abcès du cou peut décoller le périoste de la face inférieure de la mastoïde et arriver dans le conduit. Nous avons vu que le même phénomène peut se produire aussi avec les abcès sous-dure-mériens. Il sera d'une grande importance pour le dia-gnostic de déterminer si cette issue du pus hors du conduit s'accom-pagne de troubles subjectifs auriculaires tels que bourdonnements, vertiges, quand on presse sur l'abcès du cou ; ce sera une preuve que le liquide pathologique est refoulé dans l'oreille moyenne. On devra aussi essayer de déterminer le point précis par où le pus arrive dans le conduit. Pour cela, après avoir bien détergé et séché l'oreille externe par une injection et un tampon d'ouate aseptique, on tâchera de voir, en pressant sur l'abcès au moment de l'examen, si le pus se fait jour par une perforation de la membrane tympa-nique, ou par un orifice fistuleux du revêtement cutané du conduit, qu'on pourra au besoin explorer avec un petit stylet recourbé à la pointe. Le gonflement des parois rendra parfois cet examen impos-sible.

Si l'on voit sourdre le pus en dehors du tympan intact ou même altéré, si l'orifice fistuleux siège au niveau de la paroi antéro-inférieure du conduit, si la formation de l'abcès n'a pas été précédée de phénomènes otiques bien nets, on pourra soupçonner qu'un abcès de voisinage indépendant de l'oreille s'est fait jour dans le conduit. Les abcès de la région parotidienne surtout peuvent venir s'ouvrir par cette voie ; l'observation suivante nous en semble un exemple.

Observation CCXXXIV

Vidal : *Soc. anat.*, 1854, p. 258.

Garçon de 6 ans et demi. Rougeole, scarlatine, angine, coryza couenneux. Engorgement ganglionnaire considérable surtout à gauche.

Otite externe avec fausses membranes à gauche. Gonflement de la région parotidienne gauche. Fluctuation. Séton en ce point, écoulement de pus fétide.

Engorgement ganglionnaire à droite devient fluctuant au bout de quelques jours.

A gauche, paralysie faciale, écoulement très abondant. Quand on presse sur l'abcès, le pus sort par le conduit auditif. Mort.

Autopsie : Vaste foyer purulent contenant des détritus gangréneux, derrière l'angle de la mâchoire, parotide en partie détruite. Le foyer gagne la fosse zygomatique et communique avec l'oreille externe.

Oreille interne pleine de pus brun fétide.

On pourrait sans trop de difficulté trouver d'autres observations analogues. Eitelberg (1) en a publié récemment deux. La première concerne un enfant de dix mois qui, à la suite d'un catarrhe gastro-intestinal, devint agité, fiévreux, et fit un abcès ganglionnaire de la région parotidienne. On ne constata aucune lésion des deux tympans. Un écoulement purulent verdâtre se fit tout à coup par l'oreille du côté malade et coïncida avec la disparition de la tumeur. On put constater que la perforation siégeait à la paroi inférieure du

---

(1) Eitelberg : *Wiener mediz. Presse*, 1896, 16 avril, p. 570.

conduit auditif ; elle se ferma prématurément et la tumeur se reproduisit plus volumineuse qu'avant. Une nouvelle issue de pus par le conduit assura la guérison complète en trois ou quatre jours.

Dans la seconde observation il s'agit d'une fillette de 8 ans qui eut des douleurs violentes dans l'oreille gauche après la rougeole et fit une otite moyenne avec perforation du tympan et otorrhée profuse. Il se développa en même temps une tuméfaction de la loge rétro-maxillaire, avec intégrité absolue de la mastoïde. Au bout de quelques jours, on put voir dans le conduit, à la paroi inférieure, un point rouge et proéminent par où le pus de l'abcès parotidien se fit jour et s'écoula en abondance. La guérison fut complète en 10 jours. Il est possible que, dans ce dernier cas, l'abcès probablement ganglionnaire fut sous la dépendance de l'otite ; mais ce qu'il y a de certain, c'est que la collection contenue dans la loge parotidienne est venue s'ouvrir dans l'oreille externe.

Les abcès parotidiens n'ont pas seuls ce privilège, et des abcès beaucoup plus profonds peuvent se faire jour par cette voie.

Broca (1) a insisté récemment sur l'importance de ces faits au point de vue du diagnostic et cite à ce propos deux observations de ses élèves Moreau et Meslay.

Observation CCXXXV

Broca : *in* thèse de *Moreau,* Paris, 1895-96, p. 43.

H. C., 9 mois. Adéno-phlegmon parotidien ouvert dans le conduit auditif. Pression sur la tuméfaction fait écouler du pus par l'oreille. Incision en avant du sterno-mastoïdien. Section du conduit auditif. Rien d'anormal. Rien à la mastoïde.

Le lendemain, l'abcès s'ouvre spontanément dans le pharynx. Guérison.

Observation CCXXXVI

Meslay : Société anatomique, 1894, p. 948.

Enfant de 5 ans. Abcès aigu latéro et rétro-pharyngien ouvert à la

(1) Broca : *Arch. intern. de laryng.*, 1896, p. 582.

paroi inférieure du conduit auditif en dehors de la membrane du tympan intacte, et dans le pharynx. Ulcération de la carotide interne. Hémorragies par la bouche et par l'oreille. Ligature de la carotide primitive. Mort.

Henoch a signalé aussi une observation du même genre ; il croit à une ouverture directe de l'abcès dans le conduit auditif sans aucune relation avec la caisse du tympan et donne dans son travail des détails qui rendent cette interprétation très vraisemblable.

OBSERVATION CCXXXVII

Abcès péripharyngien ouvert dans le conduit auditif externe. — HENOCH : *Charité Annalen VI Jahrgang, Berl.,* 1881 : *Monatsch. f. Ohr.,* 1882, p. 118.

Enfant de 16 mois chez lequel existaient des troubles de la déglutition depuis cinq jours. Au moment où on pratiquait l'examen de cet abcès par la palpation, il se fit tout à coup un écoulement abondant de pus par l'oreille. Deux jours après, l'enfant était guéri et l'oreille était à son état normal.

Même, lorsqu'en pressant sur une tuméfaction du cou, on détermine une issue de pus à travers la membrane tympanique, il n'y a pas là de signe de certitude d'abcès du cou se vidant par la caisse.

Bezold (1) a observé un cas d'abcès sous-dural coïncidant avec une tuméfaction probablement ganglionnaire ou œdémateuse du cou. La pression sur la tumeur provoquait une issue de pus à travers la caisse du tympan. L'auteur explique ce phénomène par une compression de la jugulaire, provoquant une stase dans les sinus et une augmentation de pression dans la poche sous-durale, qui communiquait largement, par une brèche osseuse, avec les cellules mastoïdiennes. Ces dernières, pleines de pus, transmettaient jusque dans la caisse, l'excès de tension exercée sur leur contenu

____

(1) BEZOLD : *Traité de Schwartze,* T. II, p. 323.

liquide, et le trop-plein se déversait dans le conduit à travers une perforation du tympan.

Katz (1), en l'absence de toute collection purulente apparente au cou, a observé que la compression de la jugulaire déterminait une issue abondante de pus par une perforation du tympan. Comme les phénomènes inflammatoires de l'oreille moyenne dataient de quelques jours, l'auteur se refuse à croire à une perforation pathologique de l'os, mais admet plutôt une déhiscence du plancher de la caisse établissant un rapport intime entre cette cavité et le golfe de la jugulaire ; d'où la facile transmission de la tension veineuse à la caisse du tympan (v. obs. VIII). Ce n'est là qu'une hypothèse non contrôlée anatomiquement, car la malade a guéri au bout de trois semaines.

Toutes ces réserves faites, l'issue très abondante de pus par une perforation de la membrane tympanique, lorsqu'on presse sur une collection purulente du cou, sera un bon signe établissant le rapport anatomique intime entre l'oreille et l'abcès. Si les symptômes de l'otite ont nettement précédé la formation de la tuméfaction, si l'on ne trouve, dans les organes voisins, aucune lésion pouvant expliquer l'apparition de l'abcès, si l'interrogatoire du malade ne permet de soupçonner aucune autre cause, on devra poser le diagnostic d'abcès d'origine otique. Il nous reste à rechercher maintenant à quelle variété appartient l'abcès et quelle peut en être la cause directe.

Eliminons encore auparavant une dernière cause d'erreur, assez improbable du reste.

Certaines *fistules congénitales* (2) peuvent exister au niveau du bord antérieur du sterno-mastoïdien et pourraient être confondues avec un abcès du cou d'origine otique ouvert spontanément et

(1) KATZ : *Berl. Klin. Wochenschr.*, 21 avril 1879, n° 16, et *Arch. f. Ohrenh.*, 1880, p. 204.

(2) Voir à ce sujet : A. BROCA, *in Traité de Chirurgie de Duplay et Reclus*, T. V, p. 42.

resté fistuleux. Si l'interrogatoire du malade révèle des troubles antérieurs du côté de l'oreille et est assez peu précis pour laisser quelque doute, l'exploration du trajet avec une sonde permettra de faire le diagnostic.

Riedel (1) a signalé récemment un cas de fistule branchiale conduisant dans l'oreille moyenne. L'évolution de la lésion et, s'il y a des doutes, l'examen anatomique d'un fragment du trajet feront reconnaître l'origine de la fistule. Les autres fistules de la région, d'origine non congénitale, seront reconnues aussi par les antécédents et le cathétérisme.

A quelle Variété appartient la Suppuration d'Origine otique?

Si l'on assiste au début des accidents, il sera parfois possible de faire ce diagnostic. Les *adéno-phlegmons* sont précédés de l'appariton d'adénite aiguë. On trouvera alors soüs le sterno-mastoïdien une ou plusieurs masses indurées douloureuses qu'on pourra parfois mobiliser sur les parties profondes et reconnaître ainsi pour des ganglions enflammés. La *thrombose de la jugulaire* s'accompagne presque toujours de cette adénite cervicale, mais alors les signes généraux sont beaucoup plus graves ; on pourra de plus sentir le cordon dur formé par la jugulaire, cordon qui souvent s'arrête à l'embouchure du tronc thyro-linguo-facial. Ces signes précéderont la formation de la suppuration d'origine phlébitique.

Les *abcès par propagation directe* seront reconnus assez facilement s'ils proviennent de la face externe de la mastoïde ou d'une suppuration des cellules de la pointe ; la douleur à la pression et à la percussion sera beaucoup plus vive au voisinage du sommet de la mastoïde. Ce signe n'est pas absolument constant ; dans certains cas de mastoïdite, nous avons trouvé un maximum de douleur au

(1) RIEDEL : Congrès allemand de chirurgie, avril 1897 ; *Medecine moderne*, 26 mai 97, p. 332.

niveau de la pointe et une trépanation ultérieure nous a montré que l'antre seul était pris, que les cellules inférieures étaient relativement indemnes. Les abcès provenant de la face inférieure de la mastoïde seront caractérisés au début par une localisation douloureuse à la pointe ou un peu au-dessous d'elle, et surtout en arrière du bord postérieur de l'apophyse, au voisinage des insertions postérieures du digastrique.

Un *furoncle du conduit* s'accompagnant d'adénite sera reconnu par l'examen objectif du conduit : douleur à la traction du pavillon, vive sensibilité à la pression du stylet sur la paroi postérieure.

A une période plus avancée, les abcès superficiels seront faciles à reconnaître, mais le diagnostic des abcès profonds sera encore plus difficile lorsque l'œdème de voisinage aura envahi une grande partie du cou et de la nuque et ne permettra de sentir, ni les irrégularités formées par les ganglions engorgés, ni la fluctuation encore très profonde. C'est alors que l'issue du pus par le conduit formera un signe de quasi-certitude en faveur des abcès par propagation directe, et, comme les perforations de la pointe ou de son voisinage sont les plus fréquentes, on pourra diagnostiquer une altération osseuse à ce niveau. Mais, là, encore, on devra faire des réserves pour l'appréciation de la valeur de ce signe. De Rossi, Luc et Gérard Marchant, comme nous l'avons vu à l'étude des symptômes, ont observé des *abcès sous-dure-mériens* ayant fusé dans le cou par une perforation de l'occipital ou par le trou déchiré postérieur, et se vidant en partie dans l'antre et dans la caisse quand on pressait sur la fusée cervicale. Il sera la plupart du temps impossible de distinguer un abcès de cette sorte d'une mastoïdite de Bezold proprement dite ; tout au plus pourrait-on en présumer l'existence, s'il y a eu antérieurement des signes de pachyméningite, signes toujours peu précis. Dans l'espèce, du reste, ce diagnostic n'a que peu d'importance ; l'intervention le fait faire complètement.

Les *abcès d'origine veineuse* devront être soupçonnés si l'on observe des signes généraux graves de pyoémie, d'embolies pulmonaires, de métastases diverses, de névrite optique ou de stase au niveau de la papille ; mais un abcès par propagation directe compliqué de phlébite du sinus donnera exactement les mêmes signes ; il en sera de même si cet abcès à forme de Bezold, sans complication du côté du système veineux, s'accompagne de phénomènes de pyoémie et exerce une compression de voisinage sur la veine jugulaire. Cette *pyoémie* sans thrombose ne s'accompagne généralement pas d'infarctus pulmonaires, les métastases se font plutôt dans le système artériel périphérique ; mais ce n'est pas là un signe suffisant pour distinguer ces deux sortes d'affection.

Les *abcès métastatiques* du cou seront extrêmement difficiles à distinguer d'un abcès par autre cause, surtout s'ils siègent au voisinage de l'apophyse mastoïde. Ils auront été précédés depuis un temps plus ou moins long par des phénomènes pyoémiques ; leur apparition sera rapide et coïncidera avec le développement d'autres abcès du même genre en d'autres points du corps. Il siégeront de préférence au voisinage de l'articulation sterno-claviculaire. Eulenstein en a observé au niveau de la nuque. On ne pourra soupçonner leur origine que s'il existe une zône de tissus sains très nette entre eux et la région mastoïdienne et s'ils siègent dans des points où il n'y a pas de ganglions lymphatiques importants, pouvant recevoir des vaisseaux de l'oreille moyenne ou de ses cavités accessoires.

Au fond, il ne faudra pas perdre de vue que les différentes espèces d'abcès peuvent coïncider, et que le diagnostic exact ne pourra se faire souvent que par l'acte opératoire. Il importe cependant, à l'avance, de se rendre compte s'il existe ou non de la thrombose jugulaire ou de la thrombose du sinus, car, dans ce cas, on pourra être amené à faire une intervention beaucoup plus sérieuse, qu'une simple ouverture d'antre mastoïdien, et il vaut mieux ne pas avoir de surprise opératoire.

Le diagnostic de la *forme gangréneuse* se fera à la marche rapide de l'affection, à la fétidité du pus, à la gravité des symptômes généraux, à l'apparition de phlegmon gazeux ; dans ces cas, on ne devra pas hésiter à intervenir rapidement et largement.

La *forme lente et insidieuse* sera parfois difficile à distinguer des *abcès froids ganglionnaires* : ces derniers auront été précédés d'une longue phase d'adénite chronique, seront souvent indolores, et ne seront pas accompagnés d'un œdème aussi diffus ni aussi marqué ; il sera ordinairement facile d'y percevoir la fluctuation.

L'induration spéciale des tissus, la marche lente du gonflement qui peut s'étendre à tout le cou, sans provoquer de grandes douleurs, pourront faire soupçonner *l'actinomycose*. Il est évident que ce diagnostic ne pourra se faire qu'avec le microscope.

Il sera aussi d'un grand intérêt diagnostic de faire l'examen bactériologique du pus retiré de l'oreille et du pus de l'abcès cervical. Peut-être arrivera-t-on par de nombreux examens de ce genre, à déterminer dans quelles conditions les agents directs de l'infection produisent telle forme clinique plutôt que telle autre, quelles sont les espèces risquant le plus de produire des complications de divers ordres et dans quelles circonstances leur virulence se trouve exaltée. Des indications utiles pour le pronostic et pour le traitement pourront résulter de cet examen. Jusqu'à présent, les recherches dans cet ordre d'idées sont trop restreintes pour qu'on puisse tirer des conclusions. Le streptocoque nous a semblé en jeu très fréquemment soit isolé soit associé. La constatation de l'absence du vibrion septique et des microbes ordinaires de la suppuration dans le cas à forme gangréneuse de M. Brun, nous prouve qu'il existe des espèces pathogènes très virulentes dont l'étude est encore à faire. Veillon et Zuber disent avoir trouvé dans certaines suppurations à pus fétide et gangréneux des microbes anaérobies. Peut-être est-ce dans ce sens que les recherches doivent être poursuivies ?

Le diagnostic des *complications* des abcès du cou sera ordinairement facile du côté du système nerveux, la paralysie du plexus brachial sera signalée par le malade lui-même, celle des différents nerfs crâniens susceptibles d'être intéressés devra être recherchée. Les ostéites de voisinage ne seront reconnues souvent qu'au cours de l'opération. Il faudra parfois une auscultation soigneuse pour découvrir les lésions métastatiques du côté du poumon. L'hémorragie des gros troncs vasculaires pourra ne pas être foudroyante d'emblée, mais se manifester par une perte de sang relativement peu importante qui donnera le temps d'intervenir dans certains cas. La thrombose de la jugulaire sera annoncée par les symptômes graves que nous avons signalés précédemment. L'ouverture dans les voies aériennes, la compression de la trachée, l'œdème de la glotte se reconnaissent facilement. Il n'en sera pas de même de la fusée dans le médiastin ou de la pleurésie purulente qui devra être recherchée. Ces complications étant extrêmement rares, nous n'insistons pas.

TRAITEMENT

Le traitement des suppurations du cou d'origine otique sera prophylactique ou curatif. Entre les deux, peut se placer le traitement abortif auquel on ne devra pas s'arrêter longtemps. Comme la plupart de ces suppurations résultent d'une otite aiguë ou d'une otorrhée chronique, en traitant soigneusement ces affections on fera de la bonne prophylaxie contre les complications ultérieures du côté du cou.

Nous ne pouvons nous occuper ici du traitement des otites ; nous rappellerons simplement que des soins antiseptiques bien compris en cas d'otite aiguë (bains d'oreille phéniqués, instillations de glycérine phéniquée, paracentèse du tympan au besoin, lavages et pansements soigneux du conduit, douches d'air, etc., etc.) pourront presque toujours, s'ils sont faits d'une façon rigoureuse, empêcher l'infection de l'oreille moyenne de se propager et de s'aggraver (1).

De même on ne devra pas laisser s'éterniser les écoulements purulents chroniques de la caisse; ils entrent pour une forte proportion dans la production des abcès du cou, comme nous l'avons vu à propos de l'étiologie. Dans ce cas aussi, l'autopsie rigoureuse sera de règle, et, si elle ne suffit pas, on aura recours au traitement

(1) Voir LERMOYEZ : Traitement d'urgence de l'otite moy. aiguë ; *Presse médicale*, février 1897, n° 16, p. 83.

chirurgical (ablation de polypes, cautérisations ; curetages ; opération de Stacke ou même évidement pétro-mastoïdien au besoin).

Ces soins n'ont pas été donnés, ou ils ont été mal donnés, ou enfin, malgré leur emploi, une mastoïdite est à l'état naissant ; un gonflement apparaît du côté du cou, soit par infiltration de voisinage, soit par inflammation ganglionnaire. Ici encore, les lavages soigneux de l'oreille moyenne, les instillations antiseptiques dans le conduit, les fomentations chaudes, sous forme de large pansement humide appliqué sur la région malade, ou encore le froid en application permanente à l'aide de vessies de glace ou du tube de Leiter, etc., pourront amener la résolution. On a préconisé aussi les injections interstitielles de sublimé ou de solutions phéniquées comme traitement abortif des infiltrations phlegmoneuses au début. Ces moyens ne nous paraissent pas exempts d'inconvénients dans la région ; il en est de même des sangsues, des vésicatoires, de l'incision de Wilde contre laquelle à juste titre on s'est beaucoup élevé, mais qui, en somme, est un moyen de faire une émission sanguine locale plus aseptique que les sangsues. Roosa (1) a publié une observation d'infiltration phlegmoneuse du cou où l'emploi inconsidéré de ces moyens, n'était pas étranger à la production de l'affection. On pourrait certes en trouver de nombreux exemples, mais nous n'insistons pas. Nous avons pu nous rendre compte, par les faits que nous avons vus, et par les nombreuses observations que nous avons parcourues, que bon nombre de suppurations du cou provenaient de mastoïdites négligées ou mal traitées, ou trop longtemps traitées par les moyens médicaux. Deux causes sont mises en jeu ordinairement dans ces cas : l'hésitation du médecin qui espère toujours une résolution et s'en tient aux moyens indiqués plus haut, et la frayeur qu'a le malade d'une intervention chirurgicale. La première de ces causes se rencontre moins fréquemment

(1) Roosa ; *Arch. of Otol.*, 1879, p. 255.

maintenant et tend de plus en plus à disparaître ; mais la seconde persiste toujours et continue à provoquer bien des complications d'otite moyenne qui n'existeraient pas sans elle. Nous ne voulons pas dire qu'on devra pratiquer une trépanation mastoïdienne à la moindre poussée de mastoïdite ; mais, lorsque l'affection n'aura pas cédé aux moyens médicaux, que les symptômes, au bout d'un temps variable suivant les cas, auront tendance à rester stationnaires ou à s'aggraver, il ne faudra pas hésiter à proposer au malade une ouverture de l'apophyse mastoïde, opération en somme peu grave, si elle est bien conduite. En présence des terreurs du patient et de l'entourage pour une opération chirurgicale, le devoir du médecin sera d'exposer les complications graves qui peuvent survenir en cas d'hésitation trop longue. Celle dont nous nous occupons est une des moins dangereuses, et, certes, nous n'en aurions pas trouvé un aussi grand nombre d'exemples si l'ouverture de l'apophyse mastoïde avait toujours été faite en temps voulu et dans les règles voulues. En somme, cette intervention sera, en dernier ressort, un des bons moyens prophylactiques contre presque tous les abcès du cou d'origine otique.

Dans certains cas cependant, on a vu la fusée purulente survenir après l'intervention. Doit-on accuser alors l'opération ? Oui, peut-être, si elle a été faite en dehors des règles de l'asepsie chirurgicale, ou incomplètement ; mais, la plupart du temps, c'est parce qu'elle aura été faite trop tardivement que la suppuration du cou viendra ; ce sera malgré elle et non pas à cause d'elle.

Une fois l'abcès du cou formé, il sera de règle absolue de livrer passage au pus pour l'évacuer au dehors le plus tôt possible. Nous allons successivement étudier le traitement pour les abcès ganglionnaires, les abcès par propagation directe et enfin les abcès par voie veineuse ; c'est pour ces derniers qu'il est le plus complexe.

Pour les adéno-phlegmons, l'incision simple pourra suffire ; on la fera au point où la tuméfaction est le plus saillante et là où l'on sentira la fluctuation, si elle est perceptible. On passera tantôt en avant, tantôt en arrière du sterno-mastoïdien en ménageant autant que possible la jugulaire externe et les filets du plexus cervical. Une fois la gaîne du muscle dépassée, on avancera prudemment avec le doigt ou la sonde cannelée. Parfois on ne trouvera le pus qu'au centre d'un ou de plusieurs ganglions qu'on pourra alors extirper ; on s'assurera qu'il n'y a pas de lésion osseuse, et la cavité sera drainée. Il va sans dire que le traitement antiseptique de l'otite moyenne sera continué.

Pour les adénites chroniques d'origine auriculaire, tuberculeuse ou non, le traitement portera d'abord sur l'otorrhée qu'on s'efforcera de guérir par tous les moyens habituels auxquels on joindra les soins hygiéniques et le traitement médical. Plus tard, on sera obligé d'en arriver à une ouverture de l'antre ou à un curetage de la caisse. Les lésions osseuses qu'on rencontrera alors seront souvent plus étendues qu'on n'aurait pu le supposer et on sera parfois obligé de faire une large intervention (1).

S'il existe une adénite chronique suppurée, on pourra se contenter de vider le pus par une ponction aspiratrice et de faire une injection modificatrice (émulsion ou éther iodoformé, naphtol camphré, etc.) ; on s'en tiendra là si le malade présente d'autres lésions tuberculeuses et s'il y a plusieurs groupes ganglionnaires infectés. Si la collection purulente se reforme ou s'échauffe, elle sera passible de l'incision large avec extirpation des ganglions caséeux si elle est possible, et attouchements au chlorure de zinc, à la teinture d'iode, etc. (2).

Pour les abcès par propagation directe, le traitement sera un peu plus complexe. Moos a pu obtenir la guérison par le massage qui vidait régulièrement la poche par l'oreille moyenne, et la compression qui empêchait la distension des parois de l'abcès (v. obs. CLXXXIX). On ne saurait évidemment compter sur ce procédé qui

---

(1) STILES : *Brit. med. Assoc.*, 1896 ; *Br. med. J.*, 12 sept. 1896.

CHAPUT : Résection large du rocher ; *Revue intern. de Rhin., Otol.*, 1893, p. 49.

(2) Voir SÉBILEAU : *Gaz. méd. de Paris*, 13 et 20 février 1897.

expose à des complications de toute sorte et n'assure pas un écoulement complet du pus. Mendel vidait la poche purulente de son malade par la pression et remplissait le conduit de glycérine phéniquée qui pénétrait peu à peu dans la cavité de l'abcès. Urbantschicht a employé un procédé analogue pour des abcès froids profonds communiquant avec l'oreille ; après avoir fait écouler le pus, il le remplaçait par une émulsion iodoformée introduite dans le conduit et aspirée peu à peu par la poche purulente. Assurément, ces moyens ont réussi dans les cas d'abcès froids, d'abcès à forme lente et insidieuse, torpides ; on pourra les essayer dans des cas analogues, mais on ne devra le faire qu'avec prudence en surveillant les complications possibles, en se tenant prêt à recourir à un moyen plus énergique. Il est une règle chirurgicale élémentaire, c'est d'évacuer toujours le plus tôt possible les collections purulentes, surtout si elles sont placées profondément au contact d'organes importants sur lesquels elles peuvent produire des désordres graves.

On se trouve dans ces sortes d'abcès en face de deux lésions, l'une cervicale, l'autre siégeant à la base du crâne, ordinairement au niveau de l'apophyse mastoïde. Nous supposons le diagnostic de suppuration du cou nettement posé. Devra-t-on s'attaquer d'abord à la lésion osseuse ou à la collection purulente? Il nous semble qu'on devra en premier lieu inciser le foyer suppuré du cou. Le bistouri sera porté au point où la fluctuation semble le plus maniteste, ou, en l'absence de ce signe, à l'endroit où le gonflement est le plus marqué. On incisera la peau, les tissus sous-cutanés, l'aponévrose, couche par couche, dans une direction à peu près parallèle à celle du sterno-mastoïdien. On reconnaîtra les fibres de ce muscle et on le réclinera en avant ou en arrière suivant qu'on sera plus près de son bord postérieur ou de son bord antérieur. A partir de ce moment, on n'avancera plus qu'avec la sonde cannelée de façon à ne pas léser les gros vaisseaux. La communication des abcès avec les vaisseaux peut s'observer ; il faut s'attendre à de fortes hémorragies

quand on ouvre ces collections purulentes profondes (Schwartze) (1).
Une fois le foyer découvert, on l'explorera avec le doigt ou la sonde ;
s'il est trop étendu pour qu'on l'incise tout entier, on fera une
contre-ouverture au point le plus déclive ; on se rendra compte du
siège précis de la lésion osseuse qui lui a donné naissance. Parfois,
cette lésion sera minime et pourra passer inaperçue, il faudra la
rechercher attentivement. Certains chirurgiens se contentent de
ruginer ou de cureter l'os et ne vont pas plus loin. Dans un assez
grand nombre d'observations, on s'est borné à l'incision pure et
simple et la guérison a même été obtenue par ce procédé ; il est
certain que, dans ces cas, la lésion osseuse, si elle existait, devait
être bien minime. Généralement, si on se contente d'inciser, la
cicatrisation se fait longtemps attendre, le trajet reste fistuleux, ou
s'il se ferme prématurément, un second phlegmon se montre. Si la
lésion osseuse est bien constatée, même en l'absence de signes antérieurs de mastoïdite, on ne devra pas s'arrêter là. Devra-t-on évider
simplement la pointe de la mastoïde comme Politzer ou s'attaquer
directement à l'antre ?

Ce dernier procédé nous semble préférable, il ouvrira le centre
même de la lésion mastoïdienne et permettra de poursuivre les
altérations osseuses dans tous les sens. Nous n'avons pas à donner
ici les règles de la trépanation mastoïdienne ; c'est une intervention
devenue classique, nous renvoyons pour cela aux traités spéciaux (2).
Une fois l'antre ouvert au lieu d'élection, on enlèvera les parties
malades à l'aide de la curette et généralement on constatera que le
pus et les fongosités pénètrent jusqu'au niveau de la pointe de la
mastoïde. A l'aide du ciseau, on poursuivra par en bas la brèche
de la corticale ; on creusera une sorte de gouttière occupant la plus
grande partie de la face externe jusqu'au niveau du sommet. La

(1) SCHWARTZE : *Maladies de l'Oreille*, T. II.

(2) Voir BROCA et LUBET-BARBON : *Les Suppurations mastoïdiennes et leur traitement*, Paris, 1895. MALHERBE : *L'Evidement pétro-mastoïdien*, Thèse, Paris, 1895.
ZAUFAL : *Arch. f. Ohr.*, 1894, t. 27, p. 33, et les divers Traités de maladies
d'oreille.

curette enlèvera les parties altérées et on pourra souvent découvrir, comme cela s'est présenté dans notre cas, une perforation à la face interne de l'apophyse. Devra-t-on aller plus loin ? et réséquer toute la pointe de la mastoïde comme l'ont fait Moll, Gradenigo, Luc, notre maître M. Schwartz, et d'autres ? Il est difficile de poser des règles précises à ce sujet. On se laissera guider par chaque cas particulier. Si la pointe est en grande partie nécrosée, et si elle se brise en morceaux, comme cela est arrivé quelquefois, il vaudra mieux la réséquer en totalité. Dans le cas contraire, on s'efforcera de conserver le plus possible de tissu sain ; il peut ne pas être sans inconvénient de supprimer la majeure partie des insertions du sterno-mastoïdien. Luc cependant affirme n'avoir pas observé de gêne dans le fonctionnement de ce muscle, après en avoir détaché complétement l'insertion mastoïdienne chez plusieurs malades.

Dans les cas où l'otorrhée est ancienne, où la fonction auditive est déjà presque abolie, comme chez notre malade, il sera bon de poursuivre les lésions jusque dans la caisse du tympan dont on pratiquera l'ouverture large en faisant sauter la paroi externe de l'aditus. On pourra alors nettoyer à fond la cavité de l'oreille moyenne et supprimer ainsi la cause de l'otorrhée.

Broca (1), Lubet-Barbon et Martin (2) donnent comme règle de conduite de toujours commencer par l'incision de l'abcès du cou et de remonter jusqu'à la lésion osseuse qu'on attaquera en-suite. Cette règle est excellente lorsque l'abcès du cou est bien dia-gnostiqué ; elle permettra de s'en tenir à cette incision si l'on ne trouve pas d'altération de l'os ; mais, s'il y a simplement gonflement et empâtement de la région, sans signe de certitude de l'existence d'une suppuration profonde, si, d'autre part, la mastoïdite est bien démontrée, il vaudra mieux commencer par attaquer la lésion osseuse. En la poursuivanta jusqu'u niveau de la pointe de l'apo-

(1) Broca : *Archives internat. de laryng., d'ot.*, 1896, p. 583.

(2) Martin et Lubet-Barbon : Sur le traitement des suppur. mast.; *Revue intern. de rhinol., d'otol.*, 1894, p. 161.

physe, on constatera si elle communique avec une suppuration cervicale. La sonde cannelée courbe introduite dans le trajet purulent sera dirigée de façon à pénétrer dans le point le plus déclive de l'abcès ; on la fera saillir sous la peau et elle servira ainsi de guide pour pratiquer une contre-ouverture. Si l'abcès est très limité et ne descend pas loin au-dessous de la pointe mastoïdienne, il suffira pour l'ouvrir de prolonger un peu en bas la première incision. Bien que certains chirurgiens (Moos) aient obtenu la guérison de l'abcès sous-mastoïdien par la trépanation simple, nous croyons qu'il vaut mieux assurer l'ouverture large et le drainage facile de la cavité purulente.

Si le pus a fusé profondément dans la gaîne des vaisseaux, on ne devra pas hésiter à le poursuivre jusque-là comme l'a fait Luc. La présence du pus dans la gaîne se décèle par une coloration jaunâtre caractéristique ; on ouvrira cette gaîne prudemment, à l'aide d'une pince et d'une sonde cannelée ; on agrandira au besoin, à l'aide du doigt, l'ouverture ainsi faite et l'on s'assurera qu'il ne reste aucun clapier.

Dans les abcès de la nuque, il y aura, partois, plusieurs fusées purulentes entre les différentes couches musculaires de la région ; il sera important de les ouvrir toutes et de les poursuivre jusqu'à leur point le plus déclive. On devra s'assurer aussi que l'occipital n'est pas à nu ou qu'il n'existe pas de foyer sous-périosté ayant fusé jusqu'à ce niveau, auquel cas on l'ouvrirait largement et on le drainerait. Les altérations osseuses des apophyses transverses ou d'autres points de la colonne cervicale seront aussi recherchées, ruginées ou réséquées, si besoin est, comme dans le cas de Chipault.

Si la poursuite des foyers purulents fait constater une fistule osseuse au niveau de l'occipital, on songera à un abcès sous-dure-mérien. Dans ce cas, on devra agrandir l'orifice déjà existant pour être sûr de bien drainer l'abcès profond, comme l'ont fait Stacke, Knapp, Schwartze, ou bien trépaner la fosse occipitale au point où ces abcès siègent ordinairement, à peu près à égale distance du trou occipital et de la suture occipito-mastoïdienne (Reyher). Cette ouverture pourra suffire dans bien des cas ; il est néanmoins plus logique d'aller à la recherche de la lésion primitive par une trépanation large de l'antre. Ces abcès sous-dure-mériens proviennent ordinairement d'une altération osseuse de la face postérieure du rocher ou de la face interne de la mastoïde ; il n'y a pas de doute qu'à ce niveau on sera conduit de proche en proche, en suivant le tissu malade, jusqu'à la dure-mère qu'on mettra à nu sur une surface suffisante pour bien drainer l'abcès. On fera ainsi œuvre utile en épargnant probablement au malade une thrombose ultérieure du sinus. Ce conduit veineux étant sous les yeux, on fera bien de s'assurer de son intégrité par une palpation attentive, ou, si l'on a des doutes, par une ponction aspiratrice à la seringue de Pravaz, après désinfection soigneuse et énergique du foyer purulent. Comme on ne sera jamais sûr de cette désinfection, on ne devra pratiquer la ponction du sinus que si l'on a de fortes présomptions de le croire altéré ; on ignore jusqu'à quel point peut être innocente la ponction d'un tronc veineux aussi important au milieu d'un foyer septique.

Dans la poursuite des clapiers purulents, il sera bon de s'abstenir des incisions transversales qui peuvent léser sans nécessité des organes importants. On a vu du sphacéle survenir à la suite de ces incisions. Mieux vaut agrandir la plaie dans le sens vertical, parallèlement aux fibres musculaires de la région. Le drainage pourra être suffisant de cette façon.

Les abcès d'origine veineuse ne sont souvent ouverts qu'au cours d'une tentative de ligature de la jugulaire faite dans le but de combattre une thrombo-phlébite du sinus latéral. Cette intervention audacieuse, imaginée en 1880 par Zaufal, et pratiquée pour la première fois sur le vivant par Lane et Ballance, tend à entrer de plus en plus dans le domaine de la chirurgie.

Nous n'avons pas à nous appesantir ici sur cette question encore à l'étude et pour laquelle nous renvoyons au *Traité* de Broca et

Maubrac (1) et à l'ouvrage de Chipault (2). Ou bien le malade aura déjà subi préalablement une trépanation de l'apophyse et de la caisse pour des accidents qui ont continué à évoluer, ou bien il n'aura pas encore été traité chirurgicalement et on devra d'urgence pratiquer cette opération pour tâcher d'enrayer les symptômes graves. Si la présence de la suppuration au niveau du cou est bien constatée, il faudra, en même temps, pratiquer une longue incision au bord antérieur du sterno-cleido-mastoïdien et aller à la recherche du foyer purulent : on sera ainsi conduit jusqu'à la gaîne des vaisseaux au milieu d'un tissu cellulaire infiltré et de ganglions lymphatiques hypertrophiés et suppurés. Il sera parfois fort difficile de reconnaître la veine jugulaire au milieu des tissus altérés. Néanmoins, si on découvre la veine avec des parois épaissies, jaunâtres, parfois détruite sur une plus ou moins grande é endue, il nous semble qu'il ne faudra pas se contenter de drainer le foyer ainsi mis à jour, et d'exposer le malade à une hémorragie secondaire rapidement mortelle. Il sera plus prudent de prolonger au besoin l'incision par en bas et de lier la veine au-dessous du tronc thyro-linguo-facial. On préviendra ainsi l'hémorragie par le bout inférieur et l'embolie. Si le tronc veineux est thrombosé jusqu'à la base du cou, devra-t-on lier dans un point contenant manifestement un caillot ? Nous n'avons pas compétence pour formuler de règle à ce sujet ; la ligature faite assez bas, même sur une veine où la circulation est déjà arrêtée, a chance de porter sur un point où le caillot n'est peut-être pas infecté et peut couper court à l'infection par cette voie. N'est-elle pas capable aussi de mobiliser le fragment inférieur du caillot et de provoquer une embolie foudroyante ? C'est possible assurément ; nous n'avons pas connaissance d'accident de ce genre, même dans les cas où la ligature a porté sur un point thrombosé.

Il sera bon de sectionner le tronc veineux entre deux ligatures

(1) BROCA et MAUBRAC : *Traité de Chirurgie cérébrale*, Paris, 1896.
(2) CHIPAULT : *Chirurgie opératoire du système nerveux*, T. I.

pour bien isoler le fragment malade qu'on pourra alors ouvrir
suivant sa longueur pour enlever les caillots purulents ou le pus,
ou extirper complètement si on en a la facilité.

Là ne devra pas se borner l'intervention dans le cas de thrombo-
phlébite du sinus, qui coexiste habituellement. Le sinus sera
attaqué par la voie mastoïdienne, ouvert, vidé et tamponné comme
la veine. Chipault (1) conseille de le lier préalablement au voisinage
du pressoir d'Hérophile pour se mettre à l'abri de l'hémorragie
très abondante pouvant venir par cette voie et pour arrêter les
chances d'infection de ce côté. Une observation de guérison où
cette pratique a été suivie vient d'être publiée récemment par
Lambotte. Nous n'avons pas à discuter ici la ligature de la jugulaire
contre la thrombose du sinus ou de la veine. Si le diagnostic est
ferme, si la phlébite jugulaire est constatée, l'opération nous semble
absolument indiquée.

Dans le cas d'abcès de la nuque dû à la phlébite de la veine
mastoïdienne, une incision large devra être faite à ce niveau ; il
sera utile aussi de vider la veine de son contenu purulent ou
septique. Mais cette intervention ne sera que le complément d'une
opération plus complète pratiquée sur le sinus dont la thrombose
coexiste presque toujours.

Les abcès rétro-pharyngiens devront-ils être incisés par la voie
buccale ou par la voie externe ? Cette dernière a l'immense avan-
tage d'empêcher la communication de la cavité de l'abcès avec le
pharynx, où pullulent toutes sortes de microorganismes capables
de réinfecter la poche incisée. Mais il est parfois difficile et délicat
d'aller, le long des gros vaisseaux du cou, chercher un foyer
purulent qui est peu manifeste du côté externe ; cette intervention
demandera l'anesthésie. Il semble beaucoup plus simple et plus
rapide d'inciser par la bouche l'abcès qui pointe sous la muqueuse.

Dans bien des cas, la guérison a été obtenue par cette simple

(1) CHIPAULT : Cure opér. de la phlébite du sinus latéral ; *Gaz. des Hôpitaux,*
11 février 1897.

intervention. En pratique, si l'abcès est nettement apparent du côté externe, il faudra l'ouvrir par la peau, et on l'abordera soit en suivant le bord postérieur du sterno-mastoïdien (Chiene), soit en incisant en avant du muscle et en passant entre le larynx en dedans et les gros vaisseaux en dehors (Burkhardt) ; on cheminera prudemment à l'aide de la sonde cannelée. Si l'abcès peu visible à l'extérieur pointe fortement en dedans, on sera en droit de l'inciser par la muqueuse pour parer aux accidents les plus pressés. On pourra, après s'être assuré qu'il n'y a pas de vaisseau important à léser, ponctionner au bistouri et agrandir l'orifice avec les deux mors d'une pince. La position déclive de la tête empêchera l'irruption du pus dans le larynx. Si, après cette incision, l'abcès se reproduit, on devra l'aborder par la voie cutanée et le drainer largement de ce côté (1). Il va sans dire qu'on fera en même temps du côté de l'oreille un traitement approprié.

Dans la forme gangréneuse, on devra intervenir d'urgence et faire l'intervention aussi large que possible du côté de la cavité mastoïdienne, si elle est prise, et du côté des fusées purulentes.

S'il y a ostéite plus ou moins étendue du rocher, on sera amené à enlever des séquestres assez volumineux de cet os, ou à en réséquer des fragments importants comme l'a fait Chaput (2). Il va sans dire qu'on ne devra s'aventurer dans cette tentative opératoire qu'avec la plus extrême prudence.

Les complications diverses des abcès du cou seront traitées suivant chaque cas particulier : Ligature de la carotide interne ou primitive, ligature de la jugulaire, en cas d'hémorragie provenant de ces vaisseaux ; trachéotomie, si après l'ouverture de l'abcès il y a dyspnée et cyanose par infiltration sous-muqueuse de la trachée

---

(1) Voir MEYER : Incision des abcès rétro-phar. selon les principes antiseptiques ; *Amer. med. surg. Bull.*, 1896, n° 14.

BROCA : *Traité de Chirurgie Duplay et Reclus*, T. v, 350.

(2) CHAPUT : Résection large du rocher ; *Revue intern de Rhin.*, otol., etc., 1893, p. 49.

ou œdème de la glotte. Dans ce dernier cas, le tubage seul pourrait peut-être suffire.

Il va sans dire qu'on ne négligera pas le traitement général du malade. Toniques, reconstituants de toutes sortes, s'il est affaibli ; huile de foie de morue, créosote, arsenic, phosphates, si l'on est en présence d'un tuberculeux ; iodure de potassium à la dose de deux à trois grammes par jour, si on reconnait l'actinomycose ; traitement général antidiabétique, au cas où on trouverait du sucre dans les urines. A ce propos, on a beaucoup discuté sur l'utilité d'une intervention chez les diabétiques. Il ne nous semble pas douteux que le diabète, au lieu d'être une contre-indication, est une raison de plus en faveur d'une intervention rapide et complète, précisément à cause de la facilité avec laquelle le pus se diffuse chez les sujets diabétiques (1). Le malade de Luc en est un exemple frappant.

En résumé, le traitement des abcès du cou consécutifs aux lésions de l'oreille consistera à ouvrir largement les poches purulentes au point le plus déclive et à les drainer ; on reconnaîtra ensuite la cause directe de l'abcès et on la traitera suivant sa nature, soit par l'antisepsie simple de l'oreille moyenne, soit par l'ouverture et le curetage des cavités mastoïdiennes, de la caisse, soit par la ligature de la veine jugulaire et l'évacuation des produits septiques contenus dans cette veine et le sinus latéral.

(1) SCHWABACH : *Deutsch med. Wochenschr.*, 1885, n° 53. — KUHN, OTTO KŒRNER : *Arch. f. Ohr.*, T. XXIX. — WALL : *Annals of Ophth. and Otol.*, juillet 1896.

CONCLUSIONS

Les suppurations de l'oreille moyenne, et des cavités qui en dépendent peuvent provoquer des suppurations du cou par différents modes de diffusion : voie lymphatique, voie veineuse, propagation de tissu à tissu ou voie de contiguité.

Ces différents modes de diffusion se combinent souvent entre eux. Le dernier semble être le plus fréquemment observé. Il résulte la plupart du temps de dispositions anatomiques spéciales.

En présence d'un abcès du cou dont la cause ne sera pas très évidente, on devra songer à la possibilité d'une cause otique et examiner soigneusement l'oreille moyenne et la région mastoïdienne ; on pourra trouver fréquemment à ce niveau la cause des accidents observés du côté du cou.

Ces accidents évoluent parfois avec une rapidité et une malignité toutes spéciales ; d'autres fois, au contraire, d'une façon lente et insidieuse, suivant l'espèce et la virulence des germes pathogènes qui leur ont donné naissance et suivant le degré de résistance de l'organisme.

Ils coïncident parfois avec des lésions intra-crâniennes qui en aggravent beaucoup le pronostic.

Le traitement consistera à donner une issue large et facile au pus et à at taquer la maladie de l'oreille suivant sa nature et les lésions qui peuvent l'accompagner au niveau de la mastoïde, du rocher ou dans l'intérieur du crâne.

INDEX BIBLIOGRAPHIQUE

ANATOMIE — PATHOGÉNIE

Classiques : Sappey, Cruveilhier, Richet, Tillaux, Testut, Poirier.

Bezold : *Deutsch med. Woch.*, 1881, 9 juillet ; *Traité de Schwartze*, 1893, t. 2 ; Ouvert. de la mast., *Arch. f. Ohr.*, 1877, p. 51.

Bonain : Soc. franç. de laryng., 1897.

Broca et Lubet-Barbon : *Les supp. de l'ap. mast. et leur traitement.* Paris 1895, (Steinheil).

Broca : *Ann. des mal. de l'or.*, 1895, p. 9 ; Congr. franç. de chirurgie, 1896, p. 378 ; *Arch. intern. de laryng.*, nov. 1896, p. 571.

Forselles : *Zeitschr. f. Ohr.*, 1895, p. 378.

Duplay : *Arch. gén. de médec.*, 1888, p. 586, et *Union méd.*, 1892, p.145.

Crockett : Rem. sur huit cas de thromb. du sinus non op., *Arch. f. Ohr.*, 1894, p. 32.

Grüber : *Mon. f. Ohr.*, 1895, p. 453 ; *Wien. med. Woch.*, 1867, n°53. Sur la pathog. de l'infl. de la région parot., *Allg. Wiener med. Zeit.*, 1884, n°s 4, 5, 6 ; *Ibid.* 1887, p. 197.

Hamon du Fougeray : Congrès français de chirurgie, 1896, p. 364.

Hessler : *Arch., f. Ohr.*, 1895, T. 38, p. 14.

Keller : *Monatsch. f., Ohr.* 1887, p. 93 et 95.

Kiesselbach : Rech. sur l'anat. norm. et path. du temporal ; *Arch. f. Ohr.*, 15, p. 238.

Kirchner : Sur la persistance de la fissure mastoïdeo-squammeuse ; *Arch. f. Ohr.*, T. 19, p. 190; *Ibid.* 1884, p. 67; *Ibid.* 1895, T. 38, p. 323.

Kœrner : *Arch. f. Ohr.*, T. 30.

Krepuska : *Mon. f. Ohr.* 1892, p. 153.

Lubet-Barbon : Des loc. infl. du temp., etc., *Arch. intern. de lar.*,
    1896, p. 25.

Luc : *Ach. int. de laryng.*, 1896, janvier.

Lucœ et Jacobson : *Berl. Kl. Woch.*, 1886, p. 625.

Mayet : Quelques consid. sur le dével. du cond. aud. ext.; Soc. an.,
    1894, p. 952.

Merkel : *Man. d'an. top.*, p. 561.

Monscourt : *L'otite moy. tub.*, thèse Paris, 1896, et *Gaz. des hôp.*,
    1897, 22 mai.

Moos : *Zeitschr. f. Ohr.*, 1893, p. 314.

Noquet : Congr. intern. d'otol., Bruxelles, 1888.

Poli (Camillo) : *Arch. f. Ohr.*, 1896, T. 41, p. 85.

Poulsen : Sur les abcès du cou ; *Deutsch Zeitschr., f. chirur.* 1893, T.
    37, p. 55.

Ricard : De l'apoph. mast. et de sa trépanation ; *Gaz. des hôp.*, 1889.

Rauber : Les vaisseaux lymphatiques des osselets; *Arch. f. Ohr.*, 1880,
    p. 81.

Vaquez : Th., Paris 1890, et Cliniques médic. de la Charité, 1894.

Schwartz : *Traité de chirurgie, Le Dentu*, T. 4.

Veillon et Zuber : Soc. de biologie, séance du 6 mars 1897.

Walter : Thèse de Paris, 1885.

Widal : Th. de Paris, 1889.

Wood : Obs. clin. sur la supp. du cou ; *Brooklyn med. J.*, août 1896.

Zuckerkandl : Sur l'anat. de l'ap. mast. ; *Arch. f. Ohr.*, 1888, 2e vol.
    p. 215.

OBSERVATIONS. — DIAGNOSTIC. — TRAITEMENT

*Les indications sans titre se rapportent à des observations diverses d'abcès
du cou. On les trouvera classées, pour la plupart suivant leur nature,
au chapitre « Symptômes et Observations ».*

Bacon (G.) : *Zeitschr. f. Ohr.*, 1892, p. 63.

Ball et Miot : *Gaz. des hôp.*, 1880, p. 531.

Ballance : *Brit. med. J.*, 5 avril 1890, p. 783.

BARNICK : Rech. clin. et an. path. sur la tub. de l'oreille,*Arch. f. Ohr.*, 1896, T. 40, p. 81 ; *Arch. f. Ohr.*, 1897, p. 103 ; *Ibid.*, p. 118.

BECK : *Deutsch Klin.*, 1863, 28 novembre.

BELT : *Ophth. Rec.*, 1891, p. 379.

BEZOLD : *Arch. f. Ohr.*, 1885, p. 303 ; *Deutsch med. Woch.*, 1881, n° 28, p. 381.

BLACKE : *Arch. f. Ohr.*, T. 35, p. 98.

BŒKE : *Arch. f. Ohr.*, 1872, p. 285 ; *Ibid.*, 1896, T. 40, p. 55.

BOINET : *Arch. gén. de méd.*, 1837.

BOKAI : *Yahrb. f. Kinderh.*, 1876, p. 109.

BONAIN : *Soc. fr. de laryng.*, 1897.

BOUILLY : *J. des Conn. méd.*, 1882, p. 313.

BOULLANGIER : Thèse Bordeaux, 1877, p. 52.

BRIEGER : *Z. f. Ohr.*, 1895, T. 27, p. 313 ; *Ibid.* T. 29, p. 97.

BRIGTH : *Arch. gén. de méd.*, 1841, T. 11, p. 82.

BRINDEL : Congr. de chirurgie, Paris 1896, p. 369 (cité par Hamon du Fougeray).

BROCA (P.) : *Arch. gén. de méd.*, 1866, p. 24.

BROCA (A.) : *Arch. intern. de laryng.*, 1896, p. 580 ; *Ibid.* p. 573. Traitement des abcès rétro-pharyngiens : *Traité de chir. Duplay et Reclus*, T. 5, p. 350. *Ann. des mal. de l'or.*, 1896, p. 418.

BROCA (A.) et LUBET-BARBON : *Les supp. de l'ap. mast.*, Paris, 1895, p. 44 ; *Ibid.*, p. 52.

BROCA (A.) et MAUBRAC : *Traité de chirurgie cérébrale*, p. 289.

BROCA (A.) et SCHMID : *Arch. inter. de laryng., otol.*, 1896, p. 575.

BROCHIN : Thèse, Paris, 1874, p. 41.

BROKLYN : *Arch. f. Ohr.*, 1876, p. 74.

BROUARDEL (P.) : Soc. anat., 1866, p. 212.

BRUCE : *Arch. gén. ae méd.*, 1841, T. 11, p. 81.

BUCK : *N.-Y. med. Record.*, 30 juin 1894.

BULLING : *Z. f. Ohr.*, 1896, T. 28, p. 295.

BÜRKNER : *Arch. f. Ohr.*, 1883, p. 246.

BURNETT : *Zeilsch., f. Ohr.*, 1896, T. 27, p. 335.

BUYS : Nécrose d'une partie de l'occipital à la suite d'une mastoïdite. 6ᵉ réun. des otol. Belges. Bruxelles, juin 1895. *Rev. intern. de rhin.*, 1896, p. 228.

CALMETTES : Trad. d'Urbantschitsch, p. 365.

CAUSIT : Soc. anat., 1866, p. 230.

CAVENAILE : *Presse méd. belge,* 1882, p. 417.

CHAPUT : Résection large du Rocher ; *Rev. intern. de rhin., otol.,* 1893, p. 49.

CHARAZAC : Contr. à l'ét. des tumeurs mal. de l'oreille ; *Rev. de Lar. et d'ot.,* janv., 1892.

CHAUVEL : *Arch. de méd. et de pharm. mil.,* 1892, p. 182.

CHIPAULT : *Chirurgie opér. du système nerveux,* T. 1. — Cure opératoire de la phlébite du sinus latéral ; *Gaz. des Hôp.,* 11 février 1897.

CHIPAULT et DEMOULIN : *Ann. des mal. de l'oreille,* 1895, p. 321 ; *Ibid.,* p. 325.

CHOLEWA : *Deutsch med. Wochenschr.,* 1888, p. 1006.

CHRISTINNECK : *Arch. f. O.,* 1882, p. 294; *Ibid.,* p. 295 ; *Ibid.,* 1884, T. 20, p. 24.

CLUTTON : *Br. med. J.,* 1892, p. 807.

COC : *Med. Sentinel.,* nov. 1894 et *Z. f. Ohr.,* 1895, T. 27, p. 58.

DAVIDSOHN : *Berl. Klin. Woch.,* 1894, n° 51.

DELAISSEMENT : Thèse, Paris, 1868, p. 53.

DENCH : 2ᵉ Congr. des otol. amér., avril, 1896.

DENUCET : *Acad. de médecine,* juin, 1878.

DESPLATS : *J. des Sc. méd. de Lille,* 1886, p. 705.

DUCASSE : Thèse, Paris, 1879, p. 38.

EDWARD : *Arch. of otol.,* 1881, p. 42.

EITELBERG : Abcès parotidien ouvert dans le conduit auditif; *Wiener med. Presse,* 1896, 26 avril, p. 570.

ELLY : *Zeitsch. f. Ohr.,* T. 11, p. 31.

EMERSON ; *Arch. f. Ohr.,* 1893, T. 35, p. 101.

EULENSTEIN : *Mon. f. Ohr.,* 1893, p. 141.

FAVRAUD : Thèse, Paris, 1895. (Lymphang. péri-auricul.)

FERRER :*Arch. of otol.,* 1888, T. 17, p. 308. *Zeitsch. f. Ohr.,* 1890, p. 252.

FERRERI : *Arch. ital. di otol.* (Epithelioma du temp.) .

FRANKENSTEIN : Infl. péri-auricul. et abcès à la suite de l'ot. moy. pur. *Arb. amb. f. Ohr.;* Kœnigsb., 1895, 7, 3, 107.

GELLÉ : Œdèmes phlegmoneux sous-cutanés péri-otiques ; *Ann. des mal. de l'or.*, 1895, p. 544. — Du trait. gén. dans les aff. auric., *Ibid.*, oct. 1895, p. 313.

GERVAIS : Thèse, Paris, 1879, p. 38.

GIBERT : Soc. anat., 1858, p. 453.

GOSSE : *The Lancet*, 1894, avril, p. 1064.

GRADENIGO : *Arch. intern. di Rin., otol.*, 1893, n° 32, p. 182 ; *Arch. ital. di otol.*, 1895, p. 484 ; *Ibid.*, 1896, p. 342 ; *Ibid.* p. 507,

GRANDHOMME : Thèse, Paris, 1890, p. 73.

GREEN (O.) : *Boston med. and. surg. J.*, 1874, 22 janvier ; *Ibid.*, 1880, p. 79. *Am. J. of otol.*, juillet 1879. *Ibid.*, avril 1880. *Boston med. and surg. J.*, 1886, p. 341. *Zeitsch., f. Ohr.*, 1896, T. 28, p. 339.

GRÜBER : *Arch. f. Ohr.*, T. 2, p. 71.

GRUNERT : *Arch. f. Ohr.*, 1893, T. 35, p. 244 ; *Ibid.*, p. 183 ; *Ibid.*, 1894, p. 283, p. 71.

GRUNERT et MEIER : *Arch. f. Ohr.*, 1895, T. 38, p. 229 ; *Ibid.*, p. 231 ; *Ibid.*, p. 244 ; *Ibid.*, p. 216.

GRUNERT et PANSE : *Arch. f. Ohr.*, 1892 (Statist. de la Clinique de Halle).

GUNDRUM : *Med. News. Phil.*, 1882, p. 231.

GUYE : *Ann. des mal. de l'or.*, 1891, p. 406, et *Z. f. Ohr.*, 1892, p. 41 et 42.

HABERMANN : *Arch. f. Ohr.*, 1882, p. 87.

HAMON DU FOUGERAY : Congr. fr. de Chir., 1896, p. 371.

HARTMANN : Soc. anat., 1884, p. 614.

HARTMANN : Cité par Cholewa., *loc. cit.; Les Maladies de l'or. et leur traitement.*, Berlin, 1892.

HECKE : *Mon. f. Ohr.*, 1892, p. 7.

HEDINGER : *Zeitsch. f. Ohr.*, T. 17, p. 237, et *Arch. f. Ohr.* 1887, T. 25, p. 150 ; *Ibid.*, 1887, T. 25, p. 90.

HEGETSCHWEILER : *Zeitsch. f. Ohr.*, T. 29, p. 215.

HENOCH : *Char. Ann.*, VI Jahrg., Berl., 1881.

HERCZEL : *Wien. med. Wochensch.*, 1893, n° 46.

HESSLER : *Arch. f. Ohr.*, 1885, p. 15 ; *Ibid.*, p. 41 ; *Ibid.*, p. 31 ; *Ibid.*, p. 4, p. 5 ; *Ibid.*, p. 1 ; *Ibid.*, 1889, T. 27, p. 270 ; *Ibid..* p. 276 ; *Ibid.* T. 28, p. 18, 8, 6, 15 ; *Ibid.*, 1891, p. 34.

Hinton : *Med. chir. Trans.*, London, 1868, p. 231.

Holt : *T. of amer. ot. Soc.*, 1895, et *Z. f. Ohr.*, 1896, p. 340.

Homolle : Soc. anat., 1873, p. 314.

Hotz : *Arch. of otol.*, 1880, p. 164.

Huchard et Lieffring : *Soc. med. des Hôp.*, déc. 1892, p. 893.

Hume : *Lancet*, 1893, T. 2, p. 1311.

Ingals : *J. of laryng.*, sept. 1886.

Jack : *Arch. f. Ohr.*, 1894, T. 40, p. 37.

Jacobson : *Arch. f. Ohr.*, 1884, T. 21, p. 304.

Jacoby : *Arch. f. Ohr.*, 1880, T. 25, p. 293 ; *Ibid.*, p. 286 ; *Ibid.*, 1884, T. 21, p. 64 ; *Ibid.*, p. 70 ; *Ibid.*, 1889, T. 28, p. 275 ; *Ibid.*, p. 281 ; *Ibid.*, T. 29. p. 3.

Jansen : *Arch. f. Ohr.*, 1894, T. 36, p. 41, p. 16, p. 32 ; *Ibid.*, T. 35, p. 70. — *Berlin. Klin. Woch.*, 1891, n° 49 et *Arch. f. Ohr.*, 1891, p. 165 ; *Ibid.*, 1896, T. 40, p. 47.

Jaymes : Th., Paris, 1887-88, p. 53.

Jonhson : *Trans. of amer. otol. Soc.*, 1896.

Jonquière : *Mon. f. Ohr.*, 1896, oct., et *Ann. des mal. de l'or.*, 1896, déc., p. 567.

Katz : *Berl. Klin. Woch.*, 1879, n° 16.

Kiesselbach : *Z. f. Ohr.*, 1891, p. 114.

Kipp : *Mon. f. Ohr.*, 1880, p. 109.

Kirchner : *Monatschr. f. Ohr.*, 1884, n° 12, et *Ann. des mal. de l'or.*, 1884, p. 234 ; *Manuel des maladies de l'oreille*, Berlin, 1890, p. 152 ; *Arch. f. Ohr.*, 1887, T. 24, p. 61 ; Sarcome de l'ap. mast., 5ᵉ Cong. d'otol., 1895, *Ann. des mal. de l'or.*, 1896, p. 45 ; *Monatsch. f. Ohr.*, 1893, p. 71.

Knapp : *Arch. f. Ohr.*, 1877, p. 311 ; *Zeitsch. f. Ohr.*, 1893, p. 161. *Zeitsch. f. Ohr.*, 1894, p. 73 ; *Ibid.*, T. 25, p. 75 ; *Ibid.*, p. 79 ; *Ibid.*, p. 84 ; *Ibid.*, 1895, T. 27, p. 290 ; *Ibid.*, p. 294 ; *Ibid.*, p. 4, *Ibid.*, 1896, T. 28, p. 201.

Kœrner et Wild : La perc. de l'ap. mast., *Zeitsch f. Ohr.*, 1892, p. 234.

Kornmann : *Centr. Zeitung f. Kinderh.*, 1877, T. 1, n° 5, p. 67.

Kottmann, cité par de Quervain : *Sem. méd.*, 1897, p. 135.

Krepuska : *Mon. f. Ohr.*, 1892, p. 153.

Kretschmann : *Arch. f. Ohr.*, 1886, p. 228 ; *ibid.*, p. 225 ; *Münchner med. Woch.*, 1893, n° 29 ; *Arch. f. Ohr.*, 1897, p. 45.

Kuh : *Klinische Beitrage.* Breslau, 1847, (cité par Lichtwitz). *Arch. f. Ohr.,* 1885, p. 97.

Kuhn : Sarcome de l'oreille ; *Zeitsch. f. Ohr.,* 1896, T. 28, p. 368.

Küpper : *Arch. f. Ohr.,* 1876, 2ᵉ vol., p. 22.

Lane : *Brit. med. J.,* 1889 mai, p. 998 ; *Ibid.,* p. 997.

Laveran : Soc. méd. des hôp., Janvier 1893.

Lermoyez : Trait. d'urgence de l'otite moy. aiguë ; *Presse méd.,* 1897, n° 16, p. 83.

Leutert : *Arch. f. Ohr.,* 1896, T. 41, p. 290.

Lewys (Ch.) : *Brit. med. Jour.,* 1888, p. 476.

Lichtwitz : *Arch. clin. de Bordeaux,* 1896, p. 324.

Lubet-Barbon : Abcès mast. sans supp. de la caisse ; *Rev. intern. de rhin., ot.,* 1896, p. 387.

Luc : *Arch. intern. de laryng.,* 1896, p. 18 ; *Ibid.,* p. 4 ; *Ibid.,* p. 445 ; *Ibid.,* p. 7 ; *Ibid.,* p. 20.

Ludewig : *Arch. f. Ohr.,* 1891, T. 31, p. 36 ; *Ibid.,* 1889-90, T. 29, p. 293.

Mackins : *Lancet,* 1891, p. 1259, Juin.

Malherbe : *L'Evidement pétro-mastoïdien ;* Th. de Paris, 1895.

Martin et Lubet-Barbon : Sur le trait. des suppur. mast. ; *Revue intern. de rhin., d'otol.,* 1894, p. 161.

Mathias et Gasser : *Arch. de méd. mil.* 1895, T. 25, p. 481.

Ménard (H.): Th. Paris, 1891, p. 43,

Mendel : *Arch. intern. de laryng.,* 1896.

Meslay : Soc. anat., 1894, p. 948.

Meuriot : Soc. anat., 1866, p. 226.

Meyer : Inc. des abcès rétro-ph. selon les princ. antisept. ; *Amer. med. surg. Bull.,* 1896, n° 14.

Moll : *Revue inter. de laryng.,* 1892, p. 99.

Moos : *Zeitschr. f. Ohr.,* 1890, p. 47 ; *Ibid.,* p. 48 ; *Ibid.,* 1893, p. 314. *Arch. f. Ohr.,* 1870, p. 231.

Moreau : Thèse, Paris, 1895-96, p. 43.

Moss (R.) : *Zeitschr. f. Ohr.,* 1895, T. 27, p. 302.

Moty : *Gaz. des hôp.,* 8 déc. 1896.

Natier : *Rev. intern. de Rhin., otol.,* 1893, n° 17, p. cxxxv.

Netter et Delpeuch : Soc. anat, 1888, p. 764.

NEWMANN : *St-Petersb. med. Woch.*, 25 Juin 1887, p. 227 ; *Ibid.*, p. 228.

PANSE : *Arch. f. Ohr.*, 1891, T. 33, p. 47.

PARKER : *Trans. south. Car. med. Ass.*, Charleston 1881, 31, p. 104 ; *Brit. med. J.*, 1892, 21 mai, p. 1076.

PARREIDT : *Arch. f. Ohr.*, 1874, p. 93.

PASSARINI : *Montpellier médical*, 1888, p. 437.

PAUZAT : *Ann. des mal. de l'or.*, sept. 1893, p. 758 ; *Ibid.*, p. 765.

PEUGNIEZ : *Rev. intern. de rhin., otol.*, 1893, n° 3, p. 27.

PIERCE : cité par Honcamp, th. Wurtzbourg, 1885, p. 23.

PLATEAU : Soc. méd. de l'Elysée, 13 avril 1885, p. 66.

POLAILLON : Carcinome de l'or. moy, et du rocher, *Ann. des mal. de l'or.*, 1879, p. 254.

POLITZER : *Monatsch. f. Ohr.*, 1896 (juillet) ; *Lehrbuch der Ohr.*, p. 634 et 650.

POMEROY : *New-York med. Rec.*, 22 sept. 1888.

POLLAK : *Arch. f. Ohr.*, 1882, p. 204.

DE QUERVAIN : *Semaine médicale*, 1897, p. 135 ; *Ibid.*, p. 136.

RADZICH : *St-Petersb. med. Woch.*. 1889, n° 34.

RANDALL : *Therap. Gaz.*, 1892, 16 mai ; *Arch. f. Ohr.*, 1893, T. 35, p. 104.

REDMER : *Z. f. Ohr.*, 1896, T. 28, p. 271.

REINHARD et LUDEWIG : *Arch. f. Ohr.*, 1889, T. 27, p. 283 ; *Ibid.*, p. 218.

REINHARD : *Deutsch med. Woch.*, 1895, n° 13 ; *Monatsch. f. Ohr.*, 1897, n° 2, p. 31 et *Ann. des mal. de l'or.*, 1897, p. 264.

REYHER : *St-Petersb. med. Woch.*, 1879, p. 425.

H. RICHARD : *Med. Record*, 11 déc. 1886 et *Ann. des mal. de l'or.*, 1887, p. 156.

RIEDEL : Fistule branchiale communiquant avec l'oreille moyenne ; Congr. all. de ch., 1897 ; *Médec. mod.*, 1897, p. 332.

ROHDEN et KRETSCHMANN : *Arch. f. Ohr.*, 1887, T, 25, p. 118.

RONDOT : Cancer de l'ap. mast., *Ann. des mal. de l'Or.*, 1875, p. 127.

ROOSA : *Arch. of Otol.*, 1879, p. 255.

ROSE : *Deutsch. med. Woch.*, 1889, 13 juin.

DE ROSSI : *Gaz. med. it. lomb.*, oct. 1870, et *Arch. f. Ohr.*, 1873, p. 231. *Arch. f. Ohr.*, 1884, p. 197 ; *Arch. f. Ohr.*, 1889, T. 28, p. 109.

SAVARIAUD : Soc, anat., 1895, p. 550.

Schleicher : *Rev. intern. de rhinol., otol.*, 1894, p. 83.

Schmiegelow : Sarcome de la mastoïde ; *Arch. of otol.*, 1894. n°ˢ 1 et 2· *Arch. f. Ohr.*, 1888, T. 26, p. 84.

Scholz : *Berl. Klin. Woch.*, 1872, p. 516.

Schubert : *Arch. f. Ohr.*, 1890, T. 30, p. 63.

Schwabach : Mal. de l'or. au cours du diabète, *Deutsch. med. Woch.* 1885, n° 52.

Schwartze : *Arch. f. Ohr.*, T. 2, p. 295 ; *Ibid.*, 1873, p. 221 ; *Ibid.*, 1877, p. 134 ; *Ibid.*, 1876, p. 134 ; *Ibid.*, 2ᵉ vol., p. 154 ; *Ibid.*, 1878, T. 13, p. 245 ; *Ibid.*, T. 16, p. 265 ; *Ibid.*, T. 19, p. 229 ; *Ibid.*, 1882, p. 279 ; *Ibid.*, p. 275 ; *Ibid.*, p. 170 ; *Ibid.*, 1883, p. 220 ; *Ibid.*, p. 223 ; *Ibid.*, p. 237 ; *Ibid.*, p. 239 ; *Ibid.*, p. 235 ; *Ibid.*, p. 234 ; *Manuel des Maladies de l'Oreille*, 1893, T. 2, p. 841.

Schwidop : Un cas de sarcome de la base du crâne ; *Arch. f. Ohr.*, 1893, T. 35, p. 39,

Sébileau : *Gaz. méd. de Paris*, 13 et 20 février 1897 (Traitement des adén. tub. de la région cervicale).

Sexton : *Tr. amer. ot. Soc.* New-Bedford Mass, 1885, p. 368.

Stacke : *Arch. f. Ohr.*, 1884, p. 280 ; *Ibid.*, p. 276 ; *Ibid.*, p. 282. — *Ibid.*, 1896, p. 65.

Steinbrügge : Malform. du pav., fistule branch. du cou, infl. chr. de l'or. moy., *Arch. f. Ohr.*, 1887, T. 25, p. 151.

Stern : *Rev. hebd. de Laryng.*, 12 déc. 1896, et *Revue intern. de Lar.*, 1897, p. 122.

Stetter : Sarcome de la base du crâne, *Arch. j. Ohr.*, T. 34 et *Ann. des Mal. de l'Or.*, 1893, p. 525.

Stiles : *Brit. med. Assoc.*, 1896 ; *Brit. med. J.*, 12-sept. 1896.

Stout : *Philad. polycl*, 9 février 1895.

Strawbridge : *Med. News*, 18 oct. 1885, p. 426.

Sutphen : *Tr. of the amer. otol. Soc.*, 1893 ; *Arch. f. Ohr.*, 1895, T. 38, p. 89 ; *Arch. f. Ohr.*, 1893, T. 35, p. 99.

Swain : *Arch. of Otol.*, 1897, p. 40.

Szenes : *Arch. f. Ohr.*, 1888, p. 157.

Tassel : Soc. anat., 1854, p. 276.

Taylor : *Times and Reg.*, Philad., 1893, T. 26, p. 508.

Ten Siethoff : *Monatsch. f. Ohr.*, 1897, n° 2, p. 31.

Thiry : *Zeitschr. f. Ohr.*, 1890, p. 77.

THOMAS : *Rev. intern. de rhin., otol.*, 1896, p. 171.

TISSOT : *Dauphiné méd.*, 1896, p. 101.

TOYNBEE : *Med. ch. Trans.*, T. 43, 1860. *Les Maladies de l'Oreille*, etc., Londres, 1860.

TROLTSCH : *Arch. f. Ohr.*, 1873, p. 50.

TRUCKENBROD : *Arch. f. Ohr.*, 1884, p. 259.

URBANTSCHITSCH : *Traité des Mal. de l'Or.*, trad. Calmettes, p. 365. *Monatschr. f. Ohr.*, 1897, p. 69.

VALLAS : Abcès de la région mastoïdienne, *Province méd.*, 1889, p. 421.

VIDAL : Abcès parotidien ouvert dans le conduit auditif ; Soc. anat., 1854, p. 258.

VIRCHOW : *Arch. f. pathol. anat.*, T. 8, p. 375.

VOITURIER : *J. des Sc. méd. de Lille*, 1888, p. 487.

VOLTOLINI : Sur l'emphysème par la douche d'air dans l'or. moy., *Mon. f. Ohr.*, 1873, 1, n° 10.

VULPIUS : *Arch. f. Otol.*, 1893, p. 390.

WAGENHAÜSER : *Arch. f. Ohr.*, 1888, T. 26, p. 21 ; *Ibid.*, p. 18.; *Ibid.*, p. 25 ; *Ibid.*, 1889, T. 27, p. 173.

WEICHSELBAUM : *Mon. f. Ohr.*, 1888, p. 200.

WEIL : *Mon. f. Ohr.*, 1881, p. 43.

WERNHER : *Arch. f. Ohr.*, 1875, p. 117. *Zeitsch. f. Wundœrtze und Geb. Hegnach.*, 1887, p. 317.

WILLIAMS : *Arch. of ophth. and otol.*, N.-Y., 1878, p. 73. *Arch. f. Ohr.*, 1894, v. 40, p. 31.

WILSON : *Zeitsch. f. Ohr.*, 1895, T. 27, p. 62.

WOIMANT : Th., Paris, 1877, p. 11.

WOLFF : *Monatsch. f. Ohr.*, 1897, n° 2, p. 49.

WOOD : Obs. clin. sur la supp. du cou ; *Brooklyn med. Journ.*, août 1896.

ZAUFAL : Actinomycose de l'or. moy., *Prag. med. Woch.*, 1894, p. 331 et 369.

TABLE DES MATIÈRES

MOULINS, IMPRIMERIE CRÉPIN-LEBLOND

14, Avenue de la Gare.